ACERCA DE LA AUTORA

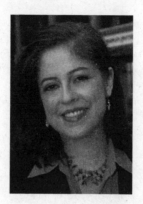

Lourdes Alcañiz lleva más de 25 años ejerciendo la profesión de perio-dista, los cinco últimos dedicados a escribir sobre la salud para la comu-nidad hispana. Además de sus colaboraciones en este área, ha trabajado para los más destacados medios latinos en el país, entre ellos: Univisión, NBC, CNN, CBS-UPI y Hispanic Radio Network. Entre los galardones obtenidos durante su carrera se encuentran la Beca Fulbright, la Beca Ca-role Simpson de la Asociación de Directores de Radio y Televisión, un premio EMMY de equipo por la redacción del noticiero Univisión en Los Ángeles y el Latino Literary Mariposa Award. Recientemente ha publi-cado el libro *Gordito no significa saludable*, sobre la obesidad infantil en los niños hispanos, y en la actualidad es Senior Editor del portal de internet BabyCenter Español. También es responsable de la sección de salud en la revista *Casa y Hogar*. Además ha colaborado con regularidad en diversas publicaciones como *Ser Padres, Su Bebé, Su Familia, Avanzando* y otras de-dicadas a la salud en la comunidad hispana. Está casada y tiene cuatro hijos de ocho, seis, tres y un año.

ESPERANDO A MI BEBÉ

Una guía del embarazo para la mujer latina

LOURDES ALCAÑIZ

Prólogo de la doctora en Ginecología y Obstetricia,
Faustina Nevarez

Ilustraciones de Stanley y Mark Coffman

Vintage Español
Una división de Random House, Inc.
Nueva York

Platicamos sin palabras
Y luego te arrullo
Con el correr de mi sangre
Y los latidos de mi corazón

— GIACONDA BELLI

A todas las mujeres latinas que pronto tendrán en sus brazos
a un pedacito de su alma.

ÍNDICE DE CONTENIDO

AGRADECIMIENTOS

Han sido muchas las madres latinas que me han escrito, o que han compartido sus experiencias en la página de Internet de *Esperando a mi bebé* (www.esperandoamibebe.com), tras la publicación de este libro. Desde aquí, quiero expresar mi mayor agradecimiento por el calor con el que han acogido a *Esperando a mi bebé* y por sus elogios sobre su contenido. No hay mayor satisfacción que comprobar que he podido aportar mi granito de arena para que las experiencias durante el embarazo y el parto de las madres latinas en Estados Unidos sean más plenas, más informadas y más seguras.

Antes de dedicarme a escribir libros siempre pensé que la frase "Este libro no habría sido posible sin la ayuda de..." era una frase convencional, como "Saludos cordiales" al final de una carta o "Se despide atentamente". Pero después de casi dos años de trabajar en este libro puedo asegurar que hay pocas frases que sean más ciertas cuando se trata de agradecer a las personas que me han ayudado.

Este libro no habría sido posible sin la inestimable ayuda de la doctora Faustina Nevarez, que a pesar de ser una de las mujeres más ocupadas del sur de California (la doctora Nevarez es jefa del departamento y jefa regional de Obstetricia y Ginecología del Kaiser Permanente, Los Ángeles Medical Center), ha podido encontrar tiempo para revisar mi trabajo con paciencia y hacer magníficas sugerencias. Gracias, Tina, por todas las horas dedicadas a este proyecto.

Este libro no habría sido posible sin la ayuda, el calor y el profesionalismo de mi agente literaria Judith Riven y de mi editora en la versión inglesa, Elizabeth Dyssegaard. Tampoco habría sido posible sin toda la información que me han proporcionado numerosas personas a lo largo de estos dos años, entre ellas: Mariana Rapp de la Línea Nacional Hispana de Ayuda Prenatal; Nicky Colbert de la *National Partnership for Women and Children*; Jean Aadmodt de la *Maternal and Child Bureau of Health Resources and Services Administration*; Joe Luchock de la *Health Insurance Association of America* y Roberto Cervilla de Hierbas de México.

No habría sido posible sin la ayuda de mi familia y de mis amigos. Mi muy querido tío, el profesor de Medicina y doctor José Conde Hernández, que siempre está disponible para contestar las preguntas médicas más extrañas a cualquier hora del día o de la noche; mi mamá Lourdes March, que revisó con paciencia todas mis listas de hierbitas y de alimentos; mi querida amiga Nelda Mier, periodista, doctora y trabajadora social que me iluminó con sus sugerencias y sus críticas siempre bondadosas; mi amiga Caroline Traiser, que nunca llegó a ver este libro hecho realidad; mis compañeros de profesión y de risas, los periodistas Jairo Marín y Luis Beltrán, y mi amiga Vanessa Willoughby, que pasó horas ayudándome con el índice.

Pero, sobre todo, este libro habría sido imposible sin el apoyo y la comprensión de mi esposo Donaldo, la roca que me mantiene siempre a flote en medio de la tempestad, y de la paciencia de los cuatro tesoros de mi vida, Adriana, Patricia, Alexander y Gabriela, que han tenido que compartir a su mamá con la computadora durante muchos meses. Ellos son la verdadera inspiración de este libro.

PRÓLOGO

Desde que finalicé mi residencia en Obstetricia y Ginecología en 1984, me he sentido bendecida y privilegiada por poder asistir a muchas familias en uno de los acontecimientos más importantes de sus vidas. De la misma forma, me siento privilegiada de haber asistido en el desarrollo de este libro.

Ha sido un recorrido de exploración en la medicina y en el proceso del alumbramiento, así como una exploración de las diferentes perspectivas, sutiles y al mismo tiempo únicas, de nuestra herencia latina. *Esperando a mi bebé* es más que una guía sobre la salud, el embarazo y el alumbramiento: presenta el proceso del nacimiento a través de los ojos de las mujeres latinas en Estados Unidos.

Mis dos hijos nacieron en los años 70, mientras estaba estudiando medicina. Eran tiempos en los que todo el mundo intentaba mantener el proceso lo más natural posible. Veinticinco años más tarde, como doctora y jefe de un departamento muy ocupado en un hospital de nivel terciario en Los Ángeles, siento más respeto por la sabiduría de la naturaleza. Pero al mismo tiempo, también soy consciente de las realidades de lo que es natural. Como mujeres, somos afortunadas de vivir en el siglo XXI en un país donde el alumbramiento es más seguro que en cualquier otro momento en la historia del hombre. Parte se lo debemos a la tecnología moderna, pero es también importante que tengamos presentes las limitaciones de la tecnología.

Lourdes Alcañiz es una excelente escritora e investigadora. Nuestra colaboración ha sido muy efectiva. Hemos revisado el proceso de reproducción desde nuestras interpretaciones personales como mujeres, madres y latinas.

No hay otro libro disponible actualmente para latinas sobre el embarazo que abarque una perspectiva tan amplia sobre el alumbramiento en el plano médico, técnico, clínico, personal y cultural. Todas las latinas luchamos por trascender e integrar las diferentes culturas latinas, americanas y médicas. Mi esperanza es que *Esperando a mi bebé* facilite este entendimiento y que otorgue al lector el poder para negociar el básico e íntimo proceso del alumbramiento, desde una posición de conocimiento.

Doctora Faustina Nevarez, ginecóloga y obstetra
Jefa Regional y Jefa del Departamento de Obstetricia
y Ginecología en el Kaiser LosAngeles Medical
Center, California

INTRODUCCIÓN

Al igual que muchas otras mujeres latinas en Estados Unidos, vivo lejos de la mayoría de mi familia. Es duro no poder disfrutar más a menudo de esas grandes reuniones familiares con niños de todos los tamaños, deliciosos platillos y música de la tierra. Pocas cosas hay como el calor de la familia para darnos esa sensación tan especial de saber de dónde venimos y de estar con nuestra gente.

Pero al cabo de los años de separación, parece que uno se acostumbra y se conforma con algunas visitas aquí y allá y hablando a menudo por teléfono. Excepto en las despedidas, donde siempre acabo llorando, yo creía que ya tenía superada esa fase de echarlos tanto de menos. Me esperaba una sorpresa.

Cuando quedé embarazada, tenía a mi adorado esposo conmigo en California al igual que a todos mis amigos, pero empecé a echar de menos a mi mamá, a mis tías y a mis primas como nunca antes. Claro que hablábamos por teléfono muy a menudo, pero no es lo mismo. Tenía tantas preguntas, tantos miedos y tantas emociones nuevas cada día, que no hallaba qué hacer con ellas. Echaba de menos las visitas por la tarde, los calditos, los consejos sobre qué hacer o no hacer con las náuseas, las historias de los embarazos de otras mujeres de mi familia y, sobre todo, el cariño y el cuidado con el que se trata a las embarazadas en las familias latinas. Los libros sobre el embarazo que compré a pares tenían mucha información, pero no eran la voz amiga y de confianza que yo buscaba.

Unos meses más tarde, me diagnosticaron diabetes del embarazo. Al investigar sobre esta enfermedad descubrí que la diabetes del embarazo afecta tres veces más a las mujeres latinas que al resto de la población. Este no fue mi único descubrimiento: hay otra serie de enfermedades que, por una serie de factores genéticos y sociales, se dan mucho más entre nosotras durante el embarazo que en el resto de la población; desde los problemas de vesícula hasta ciertos tipos de hepatitis. Sin embargo, en las abarrotadas estanterías de la sección de embarazo en las librerías no encontré nada que se refiriera a los problemas y situaciones específicas de la mujer latina durante el embarazo. Aun si hubiera tenido a mi familia cerca, no hubieran podido alertarme sobre esas enfermedades, porque toda esta información era para ellas tan nueva como para mí.

Este libro quiere ser esa voz amiga y de confianza que la acompañe durante estos nueve meses y, además, una voz que le proporcione la información médica más precisa y actualizada sobre los problemas que nos afectan específicamente a las latinas durante el embarazo.

Aquí leerá desde cómo encontrar atención prenatal si no tiene seguro médico hasta cuáles son las hierbas que pueden causarle problemas a usted o a su bebé durante el embarazo; desde cómo manejar las diferencias con un doctor que no comparta su cultura hasta cómo crear un menú sano y nutritivo para su embarazo, con ingredientes latinos. Además, podrá leer cada mes sobre los cambios que está experimentando su cuerpo, su bebé e incluso su compañero. En cada capítulo sobre el desarrollo del embarazo hay una sección especial para los futuros papás que tienen poco tiempo para leer, para darle a su esposo en unos minutos una idea sobre qué es lo que está ocurriendo con usted, física y emocionalmente. También encontrará información detallada sobre qué puede esperar durante el trabajo de parto, el parto y después. En la lista de contactos al final del libro encontrará diversos números de teléfono y direcciones adonde puede dirigirse para obtener ayuda o información.

En definitiva, he escrito el libro que a mí me hubiera gustado leer durante mi primer embarazo. Gracias a lo que investigué y aprendí después de tener a mi primera hija, mis otros tres embarazos y partos fueron mucho más fáciles y saludables. Es esta información la que quiero compartir con usted, de una madre latina a otra, como hacemos en nuestras familias.

Le deseo lo mejor en esta etapa tan especial en la vida de una mujer latina, donde la palabra "familia" se llena con un significado todavía más profundo.

Port St. Lucie, Florida, primavera de 2006

ESPERANDO A MI BEBÉ

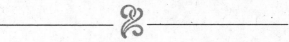

1

Cómo prepararse para su bebé

Cada vez que pela una manzana, un tomate o un durazno, mi mamá entierra las cáscaras en el patio; de la tierra bien alimentada, dice, crecen plantitas sanas. Estos cuidados a su jardín le dan muy buenos resultados porque entre nuestra familia y nuestros vecinos siempre hay disputas acerca de a quién le tocan las calabacitas que le sobran de sus pequeñas cosechas. Definitivamente son las más sabrosas del barrio.

El equivalente de este secreto para una mujer que desea quedarse embarazada es el folato o ácido fólico, una nutrición adecuada y las visitas prenatales. Si usted está pensando en concebir un bebé, una de las mejores cosas que puede hacer es preparar su cuerpo para recibirlo. Y si ya está embarazada, no se preocupe, porque nunca es tarde para darle a su bebé el mejor cuidado posible. La información contenida en este capítulo le ayudará a tener un embarazo sano y saludable para usted y para su bebé.

Cuidarse antes de quedar embarazada es muy importante porque los momentos más críticos del desarrollo del bebé ocurren en las primeras semanas, cuando usted probablemente todavía no sabe que está en estado. En realidad, este consejo es para todas las mujeres en edad de concebir, dado que la mitad de los embarazos en Estados Unidos son una sorpresa.

Tan importante como comer o hacer ciertas cosas, es evitar otras. Al inicio del embarazo es cuando el bebé es más vulnerable a lo que recibe a través de su sangre, porque es cuando está formando la base de su sistema nervioso, columna vertebral y cerebro. Remedios caseros o medicinas que a usted no le afectan pueden dañar a su bebé, y lo mismo ocurre con ciertas enfermedades.

Su propia salud durante el embarazo es tan importante para el bebé, como para usted misma. A partir de un embrión que mide la mitad del punto sobre esta "i", su cuerpo creará todo un bebé. El trabajo que lleva a cabo el cuerpo de una mujer embarazada cuando está descansando es comparable al que se realiza escalando una montaña. Estar lo más saludable posible antes de empezar le facilitará este gran esfuerzo. Una muy buena idea es hacer una cita con su obstetra/ginecólogo(a), y otra para su compañero con el médico general, para comprobar que todo está en orden. Hay ciertas enfermedades como la diabetes y la hipertensión que muchos latinos no saben que tienen y que pueden afectar su embarazo.

Y no se olvide de preparar su espíritu y de llenarlo de todo el amor que pueda para su bebé, porque esto también le llegará junto con el folato y las vitaminas. La verdad, yo creo que el verdadero secreto de la tierra del patio de mi mamá está en el amor con el que la cuida.

NUTRICIÓN

Comer de forma saludable es siempre importante, pero si está pensando en quedarse embarazada, o si ya lo está, llevar una dieta equilibrada debe ser una de sus prioridades. No solo porque se sentirá mejor, sino porque ahora es usted quien decide el menú diario de su bebé. Las vitaminas para el embarazo le ayudarán a complementar su dieta, pero no hay nada que pueda sustituir una buena alimentación. Debe comer todos los días verduras frescas, frutas, granos, proteínas (carnes, aves, pescados o huevos) y productos lácteos. En el Capítulo 3 encontrará las porciones que se recomiendan durante el embarazo. Si todavía no está embarazada, puede comenzar esta dieta, restando unas 200 calorías.

FOLATO O ÁCIDO FÓLICO

El ácido fólico es la vitamina B9 del grupo de vitaminas llamado "complejo B". Nuestro organismo utiliza el ácido fólico para crear células rojas y material genético como el ADN, sin las que el bebé no se puede desarrollar. La falta de ácido fólico puede producir defectos en lo que se llama el "tubo neural" del feto, la estructura a partir de la que se creará el sistema nervioso de su bebé. Uno de los defectos más comunes que produce la falta de ácido fólico es la espina bífida, en el que la columna vertebral no se cierra en la parte final.

Esto no quiere decir que si no ha tomado ácido fólico antes de quedarse embarazada, su bebé vaya a tener un defecto. Sin embargo, aunque en tiempos pasados han nacido millones de bebés sanos sin píldoras de ácido fólico, hoy en día conocemos el motivo de esos defectos de nacimiento y sabemos cómo reducir las posibilidades de que ocurran. Desde que en 1998 los Centros para el Control y la Prevención de las Enfermedades en Estados Unidos impusieron la fortificación con ácido fólico en panes y granos, se han reducido en un tercio los bebés nacidos con estos problemas. Además, nuevos estudios indican que el ácido fólico puede reducir los abortos al inicio del embarazo.

El ácido fólico se encuentra en las hojas verdes (espinacas, acelgas, etc.), cítricos (naranjas, limones, etc.) y legumbres (frijoles, lentejas, etc.), así como en los cereales para el desayuno fortificados. En su estado natural, según se encuentra en estos alimentos, se llama *folato*. El ácido fólico es la misma vitamina, pero sintetizada artificialmente. Su cuerpo asimila más fácilmente el ácido fólico que el folato, por eso es recomendable tomarlo en píldoras antes y durante el embarazo. La dosis de ácido fólico para mujeres que planean un embarazo, o que ya están embarazadas, es de 400 microgramos diarios (0.4 miligramos). Puede encontrar píldoras de ácido fólico con esta concentración en cualquier tienda de productos de salud. Junto con el ácido fólico puede tomar un complejo vitamínico, o bien, puede tomar un complejo vitamínico que ya contenga la cantidad necesaria de ácido fólico. Hay complejos de vitaminas especiales para mujeres embarazadas que su doctor le puede recetar.

PESO ANTES DEL EMBARAZO

Cuanto más cerca esté de su peso ideal, más fácil le resultará el embarazo. Si tiene mucho exceso de peso, es recomendable perder lo más que pueda antes, porque cuando se quede embarazada aumentará de peso. Dos de las enfermedades que más afectan a las latinas durante el embarazo, la diabetes y la hipertensión, están relacionadas con el exceso de peso. Además, hay varios estudios que muestran que las latinas obesas tienen más complicaciones durante el embarazo que las que no lo están. Estar obesa no es tener unas libras de más, sino un exceso considerable de grasa. Una visita a su obstetra/ginecólogo(a) antes de quedar embarazada le ayudará a saber cuál es su estado de salud para concebir un bebé y cuánto peso debe perder, en caso de que sea necesario.

Para las mujeres que están por debajo de su peso ideal antes del embarazo, es más importante subir de peso lo suficiente durante el mismo, que engordar antes de quedarse embarazada.

ALIMENTOS CON LOS QUE DEBE TENER CUIDADO

Ciertos alimentos tienen más posibilidades de contener bacterias o sustancias tóxicas que, aunque no sean peligrosas para usted, pueden hacerle daño a su bebé. Debe vigilarlos tanto antes como durante el embarazo.

Quesos latinos blandos

Hay una bacteria, llamada *listeria*, que vive en ciertos tipos de quesos blandos. Esta bacteria es peligrosa porque puede pasar a través de la placenta e infectar al bebé, enfermándolo gravemente, o incluso provocar un aborto.

Existen varios tipos de quesos latinos que pueden estar contaminados con listeria, como el *queso blanco*, *queso fresco*, *queso de hoja*, *queso crema* y *asadero*. Otros quesos como el *feta* (queso de cabra), *Brie*, *Camembert* o quesos con estrías azules como el *Roquefort* o el *Blue Cheese*, también pueden estar contaminados. Para destruir la bacteria debe cocinarlos hasta que hiervan, o mejor todavía, usar quesos duros en su lugar.

En algunas tiendas de barrio y supermercados, a veces los quesos no están envueltos en plástico, sino abiertos en el mostrador al lado de los embutidos y fiambres. Fíjese en dónde están puestos los quesos antes de comprar las carnes frías y otros alimentos que se comen sin cocer, ya que pueden haberse contaminado con el queso.

Ceviche y alimentos crudos

Las bacterias y los parásitos se sienten muy a gusto en los alimentos crudos, donde se multiplican con rapidez. Esta es la razón por la que las autoridades de salud recomiendan a las mujeres que están pensando en quedar embarazadas, o que ya lo están, no comer pescados, carnes o huevos crudos, o leche y jugos que no estén pasteurizados. El *ceviche* mexicano, *chorizos* crudos latinos, *jamón serrano* español, *sushi* japonés y *carpaccio* italiano, entre otros, no son buenas opciones porque existe una mayor posibilidad de que hayan desarrollado bacterias o parásitos. Por este mismo motivo, debe lavar bien los vegetales crudos antes de comerlos.

Pescados contaminados

La Agencia de Drogas y Alimentos (FDA, por sus siglas en inglés) aconsejó recientemente a las mujeres embarazadas, y a las que estaban considerando embarazarse, que evitaran comer varios tipos de pescado: tiburón, pez espada, caballa rey y azulejo. Estos pescados pueden contener suficiente mercurio como para dañar el sistema nervioso del feto. Aunque el pescado es un excelente alimento tanto antes como durante el embarazo, ahora es recomendable comer sólo seis onzas, dos veces por semana (ver página 49).

Hígado

El hígado contiene mucha vitamina A, pero como es el órgano que filtra la sangre del animal, y hoy en día es normal utilizar hormonas y antibióticos en el proceso de crianza, es mejor no comerlo con demasiada frecuencia.

Edulcorantes artificiales

Hay dos tipos que no se recomiendan durante el embarazo: *ciclamato* y *sacarina*. Si utiliza edulcorantes o si toma alimentos o refrescos que contengan edulcorantes, es mejor elegir *sucralosa* (Splenda), o *aspartamo* (Equal y Nutrasweet). De todas formas, como es un compuesto químico, la moderación es la mejor medida. No se recomiendan más de cuatro sobrecitos de edulcorantes al día o dos refrescos con edulcorantes artificiales.

Conservantes

Los alimentos empacados que contienen muchos conservantes (todos esos nombres tan difíciles de pronunciar que aparecen en los contenidos) no son recomendables porque se desconocen los efectos de estos productos químicos sobre el bebé. Si la etiqueta del producto parece más bien un trabalenguas químico que una lista de contenido, es mejor optar por algo que tenga ingredientes más simples.

Café

Tengo una amiga que se toma todos los días siete tazas de café, pero no del café típico americano, sino de ese café hervido y cargado que nos gusta a los latinos. Se toma una taza incluso antes de acostarse, pero ella asegura que duerme como un tronco.

No todo el mundo tiene esa inmunidad a la cafeína, especialmente los bebés. La cafeína es una droga estimulante que atraviesa la placenta, el órgano que le filtra a su bebé lo que usted come o toma. Puede empezar a sustituir el café normal por descafeinado o tomar menos café diariamente. Un par de tazas al día es una cantidad aceptable. El té, chocolate, refrescos de cola y bebidas latinas como el mate o el guaraná también contienen cafeína por lo que es recomendable dejar de tomarlos o tomar menos.

Hierbas

Los remedios de hierbas forman parte de la vida de muchas de nosotras, no en vano las hierbas se han usado en nuestras culturas por miles de años. Pero no todas las hierbas son seguras durante el embarazo. Por ejemplo, las que se recetan para dolores menstruales y para regular el periodo relajan el útero y pueden producir sangrado, ocasionando un aborto, y hay otras que estimulan las contracciones (ver página 62).

SUSTANCIAS QUE DEBE ELIMINAR

Aunque tomar, fumar o manejar materiales tóxicos nunca es recomendable para la salud, puede que hasta ahora usted no haya notado ningún efecto nocivo por tomarse sus tragos, fumar unos cigarrillos o usar ciertos productos químicos. Pero cuando está embarazada, sustancias que a usted no le parezcan tan malas, pueden tener efectos muy graves en su bebé.

Alcohol, tabaco y drogas

Las mujeres latinas somos las que menos fumamos entre todos los grupos étnicos de Estados Unidos y tampoco tomamos mucho. Estos son muy buenos hábitos que mantener antes y durante el embarazo.

El tabaco hace que los vasos sanguíneos en la placenta se contraigan. Como consecuencia, el bebé recibe menos oxígeno y nutrientes, y crece menos de lo que debe. Tan sólo seis cigarrillos al día son suficientes para que los bebés presenten síndrome de abstinencia de nicotina.

El alcohol también atraviesa la placenta y, si se consume de forma regular, puede causar el síndrome de alcohol en el feto que causa alteraciones graves, desde malformaciones físicas hasta retraso mental. Lo mismo ocurre con drogas como la cocaína, heroína o marihuana. Para el bebé no existe una cantidad segura de tabaco, alcohol o drogas.

Plomo

El plomo es un metal pesado que contienen algunos productos como la pintura. El plomo se inhala en ciertos productos mediante el polvo de las pinturas, o se ingiere a través de alimentos contaminados. Una vez dentro del cuerpo, se acumula en los huesos.

Un reciente estudio mostró que el desarrollo mental de los niños nacidos de madres que tienen altos niveles de plomo en sus huesos es más lento que el de niños nacidos de madres con niveles mucho menores. Además de retraso mental, el plomo puede causar problemas en el sistema nervioso y en los riñones, y anemia. Los niños y los bebés absorben mucho más plomo que los adultos.

Aunque usted no esté ahora cerca de productos con plomo, si lo ha estado en el pasado, es posible que tenga plomo acumulado en sus huesos. El nivel de plomo en su organismo se mide mediante un análisis de sangre y hay ciertos tratamientos para eliminarlo. Pídale a su doctor que le haga un análisis de sangre si cree que puede haber estado expuesta a altos niveles de plomo. Los productos con los que tiene que tener mucha precaución son:

- *Remedios:* algunos remedios tradicionales latinos para la indigestión tienen altos niveles de plomo. La *greta*, por ejemplo, es puro plomo y puede hacerle mucho daño al bebé. Otros remedios de los que debe alejarse son: *alarcón, azarcón, coral, liga, María Luisa* y *rueda*. El polvo de *litargirio* también contiene altos niveles de plomo.

- *Pintura:* es la fuente más común de envenenamiento por plomo. En 1950 se limitó la cantidad de plomo en las pinturas y en 1978 se redujo de nuevo, pero las casas construidas antes de 1950 suelen tener plomo. La cantidad máxima permitida hoy en día es de 600 ppm (partes por millón). Cuando las pinturas se caen, se convierten en un polvillo que se puede respirar o pegarse a los dedos. Si sospecha que puede haber pintura en su casa, llame al número de teléfono que se encuentra en la lista de contacto, pero no lije, raspe o queme la pintura porque podría intoxicarse muy gravemente. La tierra y los vegetales cultivados alrededor de una casa con pintura de plomo también pueden estar contaminados. Es posible pedir un análisis del nivel de plomo en su tierra (ver lista de contactos).

- *Agua:* sobre todo en las casas antiguas, la plomería sigue siendo de plomo. Cuando se corroe, se mezcla con el agua. Deje correr el agua al menos durante 30 segundos al abrirla por primera vez en la mañana, porque en las horas de la noche es cuando más plomo se concentra. El nivel de plomo en el agua también se puede medir.

- *Cerámicas y cristales:* muchas cerámicas y recipientes de cristal artesanales están decorados con pinturas que contienen plomo. No debe usar trastes de cerámica que se deshagan para comer, ni tazones de artesanía para calentar líquidos porque es muy posible que contengan plomo. Los alimentos ácidos (limones, salsas) y las bebidas calientes pueden contaminarse fácilmente en esos recipientes. No los meta en el microondas porque el plomo podría desprenderse y caer en la comida. Fíjese en el color de las cerámicas: las que tienen colores amarillo, anaranjado, rojo, verde, azul claro o negro pueden contener plomo. Las cerámicas que se venden como "decoración" nunca deben usarse para cocinar.

- *Latas de comida soldadas:* desde 1996 ya no se permiten las latas de conservas soldadas con plomo, pero esto no es así en otros países. Evite las latas cuando viaje, a menos que esté segura de que no han sido soldadas.

- *Dulces y botanas:* algunos dulces importados de Latinoamérica pueden tener un alto contenido en plomo por las envolturas que se utilizan. La Agencia de Drogas y Alimentos emitió un comunicado alertando sobre caramelos envueltos individualmente procedentes de México y Filipinas. Los *chapulines* o saltamontes fritos a menudo contienen plomo.

- *Cosméticos:* el *kajal*, *khol* y *surma* son cosméticos del Medio Oriente que contienen plomo. Se usan para poner una línea en la parte interior del párpado.

Además, usted puede haberse contaminado con plomo si trabaja o trabajó: arreglando baterías o radiadores de autos, fundiendo metales, removiendo pinturas viejas, construyendo o remodelando edificios o puentes, o en una galería de tiro.

Los síntomas del envenenamiento con plomo son muy ligeros. Puede sentirse irritable o cansada, o no sentir nada. Si sospecha que usted o algún miembro de su familia puede haberse contaminado con plomo, hable con su doctor o con el Centro Nacional de Información Sobre Plomo (ver lista de contactos).

Mercurio

Es también un metal pesado y, además de estar presente en algunos pescados como el tiburón, pez espada y caballa rey, puede estar en ciertos cosméticos importados. Hace unos años hubo varios casos de mujeres que se intoxicaron con mercurio después de usar una crema de belleza importada de México. Es difícil saber si un cosmético que usted ha comprado en otro país contiene mercurio, a no ser que lo lleve a analizar a un laboratorio.

SEGURIDAD EN EL TRABAJO

Examine su lugar de trabajo cuando esté considerando un embarazo. Debe vigilar las sustancias químicas que le puedan afectar y los esfuerzos físicos que tenga que realizar. Algunas de las profesiones en las que se dan estas condiciones son:

- *Peluquería, cosmética.* Los tintes y otros productos pueden ser peligrosos, especialmente si trabaja más de 40 horas a la semana en un local cerrado, en una peluquería colocando uñas sintéticas o en una escuela de cosmética. Intente ventilar su lugar de trabajo lo más posible para no respirar estos productos.

- *Limpieza.* Los productos industriales, especialmente los que desprenden humos, pueden ser perjudiciales. Utilice guantes y ventile el área mientras está trabajando.

- *Fábricas, imprentas y laboratorios de fotografía.* En algunos de estos lugares se utilizan productos químicos peligrosos durante el embarazo, como arsénico, cadmio, monóxido de carbono, DDT, plomo, litio, mercurio, tolueno, nicotina o cloruro de vinilo. Estos son sólo algunos ejemplos. Averigüe el nombre de las sustancias químicas que maneja en su trabajo y hable con su obstetra/ginecólogo(a) al respecto. Si su compañero trabaja con materiales que puedan contener plomo (pinturas, baterías, radiadores de autos, fundiciones) asegúrese de que deje la ropa de trabajo fuera de la casa y se bañe antes de estar en contacto con usted o con sus hijos.

- *Maestras.* Debe tener precaución con los niños enfermos, especialmente si no ha sido vacunada contra la rubéola. Lávese las manos con frecuencia y no coma cosas que hayan dejado los niños.

- *Trabajos con animales.* Pueden contagiarle virus o bacterias que afecten al feto.

- *Trabajos pesados.* Los esfuerzos físicos grandes pueden ocasionarle problemas, especialmente en los tres primeros meses del embarazo.

Si usted realiza alguno de estos trabajos, su empleador, dependiendo del tamaño de su compañía, puede estar obligado a darle temporalmente un trabajo que tenga menos riesgos para su embarazo (ver página 28).

Medicinas

Las farmacias en Tijuana y otras localidades fronterizas son un negocio sólido. No solamente tienen su clientela local habitual, sino que además cuentan con las personas que acuden desde Estados Unidos para conseguir medicamentos que no pueden obtener sin receta médica al otro lado de la frontera; desde antibióticos hasta píldoras anticonceptivas, pasando por píldoras para la tiroides, calmantes y tabletas para controlar la diabetes.

Es cierto que, cuando no se tiene seguro médico, ir a un doctor y comprar la medicina que nos recetó es costoso, y es muy común probar algunas de las medicinas del botiquín casero antes de pedir una cita. Y no sólo usamos las medicinas del botiquín casero, sino también las de alguna prima, tía, vecina o amiga, si nos asegura que cierta medicina le ha ido muy bien para ese problema. Sin embargo, automedicarse durante el embarazo es una práctica muy poco recomendable que puede traer más problemas que ventajas.

Hay numerosas medicinas que atraviesan la placenta y le llegan directamente al bebé y, entre ellas, hay algunas que pueden causar malformaciones en el feto. Por eso, durante estos nueve meses, debe ser su obstetra/ginecólogo(a) quien determine qué medicamentos puede utilizar. Algo tan simple como la aspirina no se recomienda durante el embarazo, especialmente en los tres últimos meses, ya que puede favorecer las hemorragias y prolongar la gestación.

Hay una medicina muy popular en los mercados latinos que se conoce como "aspirina mexicana" con la que debe tener mucho cuidado. El *metamizole* o *dipyrone* es un analgésico que se ha prohibido en Estados Unidos, pero que se sigue vendiendo en México y que todavía se puede comprar en algunos mercadillos latinos estadounidenses. Esta medicina mata sus células blancas, que son las que defienden su cuerpo de las infecciones. Recientemente, varias personas, entre ellas niños, han tenido que ser hospitalizadas con infecciones muy graves por haber tomado esta medicina.

A continuación tiene una lista de las medicinas que pueden producir malformaciones en los bebés. Antes de dejar de tomar un medicamento recetado por su doctor, consulte con él. Esta lista es solo una orientación. Si está preocupada por algo que toma, consulte con su doctor o llame al Servicio de Información de Teratología (ver lista de contactos). Esta institución identifica las medicinas y sustancias que pueden dañar al bebé, y allí le podrán aclarar sus dudas. Los nombres abajo son genéricos, ya que los nombres comerciales de estos medicamentos varían según el país.

- *Analgésicos:* acetaminofén, ibuprofeno.
- *Antibióticos:* tetraciclina, doxiciclina y estreptomicina.
- *Anticoagulantes de la sangre:* derivados de la cumarina como la warfarina.
- *Anticonvulsivos:* se utilizan para el tratamiento de la epilepsia. Entre ellos están la fenitoina, carbamacepina, timetadiona, parametadiona y el ácido valproico.
- *Antidepresivos:* litio, paroxetina, fluoxetina, sertralina.
- *Antimetabolitos y medicamentos contra el cáncer:* aminopterina, busulfán, citarabina, metotrexato, etc.
- *Antirreumáticos:* penicilamina.
- *Antitiroideos:* tratan la disfunción de la glándula tiroides: tiouracil.
- *Hormonas:* andrógenos (hormonas masculinas) y DES (dietilestilbestrol), un estrógeno.
- *Inhibidores ECA (enzima conversora de la angiotensina):* tratan entre otras cosas la presión sanguínea alta. Por ejemplo: benazepril, captopril, enalapril, ramipril, etc.
- *Medicamentos contra el acné y la soriasis:* la isotretinoina y etetrinato que contienen causan malformaciones.
- *Tratamiento de complicaciones de la lepra:* talidomida.

Si está tomando píldoras o usando inyecciones anticonceptivas, debe esperar a completar de dos a tres ciclos menstruales sin usarlas, ya que si se queda embarazada enseguida, será difícil determinar cuándo concibió. Estos cálculos son importantes para saber si el bebé está creciendo de forma normal; además, es difícil calcular la fecha del parto si no se sabe cuándo comenzó el embarazo. Al final del embarazo, dos o tres semanas de diferencia pueden ser cruciales para determinar si es necesario inducir el parto porque se está retrasando.

Diabetes y otras enfermedades crónicas

Algunas enfermedades crónicas pueden afectar su embarazo y el desarrollo de su bebé. La diabetes, una enfermedad muy común entre los latinos, es una de ellas. Si usted es diabética y sus niveles de azúcar no están controlados, tiene más posibilidades de tener un aborto espontáneo o de que su bebé tenga un defecto de nacimiento. El asma también puede afectar la cantidad de oxígeno que le llega a su bebé y la hipertensión aumenta la posibilidad de tener complicaciones en el embarazo. Pero no deje el tratamiento para estas enfermedades sin haber hablado antes con su doctor.

Si usted está tomando algún medicamento para una enfermedad crónica como la diabetes, hipertensión, epilepsia, asma, depresión o un problema de la tiroides, no debe suspenderlo en el momento en que sepa que está embarazada. Consulte primero con su doctor.

Cuando hay enfermedades crónicas, dejar de tomar sus medicinas puede ser mucho más perjudicial para su futuro bebé que los efectos del propio medicamento. Debe hacer una cita cuanto antes con su doctor para determinar el tipo y la dosis apropiada durante su embarazo. A pesar de tener una enfermedad crónica, hay muchas mujeres que, con el control adecuado, tienen embarazos sin complicaciones.

Vacunas

Algunas enfermedades infecciosas, como la rubéola, pueden causar complicaciones durante el embarazo. Es posible saber si usted es inmune a alguna de estas enfermedades mediante una prueba de sangre. Para algunas de ellas existen vacunas, pero no es aconsejable quedarse embarazada hasta tres meses después de haberse vacunado.

Las vacunas son recomendables si usted trabaja en un ambiente donde pueda contraer estas enfermedades como, por ejemplo, si trabaja con niños o con grupos de personas que no estén vacunadas. El servicio de inmigración requiere algunas de estas vacunas para ciertos trámites (ver página 165) y también se necesitan para viajar a determinados países.

En general, las vacunas que contienen virus vivos no son recomendables poco antes de quedarse embarazada o durante el embarazo.

ENFERMEDADES HEREDITARIAS

Las pruebas genéticas que hay hoy en día permiten conocer el riesgo que existe de que usted o su pareja le transmitan a su bebé una enfermedad hereditaria como la anemia falciforme (que afecta a algunos latinos de origen caribeño), fibrosis quística, hemofilia u otras. En el caso de que en su familia haya una enfermedad de este tipo, un análisis genético antes de concebir le dará las posibilidades de que esta sea transmitida a su bebé.

ANIMALES DOMÉSTICOS Y TOXOPLASMOSIS

María García, una futura madre latina, tiene un perrito chihuahua al que adora. Antes de quedarse embarazada, María dejaba que Pancho le lamiera la cara en sus arrebatos de alegría, pero cuando se embarazó esta costumbre le empezó a inquietar: la boca de Pancho pasaba por muchos lugares a lo largo del día. Durante los siguientes meses evitó los lametones de su mascota y se lavó las manos cada vez después de tocarlo.

Tener unas medidas de higiene más estrictas con los animales domésticos es buena idea cuando se está pensando en iniciar un embarazo, especialmente si tiene gatos en la casa. Los gatos pueden contagiar, por medio de las heces fecales, una enfermedad que se llama *toxoplasmosis*. Esta enfermedad no presenta síntomas en la madre, pero puede infectar al feto y causar malformaciones en los tres primeros meses del embarazo. Por eso, es mejor que otro miembro de la familia se ocupe de la tarea de cambiar la arena del cajón del gato. Es muy posible que una mujer que haya convivido con gatos tenga ya defensas contra esta enfermedad y, por tanto, no represente un peligro para el bebé. Se puede saber si usted ya tuvo la toxoplasmosis a través de un análisis de sangre, aunque esta prueba no es 100% precisa.

Pero no se preocupe si usted es una amante de los animales; lo único que tiene que hacer es alejarse de las heces (sobre todo las de gato) y lavarse muy bien las manos después de tocarlos. La toxoplasmosis se contrae, sobre todo, comiendo carnes o pescados crudos —como *ceviche*, *chorizos*, *jamón serrano* o *sushi*—, carnes o pescados que no estén suficientemente cocinados (especialmente cordero y cerdo), y a través de vegetales contaminados que no estén bien lavados.

Rayos X y cuidado dental

Si tiene pendiente ir al dentista o necesita sacarse una radiografía, es mejor hacerlo antes de buscar el embarazo. En estos meses pida que la cubran con un delantal de plomo para evitar que la radiación afecte a su vientre. Muchos dentistas y radiólogos utilizan estas protecciones de forma habitual. Si está embarazada y ya se sacó una radiografía, no debe preocuparse demasiado (ver página 149), pero mencióneselo a su obstetra/ginecólogo(a) de todas formas.

Las hormonas que se producen durante el embarazo a veces afectan a las encías y hacen que sangren y estén más sensibles. Una limpieza dental antes de intentar concebir es un buen comienzo para sus dientes. Mientras está embarazada se recomienda realizar al menos una visita para otra limpieza.

Ejercicio

Practicar ejercicio físico antes y durante el embarazo es muy beneficioso para su salud, siempre que cuente con la aprobación de su doctor. Los deportes que implican golpes o caídas (boxeo, karate, esquí acuático, equitación etc.) no son recomendables, especialmente si no está acostumbrada a ellos. Pero caminar, nadar o incluso hacer ejercicios aeróbicos le ayudará a ponerse en forma. Más sobre esto en el Capítulo 3.

Baños calientes y saunas

Cuando la temperatura de su cuerpo se eleva mucho, también se eleva la de su bebé. En las primeras semanas, en las que se están formando las estructuras básicas, no es recomendable tomar baños muy calientes, o estar en *jacuzzis* o saunas durante mucho tiempo. Algunos estudios han mostrado que las temperaturas superiores a los 102.6 grados Fahrenheit (39.2 grados centígrados), pueden causar defectos en fetos de animales de laboratorio. Por esta razón no se recomienda exponerse a temperaturas elevadas si es que puede estar embarazada, ni tampoco durante los tres primeros meses del embarazo.

Un baño caliente y relajante no causa problemas. Estos estudios se refieren a lugares verdaderamente calientes que hacen que la temperatura del cuerpo pase de los 102°, especialmente si se mantiene ahí durante más de 10 minutos. Fíjese en la temperatura del agua o de la sauna antes de entrar en ella. Las cobijas eléctricas no son recomendables por la misma razón. De igual modo, si tiene una fiebre muy elevada debe consultar con su doctor y hacerle saber que está intentando concebir.

¿Y EL PAPÁ?

No tomar, fumar o usar drogas o sustancias tóxicas les da más oportunidades a los espermatozoides de su pareja a estar bien formados y a tener resistencia para el largo viaje que deben realizar. Las temperaturas altas de las saunas y *jacuzzis* o la ropa interior apretada perjudican el desarrollo de los espermatozoides. Una visita al doctor para un chequeo rutinario es una buena idea, especialmente si su compañero tiene una enfermedad crónica como la diabetes o está tomando algún tipo de medicamento.

EL SEGUNDO HIJO

¿Cuándo es el mejor momento de empezar a planear el segundo hijo? Hay muchas parejas que no tienen que contestar esta pregunta porque el segundo hijo es una sorpresa (a veces igual que el primero), pero para los que desean planificar hay todo tipo de argumentos. Algunos consideran que es mejor dejar menos espacio entre hijos, porque al tener una edad similar, tendrán más en común. Otros prefieren que los mayores tengan más años para que no demanden tanta atención cuando llegue el nuevo bebé.

Según los especialistas, el factor más importante a considerar es el grado de recuperación de la madre después del primer bebé. Estudios realizados en este campo indican que el mejor periodo de separación entre hijos es de 18 meses a cinco años. Volver a quedarse embarazada menos de seis meses después de un bebé no es recomendable, ya que en el 70% de los casos se rompe la fuente antes de tiempo y hay un 30% más de posibilidades de tener complicaciones. Como en todo, seguro que usted conoce a muchas familias con hijos espaciados un año, sin problemas, exceptuando la cantidad de pañales que gastan al mismo tiempo. La mayoría de las mujeres tienen su segundo hijo entre dos y cinco años después del primero.

DESPUÉS DE PERDER UN BEBÉ

Perder un bebé es una experiencia muy dura y triste. Aunque la pérdida haya ocurrido en las primeras semanas del embarazo, la presencia del bebé es muy real para muchas mujeres. Sanar emocionalmente es tan importante como sanar físicamente (ver página 189). Tómese su tiempo. Sólo usted sabe cuándo estará lista para intentarlo nuevamente.

En la parte física, su doctor es la mejor persona para aconsejarle cuándo puede quedarse embarazada de nuevo. Generalmente, se recomienda dejar pasar tres meses para permitir que el interior del útero se restablezca de forma adecuada.

El cuidado prenatal

Puede que usted esté pensando: "Todas estas recomendaciones y precauciones están muy bien, ¡pero yo ya estoy embarazada!".

Cuando hay tiempo para planificar, prepararse es lo mejor, pero para muchas de nosotras descubrir que estamos embarazadas es toda una sorpresa. En mi primer embarazo tuve que leer tres veces las instrucciones para asegurarme de que las dos rayitas de la prueba indicaban que estaba esperando un bebé. No lo podía creer.

Actualmente, existen en el mercado pruebas de embarazo fáciles de realizar en casa, que pueden detectar si está embarazada tan solo unos días después de la concepción. Cuando una mujer está embarazada produce una hormona llamada beta gonadotropina coriónica humana o BHCG, que estas pruebas caseras detectan. Si la prueba es positiva, hay un 99% de posibilidades de que haya embarazo (ver página 144).

Para entonces, las primeras fases de desarrollo del feto ya han ocurrido. Eso no quiere decir que si ha estado tomando infusiones de hierbas o mucho café, o incluso si ha tomado algo de alcohol, haya dañado a su bebé. Pero lo que sí índica una prueba de embarazo positiva, es que es momento de cuidarse y, sobre todo, de pedir una cita con el doctor cuanto antes.

Lilliam Martínez y su esposo Sergio llevaban años preparando el viaje de su vida: unas vacaciones en Italia. Apenas unos días antes de salir, Lilliam se sentía diferente. Pensó que quizás podía ser la emoción del viaje que se aproximaba pero, por si acaso —y también porque en el fondo sospechaba la verdadera razón de sentirse "diferente"— pidió una cita con su obstetra/ginecóloga. La doctora no le pudo confirmar con seguridad su embarazo porque era muy temprano y todavía no se detectaba el latido del corazón del bebé. Pensó en cancelar el viaje pero la doctora le dijo que no era necesario, aunque debía cuidarse. Y se lo tomó al pie de la letra: desde el primer momento supuso que estaba embarazada, se compró un libro sobre el embarazo y se llevó las vitaminas prenatales que la doctora le recetó. Estas resultaron ser de gran ayuda porque era un tour organizado y le fue difícil seguir la dieta que le hubiera gustado. "Había siempre mucho vino en la mesa, pero nada de leche", recuerda Lilliam. Durante las visitas turísticas, ella y su esposo hicieron un pasatiempo de encontrar tiendas donde comprar frutas frescas. Cuando regresó a Estados Unidos, la doctora le confirmó la noticia: estaba esperando un bebé y todo marchaba bien.

Las precauciones que tomó Lilliam ayudaron a su bebé en las primeras semanas y le dieron a ella la tranquilidad de saber que había hecho todo lo posible para darle un comienzo sano.

No siempre vamos a ver al doctor con la misma rapidez. A veces, cuando se trata del segundo bebé, como ya se conoce la rutina, nos tomamos con más calma eso de hacer la cita. Otras mujeres esperan hasta los tres meses, cuando hay menos riesgos de que haya un aborto espontáneo. Al fin y al cabo, antes no se iba a visitar al doctor hasta cuando habían pasado al menos dos meses sin la menstruación. Además de todo esto, en nuestra cultura un embarazo demuestra salud, así que ¿para qué ir al médico si estamos sanas?

Hay bastantes razones para pedir una cita con el doctor cuanto antes. Los avances médicos y tecnológicos de los últimos años hacen que ahora sea posible detectar y tratar problemas que antes sólo se descubrían cuando era demasiado tarde. Las estadísticas indican que cuanto antes recibe cuidados prenatales una mujer, menos problemas desarrolla después durante el embarazo. Por ejemplo, una enfermedad que nos afecta a los latinos más que a otros grupos étnicos es la diabetes. Si la diabetes no se controla antes del embarazo, puede haber graves problemas para el bebé. Sólo el médico puede saber mediante una serie de pruebas si usted tiene diabetes. La presión sanguínea aumenta las posibilidades de desarrollar preeclampsia, que junto con la diabetes, son las enfermedades más comunes durante el embarazo. Cuando estas situaciones son detectadas y tratadas a tiempo, los riesgos para usted y su bebé se reducen considerablemente.

Pero el problema más común con el que nos enfrentamos las latinas para obtener atención prenatal es la falta de seguro médico. Uno de cada tres latinos no tiene cobertura médica. Sin embargo, la falta de seguro no significa que no pueda obtener cuidados prenatales. Hay numerosos programas tanto estatales como federales que pueden ofrecerle ayuda. El siguiente capítulo está dedicado a cómo buscar y encontrar el doctor y la cobertura médica adecuadas para usted durante su embarazo. Si ya tiene seguro, le servirá para saber si es el que necesita durante su embarazo.

2

Seguros médicos y
diferencias culturales

La atención médica en Estados Unidos es una de las más caras del mundo y los gastos de maternidad no son una excepción. Si usted no tiene seguro médico, recibir cuidados prenatales por parte de un doctor durante nueve meses puede costarle al menos entre 3.000 y 10.000 dólares, y eso es si no hay ninguna complicación. Si durante el embarazo o después del parto requiere atención especializada, el costo se puede disparar. Los seguros médicos no se quedan atrás. El costo promedio para una sola persona está alrededor de 4.000 dólares anuales y la cobertura para una familia es todavía más cara.

Está claro que tener un bebé en Estados Unidos es costoso, pero a pesar de todo, es posible recibir atención médica durante el embarazo sin tener que acabar en la ruina, incluso si usted no tiene seguro médico. Este capítulo le mostrará varias opciones entre las que elegir, dependiendo de su presupuesto y de su situación. En la lista de contactos al final del libro encontrará los datos de instituciones y organismos que le pueden proporcionar información sobre seguros médicos y/o ayuda para encontrar cuidados prenatales en su área, en caso de que no tenga cobertura médica.

SEGUROS MÉDICOS Y EMBARAZO

La mayoría de los seguros proporcionan acceso a servicios médicos a cambio de una cuota mensual. Estos seguros pueden cubrir, o no, los gastos de maternidad. Hay varias posibilidades para conseguir un seguro que cubra los gastos de su embarazo y parto, pero es mucho más fácil y barato obtenerlo antes de quedarse embarazada.

Una opción es conseguir su seguro a través de la empresa donde usted o su esposo trabajen. Esta cobertura se denomina "de grupo" y tiene varias ventajas:

- Es menos costosa que la que compra un individuo directamente a una compañía de seguros, ya que el empresario se hace cargo de parte de los gastos.

- Generalmente, permite incluir a la familia en la cobertura.

- No suele ser necesario que le hagan un examen físico para ser asegurado.

- La mayoría de las pólizas, aunque no todas, cubren los gastos de maternidad.

- Los gastos de su embarazo estarán cubiertos aunque ya esté embarazada cuando usted o su esposo empiecen a trabajar (la cobertura se activa unos dos o tres meses después de ser contratado en su nuevo trabajo).

- Si usted cambia de trabajo cuando está bajo una cobertura de grupo, la ley federal establece que el nuevo seguro no puede considerar su embarazo como una "condición preexistente". Aunque su nueva compañía tenga un plan diferente, este plan tendrá que cubrir su embarazo (puede que tenga que esperar uno o dos meses sin cobertura hasta que la nueva póliza entre en efecto). La persona encargada de administrar el plan de salud en su empresa podrá aclararle las dudas que usted tenga al respecto.

- Si pierde su trabajo o consigue otro que no le ofrezca seguro médico, generalmente se le permite mantener durante un tiempo su seguro pagando la parte que antes pagaba su compañía (ver página 22).

Muchas empresas no ofrecen seguro médico a sus trabajadores, sobre todo las que cuentan con pocos empleados, donde, por cierto, trabajamos una gran cantidad de latinos. Si usted trabaja para una compañía pequeña, tiene su propio negocio o trabaja de forma independiente para otros, es posible que no tenga seguro médico. En este caso, si todavía no está embarazada tiene dos posibilidades:

- Obtener cobertura médica a través de un sindicato al que usted pertenezca o a través de una asociación profesional, que en algunos casos ofrecen cobertura de grupo a sus miembros.

- Comprar una "póliza individual", es decir, un seguro que se compra directamente a una compañía aseguradora.

En las pólizas individuales a menudo hay que esperar un tiempo (generalmente 12 meses) antes de que el seguro acepte pagar sus gastos de maternidad. Otra opción, si no quiere esperar tanto tiempo, es pagar una cuota más alta cuando se quede embarazada. Tenga en cuenta que las pólizas y leyes varían mucho de una compañía de seguros a otra y de un estado a otro, y es muy recomendable estudiar todas las condiciones con detalle antes de firmar. Más adelante, encontrará una guía sobre las preguntas que debe hacer cuando vaya a comprar un seguro.

Tipos de seguros

Abajo encontrará una descripción de los tipos de seguros que existen en Estados Unidos. Son los mismos tanto si su cobertura médica es a través de una empresa como si es individual. Sin embargo, encontrar un seguro médico individual una vez que ya esté embarazada puede resultarle casi imposible, ya que se considera una condición preexistente. Las compañías de seguros saben que tendrán que pagar los gastos médicos durante su embarazo y no les parece un buen negocio. Pero algunas compañías de seguros no tienen estas reglas y, además, las normas pueden variar según el estado en el que usted viva. Encontrará información sobre las leyes que rigen en su estado a través de la Asociación Nacional de Comisionados de Seguros (ver lista de contactos). Las opciones para conseguir seguro durante el embarazo están en la página 22.

Seguros HMO

HMO son las siglas en inglés de "Health Management Organization", que se traduce como "Organización para el Cuidado de la Salud". Con los seguros HMO usted paga una póliza mensualmente y, mediante esta póliza, obtiene cuidados médicos cuando los necesita de parte de profesionales de la salud que pertenecen a su HMO. Las HMO tienen acuerdos con diferentes médicos y hospitales para atenderle. Este conjunto de médicos y hospitales se denomina "red" o, en inglés, *network*.

Con este tipo de seguro usted selecciona, o se le asigna, un médico de cabecera, que es quien la verá primero en caso de enfermedad o accidente y quien decidirá si necesita ir a un especialista o no. Cuando usted está embarazada, su médico de cabecera pasa a ser el obstetra/ginecólogo(a) (OB/GYN) o la comadrona que la atenderá.

Hay otro tipo de HMO que se denomina "Cuidados de Salud Integrados" o "Integrated Health Care". En este caso, los doctores trabajan exclusivamente en consultas y hospitales que pertenecen a esa HMO (ej., Kaiser Permanente). En estas organizaciones no necesita ir primero al médico de cabecera, sino que puede escoger directamente al obstetra/ginecólogo(a) que desee ver.

En cualquier tipo de HMO es muy probable que tenga que pagar lo que se denomina un "copago" (*co-pay*) en cada consulta. Es una cantidad entre los 10 y los 15 dólares que usted paga a la hora de la visita médica. Si su plan cubre medicinas, podrá obtener sus vitaminas prenatales u otros medicamentos que necesite durante su embarazo por un copago reducido (también alrededor de 10 ó 15 dólares).

Las HMO suelen ser la opción más económica entre los seguros tradicionales. El costo mensual para una familia oscila entre los 200 y los 500 dólares, pero si el seguro se ofrece a través de su empresa, puede ser incluso más barato. Los precios varían también según su edad y condición física.

Seguros PPO

PPO significa "Preferred Provider Organization" u "Organización de Proveedores Elegidos". Se trata de un tipo de seguro en el que usted puede escoger al especialista que quiere que la trate, en vez de tener que pasar primero por un médico de cabecera que la remita al especialista. A cambio de esta libertad, las mensualidades son más caras y, además, tiene otros gastos, como el "deducible" y el "coseguro".

El deducible es la cantidad de los gastos cubiertos que usted debe pagar cada año de su bolsillo, antes de que la compañía de seguros empiece a hacerse cargo de los gastos. Cuanto más altos sean los deducibles, menos pagará usted mensualmente por su póliza. Los deducibles varían entre 100 y más de 1.000 dólares anuales, tanto para individuos como para familias.

Además del deducible, usted pagará el coseguro. Las PPO generalmente se hacen cargo del 80% de las facturas médicas y usted tiene que pagar el 20% restante, que es lo que se denomina coseguro. Hay compañías que cubren un 100% de los gastos del parto y otras que no.

Con los seguros PPO usted podrá escoger un doctor dentro de la red, en cuyo caso los costos de la visita serán menores; o bien, uno que no pertenezca a esa red, pero tendrá que pagar más.

Al igual que con los seguros HMO, cuando usted obtiene su seguro PPO a través de su empleo o el de su esposo, este cubrirá los gastos de sus cuidados prenatales y parto desde el principio. Pero si usted compra su seguro PPO directamente de una compañía de seguros, puede que haya un periodo de espera antes de que el seguro se empiece a hacer cargo de los gastos de maternidad, o quizás tenga que pagar cuotas adicionales cuando quede embarazada. Las cuotas mensuales de los seguros PPO están en unos $350 para una pareja sin hijos.

Seguros POS

POS son las siglas de "Point of Service" o "Punto de Servicio". Este tipo de cobertura es muy similar a la que ofrecen los seguros PPO. La diferencia es que en los planes POS hay un médico de cabecera que coordina los servicios, al igual que en las HMO.

Pago por servicio

En inglés se conoce como "Fee for Service". En esta cobertura se paga una póliza mensual. Aquí, usted escoge el médico u hospital que desea y su compañía de seguros paga un porcentaje de la factura, siempre y cuando los servicios médicos que usted necesite estén cubiertos. Tendrá que asegurarse primero de que los gastos por maternidad estén cubiertos y en qué condiciones. En estos planes hay deducibles y coseguros.

Cobertura del embarazo y terminación del empleo

¿Qué ocurre si usted pierde su trabajo una vez embarazada o cuando estaba planeando un embarazo? Hay una serie de situaciones laborales en las que está protegida por la ley:

Pérdida de empleo estando embarazada

Existe una ley federal que se conoce como COBRA ("Consolidated Ommibus Budget Reconciliation Act" o "Acta de Conciliación de Presupuesto Consolidado") que establece que las empresas con planes de salud de grupo que tengan más de 20 empleados están obligadas a continuar la cobertura médica para usted y su familia durante 18 meses, a partir de la fecha de la pérdida de su empleo. La ley también establece que después de la muerte del titular del seguro o de un divorcio, la familia tiene derecho a continuar la cobertura médica hasta tres años después. Si desea utilizar esta opción, debe comunicárselo a su compañía en un plazo de 60 días, una vez que su empleo haya finalizado. Debe tener en cuenta que el precio de su póliza aumentará, ya que ahora su empresa no se hará cargo de una parte de la mensualidad, como cuando usted o su esposo trabajaban para la compañía.

La cobertura COBRA se acaba durante su embarazo

En caso de que después de los 18 meses durante los que COBRA le garantiza el mismo seguro médico, usted o su esposo no hayan encontrado trabajo para volver a obtener cobertura de grupo, entrará en vigor una ley que se conoce como HIPAA ("Health Insurance Portability and Accountability Act" o "Acta de Portabilidad y Responsabilidad de Seguro Médico"). Esta ley no le garantiza que podrá seguir con el mismo seguro médico que tenía, pero sí le asegura que las compañías de seguros no le podrán negar cobertura médica por motivo de su embarazo. Sin embargo, si en ese momento está embarazada, es muy posible que su póliza sea más costosa.

La opción COBRA no se ofrece en su empresa

Si la opción COBRA no se aplica en su situación porque su compañía tiene menos de 20 empleados, podrá acogerse también a la ley HIPAA y convertir su póliza de grupo en una individual. No le podrán negar la cobertura si ya está embarazada, pero es posible que el precio de su póliza se eleve.

EMBARAZO SIN SEGURO MÉDICO

Hay varias opciones para tener un bebé si no tiene cobertura médica: desde obtener un paquete de atención prenatal directamente de un doctor o comadrona, hasta conseguir cuidados gratuitos de un programa en su estado.

El problema con el que se enfrentan muchos latinos que trabajan para empresas que no ofrecen seguro médico es que ganan más del salario mínimo requerido para recibir asistencia de programas federales como Medicaid, pero al mismo tiempo, este salario no es suficiente para pagar las elevadas cuotas de un seguro individual. Si este es su caso, algunas de sus opciones son:

Clínicas comunitarias

Son clínicas privadas, sin fines de lucro, que proporcionan atención médica a las personas que no tienen seguro. Hay unos 3.000 centros de este tipo distribuidos en los 50 estados y en Puerto Rico. En estos centros solamente necesita proporcionar información sobre el tamaño de su familia y sus ingresos para que determinen qué tarifa pagará por los servicios. Esta cantidad puede ser desde totalmente gratuita, hasta la tarifa más alta que el centro tenga establecida. Los precios varían mucho según el centro y el estado, pero aun cuando tenga que pagar la tarifa completa, puede conseguir un paquete de atención durante el embarazo por unos 2.000 ó 3.000 dólares. Estos centros tienen acuerdos con hospitales para dar a luz. En el teléfono 1-888-ASK-HRSA le darán información tanto en español como en inglés.

Clínicas de planificación familiar

Son organizaciones locales que ofrecen servicios en su comunidad. Estos incluyen pruebas de embarazo, cuidados prenatales, planificación familiar y también atención médica regular.

La mejor forma de averiguar qué clínicas comunitarias o de planificación familiar hay en su área es llamar a la Línea Nacional Hispana de Ayuda Prenatal al 1-800-504-7081. Se trata de una organización sin fines de lucro, dedicada a ayudar a mujeres latinas embarazadas. En este teléfono la atenderán en español, le ayudarán a encontrar una clínica de atención prenatal situada cerca de usted y también contestarán las preguntas que tenga con respecto a su embarazo. Para recibir asistencia, usted sólo tendrá que informarles acerca de sus ingresos anuales y darles el código postal en donde vive. Nada más. En la lista de contactos al final del libro encontrará otros teléfonos y direcciones para saber qué tipo de asistencia prenatal puede encontrar en su área.

Programa Estatal de Cobertura Médica para Niños (SCHIP)

Es un programa federal que proporciona cobertura médica para bebés y niños sin seguro médico, pero en algunos estados este programa también cubre cuidados prenatales o incluso atención a la familia entera. Aun en el caso de que en su estado este programa no cubra la asistencia médica durante su embarazo, es un recurso a tener en cuenta porque puede proporcionarle cobertura para su bebé cuando nazca. En el teléfono 1-877-KIDS-NOW le pondrán en contacto con el programa en su estado.

Otros programas estatales

Hay estados que tienen otros programas de atención médica durante el embarazo (además de los programas federales como Medicaid o SCHIP) y que están diseñados para personas que ganan demasiado para ser cubiertos por Medicaid, pero que no pueden pagar un seguro médico. Por ejemplo, Familias Saludables ("Healthy Families") es un programa que existe en muchos estados con un gran porcentaje de población latina. En el número 1-800-311-BABY le informarán cuáles son los programas que se ofrecen en su estado y cómo suscribirse a ellos.

Medicaid

Uno de los recursos más utilizados durante el embarazo es Medicaid: un programa federal para ayudar a las personas que no tienen seguro médico. Medicaid proporciona cuidados prenatales y atención durante el parto de forma gratuita a aquellas mujeres embarazadas que tienen un nivel de ingresos mínimo establecido por la ley. Este nivel está en el 133% de la cifra federal de pobreza establecida para ese año.

Por ejemplo, en el año 2006 el nivel de pobreza para una pareja era de 13.200 dólares. Así, una mujer embarazada que gane con su esposo 17.556 dólares anuales o menos (133% del nivel de pobreza), tiene derecho a que los gastos de su embarazo estén cubiertos por Medicaid. Recuerde que esta cantidad es mayor cuanto más miembros haya en la familia y, además, se incrementa cada año.

El 133% es el nivel mínimo, pero los estados pueden ser más generosos si lo desean. Actualmente, hay muchos estados que han establecido ese nivel en 185% ó 200%. Así, en el ejemplo anterior, el límite de ingresos en ciertos estados para que una familia de dos miembros pueda beneficiarse de Medicaid era de 24.420 ó 26.400 dólares en el año 2006.

En algunos estados como California o Illinois esa cantidad es incluso mayor y llega hasta el 200% del nivel de pobreza federal. Una pareja que viva en ese estado y gane 39.600 dólares anuales (en el 2006), podrá usar los servicios de Medicaid. En la lista de contactos encontrará información sobre cómo solicitar ayuda de Medicaid en su estado.

Medicaid es un recurso muy utilizado por las mujeres embarazadas. En estados como California, Illinois o Texas, alrededor del 40% de los partos son atendidos a través de Medicaid. Además, un estudio realizado hace unos años mostró que hay muchas más mujeres embarazadas que tienen derecho a utilizar Medicaid de forma gratuita, pero no lo hacen.

En numerosos estados la atención prenatal y durante el parto de Medicaid se recibe a través de seguros HMO. Medicaid contrata estos servicios con las HMO y generalmente incluyen:

- Cuidados prenatales por un obstetra/ginecólogo(a) o comadrona.
- Análisis de sangre y de orina.
- Amniocentesis.
- Educación sobre el embarazo, parto, lactancia y cuidados del bebé.
- Atención en el parto, incluyendo centros de alumbramiento.
- Ligadura de las trompas.
- Cuidados hasta 60 días después del parto para usted y para su bebé (con algunas excepciones).
- En ocasiones, transporte a sus citas médicas.

Según el estado en el que usted viva, puede que se ofrezcan unos servicios y otros no.

Si desea que se le administre anestesia epidural para calmar el dolor durante el parto, es conveniente aclarar antes si el anestesiólogo aceptará el pago de Medicaid. En el pasado, ha habido una serie de situaciones en las que ciertos anestesiólogos se han negado a administrar anestesia epidural a una mujer durante el parto si no pagaba en efectivo por este servicio. Esta no es la norma general y son pocos los casos ocurridos, pero desafortunadamente se siguen presentando, ya que ciertos anestesiólogos trabajan independientemente del hospital.

En la mayoría de los estados, Medicaid se concede de manera inmediata y luego se comprueban sus ingresos anuales. Los formularios de solicitud están tanto en inglés como en español y en casi todos los teléfonos de atención hablan español.

WIC

WIC ("Women, Infants and Children" o "Mujeres, Bebés y Niños") es otro programa federal que proporciona alimentos nutritivos y consejos sobre la alimentación a mujeres embarazadas de bajos recursos y a mujeres que están amamantando o que tienen niños menores de cinco años. Los alimentos son gratuitos y se obtienen por medio de cupones en supermercados autorizados. Cada estado tiene sus reglas de admisión a este programa, pero en general los ingresos para una familia de cuatro miembros deben estar por debajo de los 37.000 dólares anuales (datos del 2006) para poder recibir esta ayuda. Si llama a WIC (ver lista de contactos) le explicarán en español cómo ingresar al programa.

Pago de su bolsillo

Otra opción es contratar directamente los servicios de un obstetra/ginecólogo(a) o comadrona. En estos casos, debe tener en cuenta que si hay complicaciones que requieran tratamientos especiales o una intervención quirúrgica como una cesárea, la cuenta puede elevarse mucho. Los precios a continuación son sólo para darle una idea, ya que varían bastante según el doctor o comadrona y la ciudad o el estado donde usted viva.

- *Obstetra/ginecólogo(a)*. Ofrecen paquetes que incluyen la atención prenatal durante el embarazo y el parto que oscilan entre los 5.000 y los 10.000 dólares. Además, hay que considerar los gastos que el hospital le cobrará aparte por utilizar sus instalaciones, así como los del servicio de anestesia, si decide utilizarlo.

- *Comadrona*. Sus servicios por la atención durante el embarazo y el parto están alrededor de los 3.000 dólares. Añada a esto la factura del hospital, si lo va a utilizar, o del centro de alumbramiento. Los centros de alumbramiento ofrecen paquetes entre 4.000 y 6.000 dólares con los servicios de las comadronas incluidos.

COBERTURA MÉDICA PARA SU RECIÉN NACIDO

Gran parte de los seguros y programas estatales cubren a su bebé durante un corto periodo de tiempo tras el parto y después le permiten incluirlo en el plan que usted tenga. De esta forma, en caso de que su bebé necesite atención médica urgente al nacer, esos gastos quedarán cubiertos. Es importante que se informe sobre cuáles son los pasos a seguir para registrar a su recién nacido en su seguro, ya que si no sigue el procedimiento establecido, puede ser que la hagan responsable de los gastos médicos. Con tantas cosas que hacer una vez que nace el bebé, es fácil olvidar este detalle.

Si va a incluir a su bebé en un seguro tipo PPO, donde hay que pagar deducibles por cada miembro de la familia, recuerde que tendrá que pagar un deducible también por su bebé.

En caso de que no tenga un seguro médico en el que incluir a su bebé, existe el programa federal SCHIP, que le proporcionará cobertura médica gratuita a su recién nacido e incluso a otros miembros de la familia.

Baja por maternidad y discriminación en el trabajo

En la lista de personas a quienes comunicarles la buena nueva seguramente estará su supervisor o supervisora, si es que usted trabaja. ¿Cuándo decírselo? ¿Cómo decírselo? Para algunas futuras madres puede ser un momento difícil (ver página 182).

Manuela Guardia decidió llevarle directamente a su jefe una de las tomas de su más reciente sonograma, por aquello de que una imagen vale más que mil palabras. Cuando su supervisor comprendió que lo que tenía delante era su próxima baja por maternidad, apenas si pudo murmurar, muy poco entusiasmado, "Felicidades". Claro que, en el caso de Manuela, a su jefe le habían comunicado la buena nueva otras cinco empleadas en el transcurso de dos meses.

Aunque creativa, esta no es la mejor forma de comunicarle la noticia a su jefe. Es más seguro decírselo de manera formal. Aun así, es posible que su supervisor no reciba con una botella de champaña y confeti la noticia de que usted está esperando un bebé. El primer pensamiento que suele pasar por la mente de un jefe cuando se habla de embarazo es: "Fantástico. Ahora necesito un reemplazo por tres meses". No todos reaccionan así, pero a no ser que su jefe sea su esposo, es muy probable que la noticia no le produzca a su supervisor el mismo entusiasmo que a usted.

Sin importar cómo se lo tome su jefe, la ley está de su lado.

El Acta de Discriminación en el Embarazo es una ley federal que prohíbe la discriminación por embarazo en el trabajo en empresas que cuenten con 15 ó más empleados. Esto significa que sólo porque usted esté embarazada o esté intentado concebir:

- No puede ser despedida.
- No se le puede negar una promoción en su trabajo.
- No se le puede obligar a que tome su descanso por maternidad (si usted todavía desea trabajar y está en condiciones de hacerlo).
- Un empleador no puede dejar de contratarla porque esté embarazada o porque pueda estarlo en el futuro.

- No se le pueden negar sus derechos como trabajadora embarazada porque no esté casada legalmente.

Esta ley también especifica que el embarazo debe tratarse de la misma forma que se tratan otras enfermedades o condiciones médicas temporales. Por lo tanto, si en su trabajo se le ofrecen tareas más ligeras a otros empleados cuando no se sienten bien, su empleador debe ofrecerle también a usted esas tareas cuando esté esperando un bebé, en caso de que no pueda realizar sus funciones habituales (ej., cargar cajas o materiales pesados, estar muchas horas parada o realizar otros esfuerzos físicos). Al igual que alguien que padezca una condición médica temporal, usted tiene derecho a días libres por enfermedad pagados.

Estados como California, Nueva Jersey y Nueva York ofrecen salarios parciales cuando no se puede asistir al trabajo por problemas médicos, y esto incluye el embarazo. La ley que permite este pago se denomina "Seguro de Incapacidad Temporal" ("Temporary Disability Insurance"). Dependiendo del tipo de trabajo y del esfuerzo que esté haciendo (ver página 9), su doctor puede darle una incapacidad temporal.

Si usted cree que está sufriendo discriminación en el trabajo por su embarazo, puede hacer lo siguiente:

- Escribir dónde y cuándo ocurrió la discriminación, qué fue lo que le dijeron y quién se lo dijo.

- Hablar con su supervisor o con el encargado de recursos humanos en su empresa y solicitar las normas de la compañía para empleados con problemas médicos temporales. Recuerde que si descubre que el embarazo se trata de forma diferente a las enfermedades temporales, es discriminación por embarazo.

- Hable con compañeras de su trabajo que hayan estado embarazadas para saber cómo fueron tratadas durante su embarazo.

- Si está representada por un sindicato, puede presentar una queja a su empleador a través de este o a través del departamento de recursos humanos de su trabajo. Un abogado también puede ayudarle en este proceso. Las quejas no se pueden presentar más de 180 días después de que la discriminación haya ocurrido. La Comisión para la Igualdad de Oportunidades en el Empleo en su área le proporcionará más información (ver lista de contactos).

De acuerdo con la ley federal denominada "Ley de la Familia y Baja Médica" ("Family and Medical Leave Act"), usted tiene derecho a tomarse hasta 12 semanas por incapacidad médica sin goce de salario para cuidar de su bebé, a su hijo adoptivo o a un niño que esté bajo su cuidado temporal. Sin embargo, esta ley se aplica solamente si usted trabaja en una empresa que cuente con más de 50 empleados, durante al menos 12 meses y aproximadamente 1.250 horas al año, que vienen a ser 25 horas a la semana. En el Departamento de Trabajo (1-800-959-3652) le darán más información.

INCAPACIDAD TEMPORAL

Las compañías con menos de 50 empleados no están obligadas por la ley a aplicar la Ley de la Familia y Baja Médica. En ese caso, hable con su doctor, porque él puede determinar que usted tiene una incapacidad temporal unas semanas antes y después del parto. Hay cinco estados: California, Hawai, Rhode Island, Nueva Jersey y Nueva York en los que podrá cobrar un salario parcial mientras está de baja por incapacidad temporal debido a su maternidad. Esta ley no evita que usted sea despedida por reestructuraciones en la plantilla, pero usted no podrá ser despedida por tomar una incapacidad temporal porque estaba embarazada. Esto es discriminación y viola el Acta de Discriminación en el Embarazo.

Hay compañías que aunque no estén en los cinco estados donde se ofrece incapacidad temporal, tienen programas propios para cubrirla. En caso de que en su empresa no se ofrezca la baja por maternidad es muy importante que se informe de cómo tratan otro tipo de bajas médicas, como por ejemplo, una baja por un ataque al corazón o por una cirugía. Su embarazo debe ser tratado de la misma forma.

PREGUNTAS PARA SEGUROS MÉDICOS QUE CUBREN SU EMBARAZO

Para escoger un seguro médico que le proporcione atención satisfactoria durante su embarazo, es importante estar bien informada de sus opciones. Incluso cuando usted ya tiene un seguro médico, las normas para la cobertura del embarazo pueden ser confusas. La siguiente lista de preguntas le ayudará a escoger el plan que mejor se ajuste a sus necesidades o a clarificar el tipo de cobertura que tiene actualmente.

- ¿Cubre su plan médico la maternidad? ¿Tiene el seguro una descripción por escrito de la atención médica de maternidad que está cubierta?

- ¿Qué tipo de atención médica o servicios durante la maternidad no están cubiertos?

- ¿Puede cambiar de obstetra/ginecólogo(a) o comadrona si no está satisfecha? ¿Cuántas veces puede cambiar?

- ¿Qué exámenes cubre su seguro durante el embarazo? (pruebas genéticas, diabetes, preeclampsia, estrés fetal, etc.)

- ¿Están las medicinas incluidas dentro del seguro?

- ¿Está el hospital donde usted desea dar a luz incluido en la red de su seguro médico?

- ¿Cubre el seguro nacimientos en centros de parto y atención por comadronas en un hospital o en la casa?

- ¿Existen procedimientos o formularios que deba llenar para el seguro antes de entrar en el hospital?

- ¿Pertenece el anestesiólogo del hospital a la red de su seguro médico o hay que pagar sus gastos por separado?

- ¿Qué tipos de calmantes para el dolor o anestesia están cubiertos en el hospital?

- ¿Cuánto tiempo puede estar en el hospital después de un parto normal y cuánto después de una cesárea?

- ¿Está cubierta la educación prenatal, educación sobre el parto y el amamantamiento? ¿Está cubierta la renta de bombas para extraer leche u otro equipo de ayuda en casa?

- ¿Cuáles son las normas para la cobertura de embarazos de alto riesgo?

- Cuando nazca su bebé, ¿cubrirá el seguro sus gastos durante un cierto periodo de tiempo? ¿Cuál es el plazo límite para registrarlo?

- ¿Cuál es la calificación de su plan con respecto a la calidad y servicio? (puede encontrar esta información a través del Comité Nacional de Control de Calidad, ver página 374).

Es muy recomendable leer cuidadosamente el documento donde se explica qué beneficios están cubiertos y hacer todas las preguntas necesarias, por muy evidentes que parezcan. El folleto de promoción de un seguro médico no es lo mismo que el documento donde se explican en detalle todos los servicios cubiertos. Todos los seguros proporcionan números de teléfono, en su mayoría gratuitos, para que usted haga todas las preguntas necesarias.

DOCTORES LATINOS Y DIFERENCIAS CULTURALES

Una enfermera abre la puerta de la sala de espera leyendo el cuaderno que lleva en la mano. Las nueve mujeres y seis acompañantes que se encuentran en la sala miran en su dirección.

—Luisa Martínez —dice la enfermera en voz alta sin levantar la vista de su cuaderno.

Luisa se levanta de su asiento apresuradamente y se dirige a la puerta entreabierta. La enfermera le indica que se siente en una silla donde otra enfermera le toma la presión sanguínea y la pesa. Después le da un vasito de plástico y la envía al cuarto de baño para que orine en él. A continuación, la primera enfermera le da una bata desechable y le comunica que se desnude y se vista con ella en la sala de reconocimiento número 4. Luisa obedece y se sienta a esperar en la mesa de exámenes. En la habitación solo hay un taburete, una mesita con instrumentos médicos y un pequeño lavabo. La puerta está entreabierta y a lo lejos escucha la voz del doctor. Pasan 10, 15, 20 minutos y el doctor todavía no llega. Se siente un poco mareada. No ha podido desayunar por las náuseas. Además, su esposo no ha podido acompañarla y lo echa de menos. Lo único que quiere ahora es ver al doctor para que le confirme que su embarazo va bien. Se asoma a la puerta y ve a dos de las mujeres con las que estaba en la sala de espera, en otras salas, con batas desechables como la suya. El médico pasa de una a otra dando instrucciones a las enfermeras.

Luisa se sienta de nuevo en la mesa y espera 10 minutos más. Finalmente el doctor aparece. Le saluda sin mirarla mientras toma su expediente de la bandeja que está en la puerta, lo consulta brevemente y se sienta en el pequeño taburete frente a ella.

—Buenas tardes. ¿Qué puedo hacer por usted? —dice.

Luisa se siente incómoda y titubea. Empieza a notar un sentimiento de antipatía por ese doctor. Después de una espera tan larga considera que podría al menos ser más amable, platicar un poco.

—Creo que estoy embarazada. La prueba que me hice en casa resultó positiva —dice al fin.

—¿Fecha de la última regla? —pregunta el doctor.

Luisa responde una a una todas las preguntas. El doctor le indica que se recueste y le hace un examen interno. Le comunica que su cuello uterino está cerrado, llama a una enfermera y ordena unos análisis de sangre para Luisa y escribe unas notas en su expediente médico.

—¿Alguna pregunta?

La verdad es que Luisa tiene miles de preguntas. Este es su primer embarazo y está un poco asustada, pero ese doctor con ese apresuramiento y esa frialdad no le inspiran la confianza necesaria para preguntar nada.

—Nos vemos en un mes —dice el doctor.

Le da una receta de vitaminas prenatales y se despide de ella.

Luisa se viste mientras contiene las lágrimas. Este es el doctor que le ha asignado el seguro. Le habían hablado muy bien de él y le habían dicho que era muy eficiente, pero Luisa no se imagina tener que verlo todos los meses y mucho menos que sea él quien la atienda durante el parto.

El sistema actual de seguros en Estados Unidos no da mucho lugar para desarrollar la relación con el paciente a la que los latinos estamos acostumbrados; los doctores tienen que ver a un gran número de pacientes al día para obtener ganancias de sus consultas. Pero, además de los problemas de tiempo, el estilo de algunos doctores que no conocen la cultura latina puede ser muy chocante para nosotros. Lo que en la cultura anglosajona y en otras se considera eficiencia, es a veces interpretado desde la cultura latina como frialdad o incluso mala educación.

En la forma tradicional latina de atender a los pacientes, una enfermera les hace pasar uno a uno a la consulta. El doctor o doctora recibe al paciente y sus acompañantes con un apretón de manos, se sienta tras la mesa y platica un poco con ellos. Después de la pequeña conversación inicial se habla del motivo de la visita y, si es necesario, se hace un reconocimiento, generalmente en otra sala. De vuelta a la mesa de la consulta, el médico comunica su diagnóstico y da las instrucciones y recetas de lo que hay que hacer y tomar. Finalmente el doctor se para y se despide del paciente y sus acompañantes con un apretón de manos.

Sobre todo entre los latinos de primera generación, la relación con el doctor se entiende como personal y entrañable. El estilo más distante de algunos doctores en Estados Unidos se puede interpretar como falta de interés. Si a eso se le añade el sistema de múltiples salas de reconocimiento, la sensación es además de un trato impersonal y apresurado.

Pero cuando vamos a ver a un doctor o doctora en este país que no sea de nuestra cultura, es importante recordar que un estilo más distante no quiere decir que a ese médico no le importemos o que no vaya a darnos un excelente servicio.

En Estados Unidos, la mayoría de los doctores no son latinos, así que tiene bastantes probabilidades de que su médico no lo sea. No todos los doctores que pertenecen a otras culturas tienen un estilo más frío que los latinos ni tampoco todos los doctores latinos son cálidos y amistosos, pero sí existen ciertos rasgos culturales que distinguen una cultura de otra. Por ejemplo:

- La eficiencia y la eficacia son valores apreciados en la cultura estadounidense. La costumbre latina de comenzar la visita con una plática que no tiene nada que ver con el problema médico puede parecerle a un doctor o doctora que no conoce nuestra cultura como que está haciendo perder el tiempo del paciente.

- En general, la mayoría de los latinos nos sentimos más a gusto con distancias personales cortas.

- Tocarse cuando se está hablando no es tan frecuente entre personas de otras culturas.

- No es tan común sonreír o mirarse a los ojos mientras se platica. La ausencia de todas estas manifestaciones físicas se puede interpretar, consciente o inconscientemente, como una falta de interés por parte del médico.

- La confidencialidad es un aspecto importante en la medicina tradicional estadounidense. Hay numerosos pacientes que prefieren tomar sus decisiones por sí mismos y que les exigen confidencialidad de a sus doctores. Pero este puede no ser el caso de los latinos, que en general, prefieren incluir a uno o varios miembros de su familia tanto en las consultas médicas como en las decisiones con respecto a tratamientos.

- Un gran porcentaje de latinos utiliza remedios caseros como hierbas y/o tiene creencias tradicionales y espirituales con respecto a la salud que un doctor de una cultura diferente puede no entender o compartir. Estas diferencias culturales pueden en ocasiones crear malentendidos que dificultan la comunicación entre el médico y el paciente.

En resumen, para muchos latinos la relación personal es la clave para sentirse a gusto con un doctor. He de decir que yo me encuentro entre ellos, especialmente cuando estoy embarazada, porque me siento muy sensible a todo y necesito que me consientan un poco más y que contesten a todas mis preguntas con paciencia. Para mí, un ambiente cálido y amistoso es parte de la atención prenatal.

Cuando mi amiga Ana María Ceballos quedó embarazada su prioridad tan pronto lo supo fue encontrar un doctor o doctora latino. Ella prefiere tratar con alguien con quien comparta ciertos valores culturales.

"Me gusta más el trato de los médicos latinos, se me hace más cercano y yo necesito eso durante mi embarazo. Además, ¿qué pasa si en el momento del parto me pongo en un estado en el que no puedo hablar en inglés? Necesito alguien que me pueda entender en todo momento. Con un médico latino siento que hay un 100% de entendimiento. No quiero ponerme en una situación en la que sé que me voy a sentir tensa".

Si para usted el trato personal con su doctor durante el embarazo y en el momento del parto es importante, puede que se sienta más relajada con un médico que sea latino. Aunque un obstetra/ginecólogo(a) latino no es una garantía para obtener el trato ideal, al menos es alguien que está familiarizado con su cultura. Recuerde que es él o ella quien la va a atender en uno de los momentos más importantes de su vida.

En Estados Unidos hay una escasez de médicos latinos, comparado con el gran aumento de la población hispana, pero a pesar de ello es posible hallar un obstetra/ginecólogo(a) dentro de su seguro médico. Para encontrarlo puede:

- Llamar al servicio de atención al cliente de su seguro médico donde le proporcionarán una lista de los doctores latinos.

- Localizarlos por su apellido en la guía de proveedores que proporcionan las compañías médicas a sus asegurados. Las compañías HMO suelen permitir que cambie al menos una o dos veces de doctor, si no se siente satisfecha.

- Consultar las páginas amarillas de su área.

- Encontrar una clínica comunitaria donde ofrezcan servicios en español.

- Llamar a la Asociación Médica Americana o al Colegio Americano de Obstetras y Ginecólogos para que le proporcionen información sobre cómo encontrar a un doctor en su área (ver lista de contactos).

Pero si por diferentes circunstancias no puede obtener los servicios de un doctor latino en su área, las siguientes ideas pueden ayudarle a establecer una mejor comunicación con su obstetra/ginecólogo(a):

- Antes de ir al doctor, haga una lista breve de las preguntas e inquietudes que tiene con respecto a su embarazo en orden de importancia.

- Sea puntual. Aunque generalmente hay que esperar antes de ser atendida, la cultura anglosajona valora la puntualidad. La enfermera le agradecerá que respete el horario.

- Recuerde que el doctor suele tener una cantidad de tiempo previamente asignada para usted (que puede ir de los 10 a los 15 minutos), y a no ser que haya un problema que requiera atención por más tiempo, intentará respetar ese horario.

- Es importante *no* interpretar el estilo distante y directo como falta de interés. Piense que el médico solo tiene unos minutos para usted y que está intentando darle la atención más eficiente en ese tiempo.

- ¡Pregunte! No se calle nada. El médico no interpretará sus preguntas como una falta de confianza en su diagnóstico o tratamiento.

- Si por cualquier motivo no está de acuerdo con el diagnóstico o tratamiento del médico, hágaselo saber y explíquele por qué. No se calle y pretenda aceptar sus recomendaciones para mantener un ambiente de educación. Quizás haya información que el doctor no conozca.

- En caso de que exista algún problema médico y su familia vaya a participar en una decisión, explíquele al doctor que tradicionalmente en su cultura las decisiones se toman en familia. Los doctores anglosajones están acostumbrados a la confidencialidad con el paciente.

- Si no habla inglés o no se siente cómoda hablando inglés con el médico, cuando haga su cita pregunte si disponen de un intérprete. En muchos hospitales y clínicas esto es una práctica común. De acuerdo con la ley, los centros que reciben fondos federales están obligados a facilitarle un intérprete.

Sobre todo, proporciónele al obstetra/ginecólogo(a) toda la información que usted considere relevante. No dé por hecho que el médico debe saber esto o aquello. Está tratando con alguien que tiene una perspectiva cultural diferente y cuanta más información le pueda proporcionar sobre lo que espera de él o ella, mejor atención obtendrá.

3

Embarazo sano

La confirmación de un embarazo trae una avalancha de preguntas y preocupaciones a la mente de una mujer embarazada. Una de las más comunes es la alimentación. Puede que usted se esté preguntando: "Y ahora, ¿qué debo comer?". También es posible que esté intentado controlar lo que come para no ganar tanto peso o puede que, al igual que yo durante mi primer embarazo, piense: "¡Ahora es cuando puedo comer todo lo que quiera!". En mi caso, primero las náuseas y después la diabetes del embarazo me hicieron abandonar esta idea bastante antes de lo previsto.

AUMENTO DE PESO DURANTE EL EMBARAZO

Desafortunadamente para las que nos gusta comer, el concepto de algunas de nuestras abuelitas, tías y madres de que hay que comer por dos (o por tres) durante un embarazo normal, ha sido abandonado por la comunidad científica hace tiempo. Por supuesto, hay excepciones como cuando la madre necesita ganar un peso determinado en embarazos múltiples y en otras situaciones. Pero aparte de estos casos, el peso promedio que debe ganar en un embarazo se sitúa en:

- 28 a 40 libras si usted está por debajo de su peso ideal.
- 25 a 35 si su peso es normal.
- 15 a 25 si tiene un exceso de peso.

Esta guía de aumento de peso se estableció hace diez años por el Colegio Americano de Obstetras y Ginecólogos. Actualmente, algunos doctores consideran que estas cantidades son excesivas y, dependiendo de sus circunstancias personales, puede que le indiquen cifras diferentes. La mayoría de los obstetras/ginecólogos consideran que un aumento de peso normal está entre las 18 y las 20 libras.

También es importante la forma en la que aumente de peso. El patrón recomendado es engordar unas 3 a 4 libras en el primer trimestre, y de 3 a 4 libras cada mes durante el resto del embarazo. En los últimos tres meses a veces se aumenta más porque es cuando el bebé crece más rápidamente.

Este ritmo de incremento de peso se puede conseguir comiendo alrededor de 150 calorías más diariamente durante el primer trimestre del embarazo y de 300 a 350 más durante los dos trimestres siguientes. Para que tenga una idea, 150 calorías son un yogur y una fruta y 300 calorías pueden ser media taza de frijoles y una tortilla. Recientes estudios indican que las mamás que van a tener un varón comen un 10% más de calorías que el resto, pero estas calorías adicionales sólo afectan el peso del bebé, no el de la madre.

Las 25 libras que por término medio se suben en un embarazo están distribuidas más o menos de la siguiente forma:

- Bebé – 8 libras
- Placenta – 1.5 libras
- Líquido amniótico – 2 libras
- Pechos – 2 libras
- Útero – 2.5 libras
- Acumulación de grasa, aumento del volumen de la sangre y retención de líquido – 8 libras

En caso de que le sobren algunas libras cuando quede embarazada, recuerde que ahora la báscula tiene que ir hacia arriba. Las dietas para perder peso durante el embarazo no son recomendables. Cuando se adelgaza, especialmente mediante dietas extremas, su organismo segrega acetona. La acetona es perjudicial para el feto y puede afectar su desarrollo. Si usted padece de obesidad, debe ser su doctor quien determine la dieta que debe llevar durante el embarazo.

Nutrición durante el embarazo

"El mismo día en que me enteré que estaba embarazada, empecé a vomitar como loca —cuenta Vicky Ferrer, madre de una niñita—. Me hablaban y vomitaba. Nada me calmaba las náuseas y si pasaba algún tiempo sin comer, era peor todavía. Lo único que podía comer eran frituras. Todo lo que comía tenía que estar frito, porque de otro modo, no lo toleraba. Cada media hora tenía que meterme algo en la boca para cortar las náuseas".

Dana Morales, que está ahora embarazada de tres meses, lo pasa mal con los olores: "Si después de desayunar me llega el olor de un cigarrillo o el de un perfume dulce, me descompongo. Cualquier aromita raro me da náuseas. Si no fuera por eso, no tendría problema. Además me ha dado por comer cosas saladas, lo dulce lo dejo de lado".

Si usted está en las primeras semanas de su embarazo, quizás lo esté pasando mal con las náuseas y le sea difícil comer; es posible que les haya tomado manía a algunos alimentos u olores o, al igual que Vicky, solo quiera comer ciertas cosas.

Las náuseas pueden acabar con el plan de nutrición más completo. ¿A quién le apetece tomarse una sopa de vegetales cuando el solo olor de una cocina la hace correr al cuarto de baño? Afortunadamente, nuestro organismo tiene reservas suficientes durante el primer trimestre para nutrir al bebé. En la página 159 encontrará consejos sobre cómo combatir las náuseas.

Cuando esta etapa pase (hay mujeres a las que desafortunadamente les puede durar incluso todo el embarazo... ¡no saben cómo las compadezco!), su organismo requerirá 300 calorías más al día. Pero tan importante como el número de calorías que coma en un día, es la nutrición que obtenga de ellas.

La clave de una buena alimentación durante el embarazo está en la calidad y no en la cantidad de los alimentos.

Seguir una buena nutrición es una de las mejores cosas que puede hacer por su bebé mientras está en su vientre, porque el menú que usted elige cada día es el alimento de su bebé. Comer bien no sólo va a favorecer su bebé; también le ayudará a usted a llevar mejor el embarazo. Además del alimento que le proporciona a su bebé, él o ella utiliza sus huesos y tejidos para crecer. Estos nueve meses son como un maratón para su organismo, que tiene que funcionar normalmente y también alimentar y hacer crecer a otra personita dentro de usted. Cuanta mejor nutrición tenga, en mejores condiciones llegará a la meta.

La dieta a continuación tiene entre 1.800 y 2.200 calorías diarias, dependiendo del número de porciones que consuma. Incluye la cantidad de carbohidratos, proteínas y grasas necesarias para una mujer embarazada.

❧

1.800 A 2.200 CALORÍAS DIARIAS

- 7-9 porciones de legumbres, cereales y panes (carbohidratos)
- 3-5 porciones de vegetales (3 porciones al día de vegetales ricos en vitamina A o C)
- 2-3 porciones de frutas (2 porciones al día de frutas ricas en vitamina A o C)
- 4 porciones de lácteos (leche, yogur, queso, etc.)
- 3-4 porciones de proteínas (carne, pescado, huevos, etc.)
- 2-3 porciones de grasas (1 cucharadita de aceite, mantequilla o mayonesa, etc.)
- 6-8 vasos de líquido (no más de un refresco al día)

Por ejemplo, en una dieta de 1.800 calorías diarias puede comer:

- 2 vasos de leche, 1 yogur y 1 onza de queso
- 2 huevos, 3 onzas de carne o pescado y ½ taza de frijoles
- ½ taza de arroz, 1 papa mediana
- 1 rebanada de pan integral, 2 tortillas de maíz o harina, ½ taza de cereales y 3 galletas saladas
- 1 taza de vegetales crudos (ensalada, tomate, zanahoria, etc.) y 1 taza de vegetales cocidos (brócoli, espinacas, betabel, pimientos, etc.)
- 2 piezas medianas de fruta (toronja, manzana, melón, durazno, etc.)
- 2 cucharaditas de aceite o mantequilla
- 1 refresco, 1 taza de café o té y 6 vasos de agua

Esto es sólo un ejemplo. Utilizando las siguientes tablas de alimentos (ver página 43), usted puede crear un menú que se ajuste a sus gustos. Para mí, la manera más fácil de hacerlo es contando las porciones con una tabla de intercambio de alimentos como la que se muestra abajo. Las tablas de este tipo agrupan los alimentos que tienen valores nutricionales muy similares y que se pueden intercambiar para darle variedad a su dieta. En cualquier librería encontrará listas de este tipo. Esta está adaptada de la Asociación Americana de Diabetes y del Sistema Mexicano de Alimentos Equivalentes.

Por ejemplo, para escoger sus carbohidratos vaya a esa lista, elija un alimento y compruebe a qué cantidad de carbohidratos equivale. Una porción de carbohidratos puede ser:

- ½ taza de cereal para el desayuno
- 1 tortilla de maíz
- 1 papa pequeña
- 1 taza de arroz
- ⅓ de taza de frijoles
- ½ taza de calabaza
- 6 galletas saladas

Si está tomando diariamente siete porciones de carbohidratos, podrá tomar estos siete alimentos u otros siete que elija. También puede usar dos porciones o más de un alimento, pero para tener variedad nutricional es mejor escoger alimentos que tengan diferentes clases de carbohidratos (les llamo carbohidratos para más facilidad, aunque técnicamente los carbohidratos incluyen más alimentos). Las proteínas, productos lácteos, vegetales, frutas y grasas se eligen de la misma forma.

Durante el embarazo, es importante comer a diario ciertos vegetales y frutas, que se señalan abajo en cada categoría, para obtener vitaminas y minerales que usted y su bebé necesitan. Con respecto a las grasas, algunos de los alimentos que se indican ya la tienen y hay que descontarla de la ración diaria. Los alimentos preparados se cuentan como una combinación de carbohidratos, grasas y proteínas. También encontrará intercambios para comidas rápidas.

Aunque todo esto puede parecer un poco complicado al principio, en cuestión de una semana será una experta en intercambios de alimentos. Es un método muy sano y sencillo para controlar lo que come, que también le servirá para cuando no esté embarazada.

Nota: una onza equivale a 28 gramos.

Carbohidratos (6-11 porciones diarias)

Es recomendable variar sus carbohidratos lo más posible escogiéndolos de diferentes categorías. Escoja diariamente una porción de granos, otra de cereales y otra de vegetales con fécula. Los panes integrales y las tortillas de maíz son mejores opciones que los de harina refinada.

PANES Y TORTILLAS
- Arepa simple sin queso – ½
- Bagel – ½
- Gordita – ½
- Croutones (cuadraditos de pan frito) – 1 taza (+ 1 grasa)
- Pan bajo en calorías – 2 rebanadas
- Pan blanco, integral, de centeno (*pumpernickel*) – 1 rebanada
- Pan de jalapeño – 1 rebanada pequeña (+ 2 grasas)
- Pan de maíz – 1 cuadrado de dos pulgadas (+ 1 grasa)
- Pan para *hotdogs* o hamburguesas – ½ rebanada
- Pan tipo media noche – ½ rebanada
- Panecillo (*English muffin*) – ½
- *Hot cake*, panqueque (4 pulgadas de largo) – 2 (+ 1 grasa)
- Pupusas (sin relleno) – ½ (+ 1 grasa).
- Tortilla de harina o de harina integral (7-8 pulgadas de largo) – 1
- Tortilla de maíz o de maíz azul o negro (6 pulgadas de largo) – 1
- Tortilla para tacos (6 pulgadas de largo) – 1 (+1 grasa)

GALLETAS
- Galletas de animalitos – 6
- Galletas Graham (cuadrados de 2½ pulgadas) – 3
- Galletas integrales sin grasa – 5
- Galletas tipo saladitas – 6
- Galletas Melba – 4 rebanadas
- Galletitas redondas de aperitivo – 6 (+ 1 grasa)
- Galletas rellenas de queso o cacahuate – 3 (+ 1 grasa)

SNACKS Y BOCADILLOS
- Barras de higo – 2
- Chips de plátano (banano) – 12 (+ 2 grasas)
- Chicharrón de harina enchilado – 1 onza (+1 grasa)

- Palomitas de maíz (ya cocinadas), sin grasa – 3 tazas
- Papas fritas – 10-15 (+ 1 grasa)
- Pretzels – ¾ onza
- Tortitas de arroz inflado (4 pulgadas) – 2
- Totopos – 6-12 (+ 2 grasas)
- Nueces, almendras, etc. – 4 mitades (+1 grasa)

CEREALES
- Barra de cereal – 1 (+ 1 grasa)
- Cereal inflado – 1½ taza
- Cereal para el desayuno sin azúcar – ½ taza
- Donitas de avena (Cheerios) – ½ taza
- Granola (sin grasa) – ¼ de taza
- Harina para cocinar – 3 cucharadas
- Hojuelas de avena (*oat flakes*) – ½ taza
- Hojuelas de maíz (*corn flakes*) – ½ taza
- Muesli – ¼ de taza
- Pasta – ½ taza

GRANOS
- Arroz cocido blanco, integral o salvaje – ½ taza
- Elote, choclo (maíz) amarillo o blanco – ½ taza
- Frijoles – ⅓ taza
- Gandules – ⅓ taza
- Garbanzos – ½ taza
- Lentejas – ½ taza

VEGETALES CON FÉCULA
Tomar al menos dos veces por semana:
- Calabaza – ½ taza
- Camote, boniato, papa dulce, batata – ½ taza

OTROS VEGETALES CON FÉCULA
- Chayote – ½ taza
- Guisantes (chícharos) – ½ taza
- Jícama – ½ taza
- Papa asada o cocida – 1 pequeña

- Puré de papa – ½ taza
- Vegetales mixtos (elote, chícharos o guisantes con otros vegetales) – 1 taza
- Yuca – ½ taza

Vegetales (3-5 porciones diarias)

En general, los vegetales equivalen a una taza si son crudos o a media taza si están cocidos. Los jugos de vegetales como el tomate o la zanahoria se cuentan como media taza. Tome al menos una porción de vegetales crudos diariamente. Los vegetales de color anaranjado, rojo, amarillo o verde oscuro contienen las vitaminas A y C, que son necesarias durante el embarazo y es recomendable que los consuma a diario.

VEGETALES RICOS EN VITAMINA A: *escoger uno al día*
- Calabacitas
- Jitomate, tomate, jitomatillo
- Pimientos rojos
- Salsa pico de gallo – ¼ de taza
- Zanahorias

VEGETALES RICOS EN VITAMINA C: *escoger uno al día*
- Acelgas (*Swiss chard*)
- Brócoli, brecol
- Coles de Bruselas
- Endivias
- Espárragos
- Espinacas
- Ejotes (judías verdes)
- Lechuga de hojas verde oscuro
- Nopal – 1 taza tanto crudo como cocido
- Pimientos verdes
- Tomate verde

OTROS VEGETALES
- Alfalfa germinada – 2 tazas
- Alcachofa
- Berenjena

- Berro
- Betabel (remolacha) – ¼ de taza crudo o cocido
- Cebolla – cocida: ¼ de taza; cruda: 1 mediana
- Chilacayote
- Col, col morada
- Coliflor
- Colinabo
- Corazón de palmito – 2 piezas
- Flor de calabaza
- Flor de maguey o flor de yuca – ¼ de taza
- Hongos
- Nabo
- Pepino
- Setas
- Soya germinada
- Verdolaga
- Xoconostle – 3 piezas

Frutas (2-4 porciones diarias)
Una porción de fruta equivale a:

- Una fruta fresca pequeña o mediana
- ½ taza de fruta fresca enlatada
- ½ taza de jugo de frutas
- ¼ de taza de fruta seca

Al igual que con los vegetales, es necesario consumir diariamente frutas con alto contenido en vitaminas A y C.

FRUTAS
Escoger diariamente dos de las frutas siguientes:
- Chabacanos (albaricoques) frescos – 4
- Orejones de chabacanos (albaricoques secos) – 4
- Orejones de durazno – 2
- Durazno – 1 mediano
- Fresas – 1¼ de taza
- Jugo de naranja o toronja – ½ taza

- Mandarinas – 2 pequeñas
- Mango – ½
- Melón Cantaloupe – en cubos, 1 taza
- Naranja – 1
- Nectarina – 1
- Papaya – en cubos, 1 taza
- Toronja – ½

OTRAS FRUTAS
- Banana pequeña (plátano) – 1
- Frambuesas – 1 taza
- Jugo de manzana – ½ taza
- Jugo de uva – ⅓ de taza
- Cerezas – 12
- Chirimoya – ⅓ de pieza
- Ciruelas – 2 pequeñas
- Ciruelas secas – 3
- Dátil sin semilla – 3
- Mamey – ⅓ de pieza
- Maracuyá – 3
- Níspero – 25
- Pasas – 2 cucharadas
- Piña fresca – ¾ de taza
- Sandía – 1 rebanada o 1¼ de taza
- Tamarindo, pulpa – ⅓ de taza
- Tejocote – 2
- Tuna – 2
- Zarzamora (moras) – ¾ de taza

Productos lácteos (4 porciones diarias)

La leche y el yogur son excelentes fuentes de calcio. Los quesos le darán variedad a sus porciones de lácteos, pero hay algunos que tienen bastantes calorías. Hay ciertos quesos que debe evitar durante el embarazo (ver página 4) a no ser que los hierva antes de comerlos.

LECHE Y YOGUR
- Leche descremada o con 1% de grasa – 1 taza

- Leche entera – 1 taza (+ 1 grasa)
- Leche de soya – 1 taza
- Leche en polvo – ⅓ de taza de polvo
- Leche evaporada – ½ taza (+ 1 grasa)
- Jocoque, kefir – 1 taza
- Yogur natural sin grasa – 1 taza
- Yogur descremado con sabor a frutas y edulcorante – 1 taza
- Yogur con frutas – 1 taza (+ 2 carbohidratos)
- Yogur congelado sin grasa ni azúcar – ½ taza
- Yogur congelado con grasa y azúcar – ¼ de taza (+1 grasa)

QUESOS CON MENOR CONTENIDO GRASO
- Blanco – 1 onza
- Feta – 1 onza
- Fresco – 1 onza
- De hoja – 1 onza
- *Mozzarella* – 1 onza
- Oaxaca – 1 onza
- Panela – 1 onza
- Parmesano rallado – 2 cucharadas
- Requesón (queso *cottage*) – ¾ de taza

QUESOS GRASOS
- Amarillo – 1 onza
- Americano – 1 onza
- Asadero – 1 onza
- Azul – 1 onza
- *Brie, Camembert* – 1 onza
- *Cheddar* – 1 onza
- Chihuahua – 1 onza
- Cotija – 3 cucharadas
- *Monterrey Jack* y *Jalapeño Pepper* – 1 onza
- *Provolone* – 1 onza
- Queso crema – 1 onza
- Suizo – 1 onza

Proteínas (3-4 porciones diarias)

Hay proteínas que contienen mucha grasa y, a no ser que necesite engordar rápidamente, es mejor utilizar estos alimentos sólo una o dos veces por semana. Una porción de carne o pescado equivale a tres onzas.

CARNES Y PESCADOS MENOS GRASOS
- Camarones – 3 onzas o cinco piezas
- Carne de res
- Cordero
- Mariscos
- Pavo sin pellejo
- Pollo sin pellejo
- Pescados blancos (tilapia, lenguado, merluza, etc.)
- Pescados azules (salmón, sardinas, etc.)

CARNES GRASAS
- Carnitas
- Carne de cerdo
- Embutidos (chorizo, salchichón, boloña, etc.)
- Jamón
- Machaca
- Mortadela
- Menudo de res
- Pancita de puerco
- Pavo, pollo con pellejo
- Salchicha

OTROS ALIMENTOS QUE SE PUEDEN UTILIZAR COMO UNA PORCIÓN DE PROTEÍNAS
- Frijoles, lentejas, etc. – 1 taza
- Huevos – 2
- Quesos bajos en grasa – 3 onzas
- Requesón (queso *cottage*) bajo en grasa o sin grasa – ¾ de taza
- Yogur bajo en grasa – 1 ¼ taza
- Tofu – 1 taza

Grasas (3-4 porciones diarias)

Las grasas, como la manteca para cocinar, aceite, mayonesa, salsas de queso y otras, son de lo más sabroso, pero... están llenitas de calorías. Si está intentando controlar el aumento de peso durante el embarazo, tendrá que limitar su consumo; debe limitarlo, pero no eliminarlo, porque las grasas también son necesarias para su bebé.

Siempre que pueda, escoja grasas vegetales como el aceite de oliva o la margarina, en lugar de grasas animales como la manteca o la mantequilla; su nivel de colesterol se lo agradecerá.

GRASAS
- Aceite de aguacate, coco, girasol, maíz, oliva, etc. – 1 cucharadita
- Aceitunas – 8
- Aderezo de queso azul (*blue cheese*) o *ranch* – ½ cucharada
- Aderezo tipo César, francés o mil islas – 1 cucharada
- Cacahuate con piel, tostado o enchilado – 2 cucharadas
- Coco rallado – 2 cucharadas
- Crema agria regular – 2 cucharadas
- Crema agria sin grasa – 3 cucharadas
- Guacamole – 2 cucharadas
- Manteca – 1 cucharadita
- Mantequilla – 1 cucharadita
- Mantequilla de cacahuate – 1 cucharadita
- Mayonesa – 1 cucharadita
- Nueces – 4 mitades
- Salsa Alfredo – 1 cucharada
- Salsa holandesa – 1 cucharada

Líquidos

En estos meses el volumen de su sangre aumentará considerablemente, por eso es más necesario que nunca tomar los famosos 8 vasos de agua al día. No es algo muy alentador si ya se está levantando dos veces por la noche para ir al baño, o al salir del trabajo tiene que parar en una gasolinera de camino a su casa porque no se aguanta más. Pero la ventaja es que, además de darle a su bebé lo que necesita, beber mucha agua le ayudará a evitar la retención de líquidos en las piernas que es tan común en el embarazo. Aunque parezca extraño, cuanta más agua tome, más eliminará. El agua es diurética. De sus ocho vasos diarios, uno puede ser un refresco y otro un café o un jugo de frutas.

Comidas preparadas

Aquí encontrará a lo que equivalen algunas de las comidas ya preparadas que compra en el supermercado. Solo tiene que descontar de sus porciones diarias los carbohidratos, proteínas y grasas que aparecen al lado de cada porción.

- Burrito de frijoles – 1 (2 carbohidratos, 1 proteína, 2 grasas)
- Chile con carne – 1 taza (2 carbohidratos, 2 grasas)
- Chile relleno – 1 (1 carbohidrato, 1 proteína, 1 grasa)
- Chimichanga – 5 onzas (2 carbohidratos, 1 proteína, 2 grasas)
- Enchilada de carne o pollo – 10 onzas (3 carbohidratos, 1 proteína, 1 grasa)
- Quesadilla con queso y pollo – 1 (1½ carbohidrato, 1 proteína, 1 grasa)
- Sopa de verduras en lata – 1 taza (1 carbohidrato)
- Sopa de frijoles – 1 taza (1 carbohidrato, 1 proteína)
- Spaghetti o pasta en lata – ½ taza (1 carbohidrato, 1 grasa)
- Tacos – 2 (3 carbohidratos, 2 proteínas, 2 grasas)
- Tamal – 1 (6 onzas) (1 carbohidrato, 2 grasas)

Comidas rápidas

- Bocadillo estilo *Subway* – 1 (6 pulgadas) (3 carbohidratos, 1 vegetal, 2 proteínas, 1 grasa)
- Hamburguesa normal – 1 (2 carbohidratos, 2 proteínas)
- *Hotdog*, perro caliente con panecillo – 1 (1 carbohidrato, 1 proteínas, 1 grasa)
- Pizza de queso con masa delgada – ¼ de pizza de 10 pulgadas (2 carbohidratos, 2 proteínas, 1 grasa)
- Pizza recubierta con salchicha, carne, etc – ¼ de pizza de 10 pulgadas (2 carbohidratos, 2 proteínas, 2 grasas)
- Taco de tortilla frita – 1 (6 onzas) (2 carbohidratos, 2 proteínas, 2 grasas)
- Taco de tortilla natural – 1 (3 onzas) (1 carbohidrato, 1 proteínas, 1 grasa)

- Flautas – 2 (2 carbohidratos, 1 proteína, 1 grasa)
- Fajita de pollo – 2 (3 carbohidratos, 1 proteína, 1 grasa)

Habrá notado que en todas estas listas de alimentos no aparecen muchos dulces. Así es, esas pequeñas delicias para el paladar no tienen mucha utilidad nutricional para nuestro bebé durante el embarazo y si usted tiene tendencia a la diabetes, como nos ocurre a muchas latinas, los dulces la empeorarán considerablemente (ver Capítulo 4). Pero, seamos realistas, si no hay un problema de salud grave, ¿quién no se toma un dulce de vez en cuando? Aquí tiene una lista para orientarla en esos "momentos dulces". Como verá, las cantidades son pequeñas, porque las calorías que contienen son grandes. Puede intercambiar los dulces por carbohidratos, descontando las grasas de su ración diaria.

Dulces

- Ate – ½ onza
- Cajeta – 2 cucharaditas
- Churro – 1 mediano (+ 1 grasa)
- Rosquilla (*donut*) recubierta de azúcar – 1 onza (+ 1 grasa)
- Galletas Marías – 5
- Galletas con chispas de chocolate – 3 (+1 grasa)
- Galletas rellenas tipo Oreo – 2 (+ 1 grasa)
- Jarabe de chocolate – 1 cucharada
- Nieve (helado) con grasa y azúcar – ¼ taza (1 bola) (+ 2 grasas)
- Nieve (helado) sin grasa ni azúcar – ½ taza (1 bola)
- Palanqueta de cacahuate – ½ pieza (+1 grasa)
- Leche con chocolate o vainilla o malteada – 1 taza
- Leche condensada – 1 cucharada
- Mermeladas – 1 cucharada
- Panquecito de chocolate (*brownie*) – 1 cuadrado de dos pulgadas (+ 1 grasa)
- Pay (tarta) de manzana, fresa, frutas, etc. – 1 rebanada fina (+ 1 grasa)
- Piloncillo – 2 cucharaditas
- Roles de canela – 1
- Sustituto de crema para café en polvo – 1 ½ cucharada (+1 grasa)

- Pastel dulce – 1 cuadrado de 1 pulgada (+ 1 grasa)
- Yogur congelado sin grasa ni azúcar – ½ taza

VITAMINAS

Una de las primeras cosas que probablemente le recetará su doctor son las vitaminas prenatales. Hay cierta polémica en torno a si realmente sirven para algo o no. Pero mientras esto se establece, parece que nunca están de más, sobre todo en aquellos días en los que no podemos llevar una alimentación tan sana como nos hubiera gustado. Sin embargo, hay que tener mucho cuidado para evitar las sobredosis de vitaminas porque estas producen malformaciones en el feto. Los suplementos vitamínicos, aunque sean herbales y, especialmente, los que se conocen como "megavitaminas", no son recomendables durante el embarazo. Consulte siempre con su obstetra/ginecólogo(a) sobre qué vitaminas debe tomar ya que las vitaminas prenatales con receta son más adecuadas que las que se venden sin ella. Pero si las va a comprar sin receta, es mejor buscar aquellas recomendadas para mujeres embarazadas.

Las vitaminas en pastillas son un complemento, pero la mejor forma de obtener vitaminas de forma natural es a través de la dieta. A continuación se presenta una lista de las vitaminas más importantes para la mujer embarazada y de los alimentos en los que se encuentran:

Folato o ácido fólico

Lo ideal es empezar a tomar ácido fólico tres meses antes de quedarse embarazada (ver página 2), pero si acaba de descubrir que está esperando un bebé, debe tomarlo de todas formas. La falta de ácido fólico en la mujer embarazada está asociada con malformaciones en la columna vertebral y sistema nervioso del feto.

El folato o ácido fólico es la vitamina B9 y se encuentra en las naranjas, vegetales de hoja verde, frijoles y chícharos (guisantes) y en cereales para el desayuno fortificados (con vitaminas añadidas).

Vitamina A

La vitamina A es muy importante para el crecimiento del bebé y el desarrollo de sus huesos, dientes y tejidos. Sin embargo cuando esta vitamina se toma en dosis excesivas, puede causar malformaciones en el bebé. Debe vigilar medicamentos (como el Retin-A) que pueden aumentar el nivel de esta vitamina en la sangre. También debe asegurarse de que no esté tomando ningún suplemento vitamínico o herbal que contenga una dosis excesiva de vitamina A (más de 5.000 U.I.). Además de aumentar el riesgo de malformaciones en el feto, un exceso de vitamina A puede ocasionar náuseas, dolores de cabeza y otros síntomas.

La vitamina A se encuentra en los pescados grasos, yema de huevo, hígado, mantequilla y quesos y vegetales verdes como el brócoli o las espinacas y en la zanahoria, mango y durazno entre otras frutas.

Vitaminas del grupo B

Las vitaminas que pertenecen a lo que se denomina el grupo B incluyen, entre otras, las vitaminas B1, B2, B3, B5, B6 y B9 (también conocidas como tiamina, riboflavina, niacina, ácido pantoténico, piridoxina y ácido fólico). Participan en muchas tareas esenciales para el crecimiento del bebé. Por ejemplo ayudan en la creación de glóbulos rojos y en el desarrollo del sistema nervioso. La carencia de vitaminas del grupo B parece estar relacionada con un aumento de las náuseas en el embarazo.

Puede encontrar estas vitaminas en la leche, carne, pescado, quesos, frutos secos, granos, cereales, papas, aguacate, naranjas, toronjas, piña, hongos y tomates.

Vitamina C

La vitamina C es necesaria para mantener los tejidos sanos y para el funcionamiento del sistema inmunológico, las defensas del organismo contra las infecciones. También ayuda a absorber el hierro. La vitamina C se elimina de inmediato, por lo que hay que consumir diariamente alimentos que la contengan. Entre ellos están los cítricos como la naranja, toronja o limón y también las fresas, papaya, brócoli, pimientos verdes, tomate, leche, huevos y pescados.

Vitamina D

Esta vitamina ayuda a la absorción del calcio, facilita el desarrollo de huesos y dientes del bebé, y protege los suyos. La deficiencia de esta vitamina puede ocasionar raquitismo en los recién nacidos.

La vitamina D se encuentra en la leche no descremada y en sus derivados, como quesos y mantequilla, además de en los huevos y pescados como las sardinas, el salmón y el arenque.

Vitamina E

La vitamina E es importante para el desarrollo de los tejidos del feto y para evitar el deterioro de las células. Además, se ha mostrado eficaz en la prevención de abortos y, en dosis altas (administrada por un doctor solamente), puede controlar la preeclampsia, una enfermedad que puede aparecer durante el embarazo.

La vitamina E existe en forma natural en el aguacate, brócoli, espinacas, papa dulce (boniato, camote), espárragos, tomate y moras.

Vitamina K

La vitamina K es imprescindible para la formación de ciertas proteínas que participan en el desarrollo del bebé y para la coagulación normal de la sangre. Los bebés recién nacidos aún no tienen esa vitamina, y se les suele administrar una inyección de vitamina K como prevención, en caso de que tengan una hemorragia durante el nacimiento. Sin embargo, también pueden obtenerla a través de la leche materna.

Los vegetales de hoja verde, frutas y semillas contienen vitamina K.

MINERALES

Al igual que las vitaminas, los minerales son necesarios para el bebé y para usted. Su organismo lo sabe y, por eso, durante el embarazo aumenta el nivel de absorción de algunos minerales.

El calcio es uno de los minerales más importantes; es vital para que se formen los huesos y los dientes de su bebé. Si él o ella no está recibiendo suficiente calcio a través de la dieta, lo obtendrá de sus huesos. Por esta razón, durante el embarazo y la lactancia es necesario aumentar el número de alimentos diarios que contienen este mineral. Algunos alimentos ricos en calcio son: la leche y sus derivados, sardinas y vegetales de hoja verde (espinacas, acelgas, brócoli). Si al igual que le ocurre a muchas latinas, usted tiene intolerancia a la lactosa y no puede tomar leche ni sus derivados, entonces necesitará utilizar suplementos de calcio debido a la gran cantidad de este mineral que necesita su bebé para crecer.

El sodio y el yodo se pueden obtener usando sal con yodo. En el pasado se limitaba la sal durante el embarazo para evitar la retención de líquidos, pero actualmente se considera que una cantidad moderada de sodio en la dieta es beneficiosa debido al aumento del volumen de la sangre en la madre. El yodo normalmente sólo es necesario en cantidades muy pequeñas, pero durante el embarazo aumenta la demanda. La glándula tiroides lo utiliza para fabricar hormonas que participan en el funcionamiento del organismo. Además, durante los tres primeros meses de vida, el feto no tiene glándula tiroides y toma prestada la de la madre. Por eso es importante utilizar sal que contenga yodo.

Otros minerales necesarios durante el embarazo son hierro, fósforo, magnesio y potasio, que se encuentran principalmente en vegetales de hoja verde, granos y huevos.

Ejercicio durante el embarazo

Dicen las estadísticas que dos de cada cinco latinas no practican ejercicio físico de forma regular. Puede ser. Tenemos mucho trabajo durante el día; al llegar a casa hay que arreglar cosas y preparar cenas, y cuando hay tiempo de pasar un rato tranquilo, muchas de nosotras preferimos estar con nuestra familia, que solas en un gimnasio levantando pesas.

Aunque estos meses no son el mejor momento para meterse en un equipo de fútbol femenino o en un equipo olímpico de atletismo, en dosis moderadas el ejercicio es de lo más beneficioso. Si usted ya realizaba ejercicio físico vigoroso antes de quedarse embarazada podrá seguir practicando su deporte favorito con ciertas precauciones. Los deportes en los que se pueden producir caídas o choques, como esquiar o montar a caballo, o incluso andar en bicicleta si usted no está acostumbrada, no son ahora una buena idea, pero hay otras actividades muy recomendables.

En su segundo embarazo Laura Suito hizo ejercicio de manera regular. "Con el pequeño fue que caminé y nadé mucho. Salía a caminar por el centro comercial o por lugares donde había aire acondicionado para no acalorarme. Paseaba mucho con mi esposo y nadé hasta la última semana. El parto se me hizo mucho más fácil que el primero".

Antes de empezar, debe consultar con su doctor ya que el ejercicio no se recomienda si hay antecedentes de repetidos abortos espontáneos, partos prematuros o enfermedades del corazón, entre otros casos. Y si usted padece de diabetes o hipertensión, definitivamente debe hablar con su doctor sobre el tipo y duración de su ejercicio, ya que este influirá en su enfermedad.

Los beneficios del ejercicio regular y moderado en embarazos normales están demostrados científicamente. Entre otras cosas, el ejercicio:

• Reduce el dolor de espalda que es tan frecuente durante el embarazo.

- Reduce la fatiga.
- Mejora la circulación, alivia la hinchazón de las piernas y el estreñimiento.
- Reduce los cambios de humor.
- El parto no es tan extenuante para las mujeres que han hecho ejercicio.
- Si usted tiene diabetes o hipertensión le ayuda a controlar estas enfermedades.

El objetivo del ejercicio es mejorar el tono muscular y la oxigenación. No es bueno fatigarse en exceso o sudar demasiado.

Su cuerpo es el mejor indicador de si el esfuerzo es excesivo. Si se siente mareada, tiene mucho calor o mucho frío, le dan náuseas o presenta cualquier otra señal de que algo no está bien, debe suspender el ejercicio de inmediato y consultar con su obstetra/ginecólogo(a). Tome agua antes, durante y después de hacer ejercicio y lleve ropa cómoda, con piezas que se pueda ir quitando a medida que se acalora. También es importante llevar zapatos cómodos que le sujeten el pie.

Veinte minutos de ejercicio tres veces por semana son suficientes para obtener sus beneficios y mantenerse en forma durante el embarazo.

LOS MEJORES EJERCICIOS

Antes y después de la sesión es recomendable hacer unos ejercicios de calentamiento durante unos minutos, como girar el cuello lentamente en círculos, hacer giros con los hombros hacia delante y hacia atrás y estirar los brazos y las piernas. Estos movimientos facilitan el flujo de sangre a sus músculos y los preparan para el ejercicio más intenso, evitando posibles lesiones.

Natación

La natación es uno de los mejores ejercicios que puede practicar. Flotar en el agua le permite olvidarse por un rato del peso extra que está cargando a todas horas en sus articulaciones, y créame que cuando esté de siete, ocho o nueve meses lo agradecerá. En el agua, puede ejercitar sus articulaciones sin el peso adicional. Si nada con su pareja, se puede convertir en una actividad distinta y agradable, y muy beneficiosa para ambos.

Caminar

Junto con la natación, es el ejercicio estrella del embarazo. Caminar tan solo veinte minutos tres veces a la semana le ayudará a sentirse menos cansada y a reducir la hinchazón de sus piernas. La idea es caminar vigorosamente, pero pudiendo mantener una conversación al mismo tiempo. Si el esfuerzo le impide hablar, entonces tiene que reducir el paso. Una forma de hacer este ejercicio más divertido es caminar al son de cualquiera de nuestros ritmos latinos. Otra idea es convertir el ejercicio en un paseo familiar antes o después de la cena. Seguro que el resto de su familia también se beneficiará.

Además de los ejercicios que se describen arriba, hay otros que puede realizar en su propia casa y que le ayudarán a prepararse para el parto y a aliviar los dolores de espalda. Abajo encontrará algunos de los más básicos, pero existen libros, videos e incluso clases de gimnasia para mujeres embarazadas, donde podrá encontrar muchos más.

Fortalecimiento pélvico

Esta es la postura ideal para reforzar los músculos de sus muslos y de la parte baja de la espalda. Puede sentarse así en el suelo para leer o ver televisión. No solo aliviará sus molestias durante el embarazo, sino que le ayudará durante el parto. Sentada en el suelo, flexione las rodillas, entrecruce los tobillos y ponga la espalda recta.

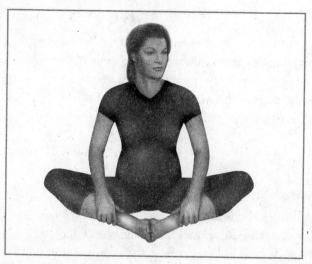

Para mejorar el tono muscular en sus muslos cuando tenga que estar en la postura para empujar, junte sus talones y tráigalos hacia usted todo lo que pueda. Cuente hasta 5 y regrese a la posición original. Repita el ejercicio de 6 a 12 veces.

Flexión y estiramiento

Le ayuda a fortalecer los músculos de su espalda y de su abdomen. Póngase de rodillas con las palmas de las manos en el suelo, levante su rodilla y llévela hacia delante, en dirección al codo. Después, lleve la pierna hacia atrás, como si estuviera dando una patada suavemente. Cuente hasta 6 mientras realiza el movimiento y repítalo de 6 a 12 veces con cada pierna.

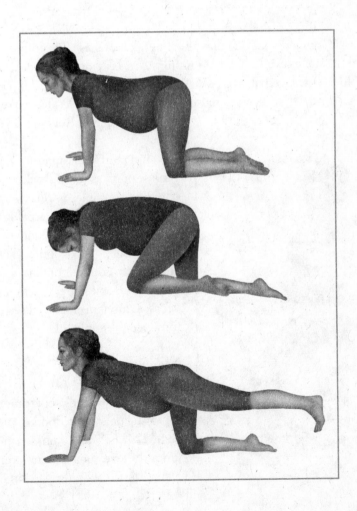

Balanceo pélvico

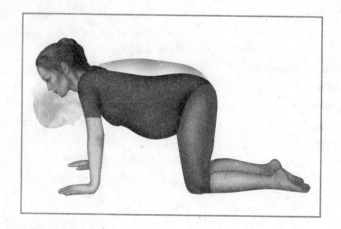

Es uno de los ejercicios que más alivian el dolor de espalda en los últimos meses del embarazo. Póngase de rodillas con las palmas de las manos en el suelo y con la espalda recta. Arquee lentamente la espalda como si fuera un gato y contraiga los músculos de los glúteos. Después regrese a la posición original. Repítalo 8 veces.

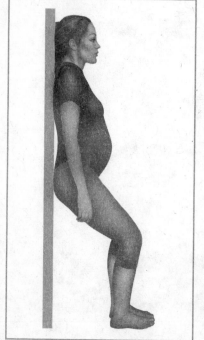

Presión contra la espalda

Sitúese a unas 10 pulgadas de una pared. Flexione las rodillas y apóyese contra la pared con la espalda recta. En esta posición, presione la parte baja de su espalda contra la pared empujando con sus rodillas, y cuente hasta 12. Repita el ejercicio unas 10 veces; le aliviará el dolor de espalda y fortalecerá los músculos de esa área.

Movimiento pélvico

Según un estudio, este ejercicio alivia el dolor que causa el estiramiento de los ligamentos redondos (ver página 224). Parada con las piernas juntas, eleve una pierna verticalmente de 1.5 a 2 pulgadas, sin doblar la rodilla. Esto hará que su cadera se eleve unos 30 grados. Cuente lentamente hasta 6 y regrese a la posición original. Repita el movimiento 10 veces con cada pierna, 4 veces al día (al levantarse, al mediodía, a la hora de la cena y antes de acostarse) y cada vez que sienta dolor.

Ejercicio Kegel

Es un ejercicio muy recomendable tanto durante el embarazo como después del parto. Sirve para fortalecer el tono muscular de la pelvis y de la vagina. La mejor forma de comprender cómo se realiza este ejercicio es detener la orina voluntariamente varias veces cuando va al cuarto de baño. Ese movimiento que realiza con los músculos de su vagina para detener la orina, es el ejerci-

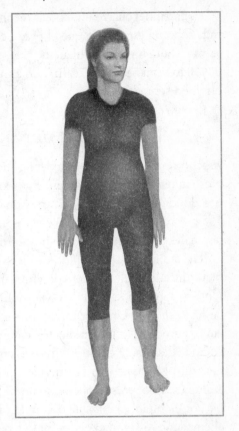

cio Kegel. Lo bueno del ejercicio Kegel es que se puede hacer en cualquier lugar, manejando, leyendo o antes de dormirse. Haga de 30 a 40 diarios.

Ejercicio de respiración y relajación

Sirve para aprender a respirar profundamente y le ayudará a relajarse durante el embarazo y también durante el parto si va a utilizar técnicas de respiración.

Recostada en su cama o en un sofá, cierre los ojos y comience a inhalar aire lentamente por la nariz. Concéntrese en su ombligo mientras respira e intente llevar a ese punto la mayor cantidad de aire posible. Utilice los músculos abdominales si es necesario para aumentar la cantidad de aire que está entrando hasta su ombligo. Imagínese que hay un hilito estirándole hacia arriba del ombligo mientras toma aire. Después expire todo el aire lentamente por la boca. Concéntrese en la respiración e intente dejar su mente en blanco. Repítalo durante 10 minutos o más. Puede utilizar también una música suave de fondo para ayudarla a relajarse.

A partir del cuarto mes, no es recomendable estar mucho tiempo acostada sobre la espalda ya que el peso del feto comprime la vena cava inferior y dificulta la circulación (ver página 200). Puede realizar este ejercicio semi acostada, utilizando almohadones para elevar su espalda, o también sentada.

Las hierbas durante el embarazo

Mucho antes de que se estableciera la primera escuela de medicina en Norteamérica, en Latinoamérica ya existían escuelas de medicina indígenas donde se enseñaban las artes de la curación mediante hierbas. En 1552 se conocían el uso y los efectos de más de 1.200 hierbas, muchas de las cuales se siguen utilizando hoy en día.

La tradición latina del uso de hierbas medicinales se ha mantenido intacta durante siglos y, actualmente, incluso se ha reforzado en Estados Unidos debido a la falta de cobertura médica que sufren la gran mayoría de los hispanos. Un porcentaje muy alto de latinos (hasta el 80% en algunos estudios) utiliza remedios caseros para tratar problemas de salud como la diarrea, la conjuntivitis o el empacho. Pero hay que recordar que remedios caseros como las hierbas no siempre son inofensivos, especialmente cuando se está esperando un bebé.

Por ejemplo, el *estafiate* o la *ruda*, dos hierbas que se usan para tratar el empacho, estimulan el sangrado y pueden causar abortos. No todas las hierbas tienen el mismo efecto en todas las mujeres, pero si usted ha tenido abortos en el pasado, debe tener cuidado con aquellas hierbas que puedan producir sangrado o contracciones del útero. Las hierbas laxantes estimulan los músculos del intestino y pueden provocar contracciones en el útero, y hay hierbas diuréticas que son tan fuertes como una píldora; los diuréticos pueden deshidratarla o afectar sus riñones, uno de los órganos esenciales para el bienestar de su bebé. Después del parto, debe tener cuidado con las hierbas que pasan a través de la leche materna, porque pueden causar diarrea u otros trastornos en su bebé.

Ciertas infusiones y preparaciones herbales son especialmente peligrosos en los tres primeros meses del embarazo, cuando se están formando las estructuras y órganos básicos del feto. Si está pensando en concebir, o incluso si está en edad de concebir, yo le recomendaría que consultara con un doctor antes de tomar cualquier remedio casero porque, si queda embarazada por sorpresa, seguramente no lo sabrá hasta que se dé cuenta de que ya no está menstruando. Para entonces, su bebé tendrá ya de cuatro a seis semanas.

Algunas personas creen que las hierbas, por el hecho de ser un producto natural, son inofensivas. Nada más lejos de la realidad. Las hierbas son la base de una buena parte de las medicinas en el mercado, tanto de aquellas que sólo se pueden obtener con receta, como de las que no. Las que se toman de forma concentrada, en tinturas o en tabletas, tienen todavía más posibilidades de producir efectos no deseados.

Durante mis embarazos siempre he tenido mucho cuidado con las hierbas, pero he de confesar que en el último, ante la desesperación de llevar más de diez días de retraso sobre la fecha del parto, acepté probar un remedio casero para "acelerar las cosas", sin consultar con mi doctor. Pocas horas después de tomarlo, me sobrevinieron unas contracciones salvajes, que me tomaron completamente por sorpresa y que eventualmente hicieron que mi hija naciera. Aunque en ese momento las hierbas consiguieron el efecto que se pretendía, me dan escalofríos cada vez que pienso en lo que hubiera pasado si hubiera tomado esas hierbas para tratar otra dolencia al principio o a la mitad de mi embarazo.

No todas las hierbas son malas durante el embarazo; de hecho, más abajo encontrará algunas que tienen efectos beneficiosos para una futura madre. Pero, con excepción de esas pocas, durante estos nueve meses hay que estar alerta ante los posibles efectos de los remedios caseros.

A continuación hay una lista de las hierbas que se consideran más peligrosas. Sin embargo, la lista de hierbas contraindicadas en el embarazo es mucho más grande, por lo que antes de tomar algo, lo mejor es consultar con su doctor.

Al lado de cada una está su nombre en latín y en inglés, y sus posibles efectos en el embarazo. También encontrará algunas de las dolencias en las que se aplican, pero tenga en cuenta que estos son usos tradicionales que en la mayoría de los casos no han sido respaldados con estudios científicos.

Por último, recuerde también que ciertas hierbas y medicinas no deben combinarse. Hay hierbas que pueden aumentar o reducir el efecto de los medicamentos que esté tomando u originar efectos secundarios no deseados.

Nombre español	Nombre inglés	Nombre latino	Efectos en el embarazo	Usos recomendados por boticarios
Agracejo, bérbero	Barberry	*Berberis vulgaris*	Estimula contracciones en el útero y sangrado.	Problemas en el hígado y encías. Laxante.
Ajenjo, aluinos	Wormwood, Mexican tea	*Arthemisia absinthium*	Anormalidades en el feto. Estimula el sangrado. Pasa a la leche materna.	Calmante para dolores musculares y espasmos, diarrea, problemas de hígado y vesícula, parásitos intestinales y retraso en la menstruación.
Angélica	Angelica	*Angelica arcangelica*	Estimula el sangrado.	Reumatismo, resfriados, espasmos, cólicos y fiebres. Diurética y expectorante.
Árnica	Arnica	*Arnica montana*	Estimula el sangrado.	Curación de golpes y heridas. Inflamaciones de boca y garganta.
Arraclán, frágula	Buckthorn	*Ramnus frangula*	Estimula el intestino y puede causar contracciones en el útero.	Diurético y laxante.
Arzolla, cardo lechero, cardo de maría	Milk thistle	*Silybum marianum*	Estimula el sangrado.	Afecciones del hígado y envenenamientos. Antidepresivo.
Bolsa del pastor	Shepperd´s purse	*Capsella bursa pastoris*	Estimula contracciones en el útero.	Detiene hemorragias de cualquier tipo.
Borraja	Borago	*Borago officinalis*	Pasa a la leche materna.	Controla la fiebre. Purificador, antirreumático y expectorante.
Cálamo aromático	Calamus	*Acorus calamus*	Pasa a la leche materna.	Asma y afecciones respiratorias.
Chuchupate, perejil de campo, levístico	Osha	*Ligusticum porteri*	Estimula el sangrado. Pasa a la leche materna.	Infecciones virales, diurético, expectorante.
Cimífuga azul	Blue cohosh	*Caulophyllum thalictroides*	Estimula contracciones en el útero.	Problemas menstruales, cólico y trastornos gastrointestinales.
Consuelda, sínfito	Comfrey	*Symphytum officinale*	Pasa a la leche materna. Tóxico para el bebé.	Golpes y moretones, hinchazón y problemas gastrointestinales.
Cuitlacoche, huitlacoche	Corn smut	*Ustilago maydis*	Estimula contracciones en el útero.	Es un hongo que hace que los granos de elote se inflen. Delicioso platillo que hay que tomar con

Nombre español	Nombre inglés	Nombre latino	Efectos en el embarazo	Usos recomendados por boticarios
				precaución. Peligroso en gotas concentradas. Se usa para mejorar la circulación y tratar problemas menstruales.
Culantrillo, avenca, adianto	Maidenhair	*Adiantum capillus-veneris*	Estimula el sangrado y las contracciones en el útero.	Dolor de garganta, reumatismo.
Chacara, canafístula	Cassia	*Cassia fistula*	Estimula el intestino y puede causar contracciones en el útero.	Purgante, problemas urinarios.
Damiana	Damiana	*Turnera diffusa*	Estimula el sangrado.	Dolores de estómago, afrodisíaco, trastornos hormonales.
Dioscorea	Wild Yam	*Dioscorea villosa*	Estimula contracciones en el útero.	Relajante muscular, restablece el equilibrio hormonal femenino y colon irritable.
Dong Quai	Dong Quai	*Angelica sinensis*	Estimula el sangrado.	Alergias al polen y trastornos de la menstruación.
Epazote, ambrosía	Wormseed, Mexican tea	*Chenopodium ambrosioides*	Estimula el sangrado y contracciones por laxantes. Pasa a la leche materna.	Disentería, parásitos intestinales y dolores de estómago. Laxante.
Estafiate	Mugworts	*Artemisia vulgaris*	Anormalidades en el feto. Estimula el sangrado. Pasa a la leche materna.	Empacho, cólico, diarrea y parásitos. Provoca y regula la menstruación.
Eucalipto	Eucalyptus	*Eucalyptus globulus*	Estimula el sangrado. Pasa a la leche materna.	Catarros, congestión, fiebre. Se usa como expectorante.
Fárfara, uña de gato, pata de mula	Colsfoot	*Tussilago farfara*	Pasa a la leche materna.	Afecciones respiratorias, diarrea.
Garra del diablo, uña del diablo	Devil´s Claw	*Harpago-phytum procumbens*	Estimula contracciones en el útero.	Antiinflamatoria, analgésica. Problemas de riñón.
Gayuba, aguavilla	Bearberry, uva-ursi	*Arctosta-phylos uva ursi*	Reduce la cantidad de sangre que llega al útero.	Ácido úrico, piedras en el riñón y cistitis. Es un diurético muy fuerte.
Gingko biloba	Gingko Biloba	*Gingko biloba*	Pasa a la leche materna.	Circulación y pérdida de memoria.

Nombre español	Nombre inglés	Nombre latino	Efectos en el embarazo	Usos recomendados por boticarios
Hierba de la cinche, cimífuga negra	Black Cohosh	*Cimifuga racemosa*	Estimula el sangrado. Pasa a la leche materna.	Relajante, trata el síndrome premenstrual, resfriados y diarreas.
Hisopo	Hyssop	*Hyssopus officinalis*	Estimula el sangrado.	Congestión en el pecho, gripe, parásitos intestinales.
Hojasenn	Senna	*Cassia angustifolia*	Estimula contracciones en el útero. Pasa a la leche materna.	Fuerte laxante.
Hombre grande, amargo	Bitterwood, Quassia	*Quassia amara*	Estimula las contracciones del útero.	Parásitos intestinales, problemas de estómago, diarrea. Contra el alcoholismo.
Malva	Mallow	*Malvestrum sylvestris*	Pasa a la leche materna.	Irritaciones de la boca y garganta. Para estimular la lactancia pero puede tener efectos en el bebé.
Manaca	Manacan	*Brunfelsia uniflorus*	Estimula el sangrado y las contracciones del útero.	Laxante, diurético, antiinflamatorio y contra el reumatismo.
Mandrágora, podófilo	Mayapple, American mandrake	*Phodophyllum peltatum*	Anormalidades en el feto. Estimula contraccionesen el útero. Estimula el sangrado. Muy tóxica.	La raíz se usa como laxante y contra los parásitos intestinales.
Marrubio, masto	Horehound	*Marrubium vulgare*	Estimula el sangrado.	Congestiones pulmonares, expectorante y bueno para la fiebre.
Matarique	Groundsel	*Caclia angustifolia*	Estimula el sangrado. Pasa a la leche materna.	Migrañas, asma, náuseas y trastornos menstruales.
Milenrrama	Yarrow	*Achillea millenfolium*	Estimula el sangrado.	Inflamaciones de los tejidos, problemas estomacales, desequilibrios menstruales, enfermedades de la piel y para reducir la fiebre sudando.
Mirra	Myrrh	*Commiphora myrrha*	Estimula las contracciones del útero. Pasa a la leche materna.	Problemas en las encías e infecciones.
Orozuz, regaliz	Licorice	*Glycyrrizha glabra*	Pasa a la leche materna.	Antiinflamatorio y diurético. Trata úlceras e inestabilidad emocional.
Palo bañón, cáscara sagrada, ladierno	Cascara Buckthron	*Rammus purshiana*	Estimula contracciones en el útero. Pasa a la leche materna.	Laxante, piedras en la vesícula y problemas de hígado.

Nombre español	Nombre inglés	Nombre latino	Efectos en el embarazo	Usos recomendados por boticarios
Poleo-menta	European pennyroyal	*Mentha pulegium*	Anormalidades en el feto.	Cólicos y retrasos en la menstruación.
Popotillo, canutillo, efedra, Ma Huang, te mormón	Ephedra	*Ephedra vulgaris*	Reduce la cantidad de sangre que llega al útero. Pasa a la leche materna.	Alergias. Diurético y estimulante. Reduce el apetito.
Quina roja	Cinchona	*Cinchona ledgeriana*	Estimula contracciones en el útero.	Malaria, mala digestión, resfríos, dolores de cabeza y para abrir el apetito.
Ruda	Rue	*Ruta graveolens*	Estimula el sangrado. Pasa a la leche materna.	Empacho y espasmos, desinfectante y diurético. Trastornos de la menstruación.
Ruibarbo	Rhubarb	*Rheum palmatum*	Estimula el sangrado. Pasa a la leche materna.	Estreñimiento y diarrea, enfermedades del aparato digestivo, artritis y problemas de la piel.
Sanguinaria, raíz colorada, litospermo	Blood root, red root	*Sanguinaria canadensis*	Estimula el sangrado. Pasa a la leche materna.	Bronquitis, neumonía, hongos en la piel.
Sávila, alcibar, aloé vera	Aloe Vera	*Aloe socotrine*	Estimula el sangrado. Estimula músculos del intestino y puede estimular contracciones en el útero. Pasa a la leche materna.	Fuerte laxante y diurético. Quemaduras e irritaciones en la piel.
Sello de oro, botón de oro, hidraste	Goldenseal	*Hidrastis canadensis*	Estimula contracciones en el útero.	Infecciones vaginales por hongos.
Tanaceto, hierba lombriguera	Tansy	*Tanacetum Vulgaris*	Anormalidades en el feto. Estimula contracciones en el útero y sangrado. Pasa a la leche materna. Muy tóxica.	Parásitos intestinales y reumatismo, problemas de riñón y resfriados.
Tuya	Thuja	*Thuja occidentalis*	Estimula contracciones del útero y sangrado. Pasa a la leche materna. Muy tóxica.	Dolores musculares y reumatismo.
Zarzaparrilla	Sarsaparrilla	*Smilax officinalis*	Estimula el sangrado. Pasa a través de la leche materna.	Purificante, antiinflamatorio, contra el reuma y problemas del riñón.

Infusiones y preparaciones herbales

Hay hierbas que utilizamos a menudo para cocinar. En pequeñas cantidades como condimento de las comidas, estas hierbas son inofensivas y además muy sabrosas. Sin embargo, durante el embarazo no es recomendable tomar altas concentraciones de estas hierbas porque pueden aumentar el riesgo de hemorragias o contracciones. Algunas de estas hierbas son:

- albahaca
- azafrán
- epazote de comer
- eucalipto
- nuez moscada
- manzanilla
- mejorana

- orégano
- menta
- perejil
- poleo
- romero
- salvia
- tomillo

Por ejemplo, la salsa italiana *pesto* lleva mucha albahaca. Si usted tiene tendencia a los abortos, es mejor no utilizarla al menos durante el primer trimestre. El té de berro o de semillas de zanahoria tampoco es recomendable.

HIERBAS USADAS TRADICIONALMENTE DURANTE EL EMBARAZO

Hay muchas otras hierbas que se han usado tradicionalmente durante el embarazo con buenos resultados. Sin embargo, tenga en cuenta que esta no es información médica, sino consejos recogidos de boticarios y hierberos. Consulte con su obstetra/ginecólogo(a) antes de tomar nada, ya que cada persona puede reaccionar de manera diferente a ellas.

Té de hojas de frambuesa (*Rubus idaicus, red raspberry*)

Esta es una de las hierbas que más se recomienda durante las últimas semanas del embarazo. Es un tónico uterino que fortalece los músculos de la pelvis y de la matriz.

No la use en los primeros meses, especialmente si tiene una historia de abortos, porque podría producir contracciones.

Vierta una taza de agua hirviendo sobre dos cucharaditas de hojas secas de frambuesa y déjelas reposar durante 10 a 15 minutos. Dos o tres tazas diarias durante las seis últimas semanas le ayudarán a prepararse para el parto.

Squaw vine (*Mitchela repens*)

Es también un tónico que prepara el útero para el parto. En las semanas previas al nacimiento del bebé se puede utilizar junto con el té de hojas de frambuesa. Además, el squaw vine alivia la irritación en los pezones durante el amamantamiento, si se lavan con este té.

Ponga dos cucharaditas y ¼ en dos tazas de agua hirviendo, cúbralo y déjelo reposar durante media hora. Puede tomar de una a tres tazas al día.

Té de ortigas (*Urtica dioica, nettles*)

La ortiga contiene mucho hierro y calcio, dos de los minerales que más necesitan las mujeres embarazadas. Además ayuda a reducir las hemorroides y los calambres en las piernas.

Se prepara igual que el té de hojas de frambuesa y puede tomar dos tazas al día.

Jengibre (*Zingiber officinale, ginger*)

El jengibre es un buen remedio contra las náuseas. Un estudio realizado hace unos años con mujeres embarazadas probó su efectividad. El jengibre se puede tomar en cápsulas o en tinturas, pero con moderación, porque las dosis elevadas aumentan el riesgo de abortos.

CURANDEROS, SOBADORES, HUESEROS Y SANTOS

Tengo un amigo que afirma que hay que hacerse una buena *limpia* o *barrida* cada mes para librarse de las energías negativas que se le pegan a uno a diario. Yo creo que cuidarse el espíritu cuando se está embarazada es muy importante y cualquier técnica o tradición que contribuya a la serenidad y a la paz interior debe ser bienvenida. El bebé siente directamente si estamos nerviosas o tensas, relajadas o alegres.

Los *curanderos*, siempre que se tomen las debidas precauciones con los remedios caseros, pueden ser una influencia positiva. Los *sobadores* y *hueseros*, al igual que los quiroprácticos, pueden ayudar a aliviar esos dolores de espalda tan típicos del embarazo, pero es importante que no le hagan manipulaciones o ajustes violentos.

Una maniobra con la que hay que tener cuidado es darle la vuelta a un bebé que viene de nalgas. Por dos razones: porque la única forma con la que se puede determinar con total certeza que el bebé viene de nalgas es mediante una ecografía y porque en una manipulación de este tipo hay cosas que pueden salir mal, desde romper la fuente, hasta hacerle daño a usted o al bebé. Algunos doctores realizan esta maniobra en el hospital, con la ayuda de equipo técnico, para asegurarse de que todo salga bien.

Para las latinas católicas, San Ramón Nonato es el patrón de las mujeres embarazadas y de las parturientas. San Ramón, que vivió del año 1200 al 1240, nunca llegó a nacer sino que fue extraído del cuerpo de su madre al morir ésta el día anterior (de ahí el nombre de no-nato). Su historia es muy conmovedora y tiene oraciones muy hermosas para las mujeres embarazadas (ver lista de contactos). La Virgen María, así como su madre, Santa Ana, también se consideran protectoras de las mujeres embarazadas.

Salud mental

La familia es una parte muy importante en la vida de una mujer latina. Cuidar de las necesidades de nuestro esposo, hijos y otros familiares que nos necesiten, tener la casa limpia y atender adecuadamente a las visitas, esperadas o inesperadas, son probablemente parte de la educación que usted ha recibido. Muchas de nosotras trabajamos duro todo el día y al llegar a casa cocinamos para nuestras familias, lavamos la ropa si hace falta, arreglamos la casa y preparamos todo para el día siguiente. Somos el motor de la familia, gracias al que todas las cosas marchan como deben. Nuestras propias necesidades a menudo se quedan al final de la lista, porque si no podemos cumplir con nuestras obligaciones familiares, sentimos que no estamos siendo buenas esposas o madres.

Es muy posible que el cansancio, tanto físico como mental, que trae el embarazo le impida muchos días cumplir con todas sus tareas familiares. Si este es el caso, por favor, no se sienta culpable. No está siendo una mala esposa ni está descuidando a su familia. Si su carro tiene capacidad para cuatro personas y en vez de eso mete a ocho, no puede esperar que vaya a la misma velocidad que siempre. Su cuerpo está ahora realizando doble trabajo y necesita descansar, tanto física como mentalmente. Estar con las piernas en alto, pero sintiéndose culpable al mismo tiempo por no haber preparado el almuerzo de mañana, le estará creando más tensión. La prioridad en estos momentos son usted y su bebé. Aunque no lo crea, el mundo puede seguir funcionando con camisas arrugadas y comidas congeladas.

También es posible que a su compañero se le haga difícil entender el cansancio que está sintiendo e incluso que lo resienta porque usted ya no lo atienda igual. Anímele a que lea este libro para que comprenda por lo que usted está pasando, o al menos las secciones dedicadas al papá en cada mes. En la página 326 encontrará algunas sugerencias sobre cómo lidiar con las cosas cuando se sienta abrumada.

La salud mental durante el embarazo es tan importante como la física. Una actitud flexible, positiva y con buen humor le ayudará a disfrutar de los cambios que está experimentando en su papel de esposa o compañera sin culpas ni tensiones.

4

Diabetes en el embarazo

Alrededor del sexto mes de mi primer embarazo, superar el cansancio comenzó a hacérseme muy difícil. A las dos horas de levantarme lo único que quería era volverme a acostar. Después de comer era un tormento porque me entraba un cansancio tal que no podía ni pensar. Mi esposo y mis amigas me decían que eso era lo normal durante el embarazo, que intentara dormir más . . . pero aunque durmiera doce horas diarias, el cansancio seguía ahí. Y eso no era todo; tenía una sensación de sequedad constante en la boca y bebía agua a todas horas. Cuanto más bebía, más tenía que ir al baño, especialmente por la noche.

En esa época estaba viajando mucho y ese mes no había podido ir todavía a mi consulta prenatal con el doctor. Mi trabajo como productora de los noticieros de Univisión en Los Ángeles me tenía muy ocupada y había ido retrasando la cita con el médico. Un día en el trabajo, fui al garaje después del almuerzo a buscar unos papeles que se me habían olvidado en el carro. Cuando entré en mi automóvil, estaba tan cansada y el asiento se sentía tan bien, que cerré los ojos por un momento. "Sólo un momentito", pensé. En 15 minutos empezaba la preparación del noticiero en directo y, como productora, tenía que coordinar a todo el equipo. Cuando volví a abrir los ojos, ¡había pasado una hora y media y estábamos casi a punto de salir al aire! Regresé volando al estudio, donde mis compañeros estaban como locos buscándome. No hay ni que decir que ese noticiero no fue precisamente uno de los mejores de mi carrera, pero esa misma tarde al salir del trabajo, pedí una cita con mi obs-tetra/ginecólogo.

Unos días después me hicieron una prueba para ver cómo toleraba el azúcar y, a la semana siguiente, el doctor llamó a mi casa para comuni-carme que tenía diabetes del embarazo. Las explicaciones del médico no me sirvieron de mucho en ese momento. Lo único que podía hacer era llorar y pensar que mi bebé estaba en peligro y que tendría que utilizar in-sulina por el resto de mi vida. Por suerte, mi esposo, que es de naturaleza menos dramática que la mía, habló con el doctor para comprender de qué se trataba, y pudo tranquilizarme más tarde. Al día siguiente descubrí que otras tres compañeras mías en Univisión habían pasado por lo mismo y que las tres tuvieron bebés sanos y hermosos.

La diabetes del embarazo es una de las complicaciones más frecuentes entre las latinas que esperan un bebé. Esta enfermedad, que sólo aparece durante esos nueve meses de embarazo, nos afecta mucho más que al resto de la población y empeora con cada embarazo y con la edad.

Pero no es sólo la diabetes que se presenta durante el embarazo con la que tenemos que tener cuidado, sino también con la de antes del emba-razo. Hay miles de latinas que no saben que tienen diabetes antes de que-darse embarazadas. El elevado nivel de azúcar en la sangre que produce esta enfermedad puede afectar al bebé.

¿QUÉ ES LA DIABETES?

La diabetes es una enfermedad que impide que usted asimile de forma nor-mal lo que come.

Los seres vivos comemos para alimentar las células que forman nues-tro cuerpo y tener así energía para funcionar. Por medio de la digestión, estos alimentos se convierten en un tipo de azúcar llamado glucosa. Este azúcar es el combustible que las células necesitan para realizar sus funcio-nes. Cuando las células están bien alimentadas, tenemos energía para rea-lizar todas nuestras actividades diarias.

Pero para que las células puedan "comer" esa glucosa, necesitan una sustancia que fabrica el páncreas llamada insulina. La insulina es como una llave que abre una puerta en la célula para dejar que entre la glucosa. Si no hay suficiente insulina, la glucosa no puede entrar en la célula.

Las personas que tienen diabetes no producen suficiente insulina o no la pueden usar correctamente. La glucosa o azúcar no puede entrar dentro de sus células y se queda circulando en la sangre. Todo ese azúcar en la sangre causa distintos problemas. Los más comunes son:

- *Orinar con mucha frecuencia:* la glucosa necesita mucha agua para poder salir del cuerpo. Los diabéticos orinan muy a menudo, especialmente por la noche.

- *Sed:* la pérdida excesiva de agua a través de la orina produce sed. Esta sensación puede variar entre tener la boca seca o sentir mucha sed.

- *Cansancio:* las células no obtienen el combustible que necesitan para funcionar y aparece la sensación de cansancio.

- *Hambre:* a pesar de estar comiendo bien, las células no pueden "comer" los nutrientes debido a la falta de insulina, y siguen pidiendo alimentos. Por eso, a pesar de estar comiendo mucho, hay diabéticos que adelgazan.

- *Hormigueo en los pies:* los nervios se dañan con el exceso de azúcar en la sangre. Los diabéticos tienen que vigilar las heridas en los pies porque a menudo no las sienten y pueden infectarse.

- *Las heridas tardan en sanar:* la alta concentración de azúcar en la sangre afecta las defensas del cuerpo. El sistema inmunológico no funciona bien y hay más tendencia a padecer infecciones.

- *Visión borrosa:* las venas y capilares de los ojos se deterioran por la gran cantidad de azúcar.

TIPOS DE DIABETES

La diabetes se produce por causas diferentes, aunque para las células el resultado de esta enfermedad es el mismo: no reciben el alimento que necesitan. Hay tres tipos de diabetes: 1, 2 y del embarazo.

Diabetes tipo 1
Las personas que tienen diabetes del tipo 1 no producen insulina. Por motivos que todavía no se conocen bien, el sistema inmunológico destruye las células que producen insulina dentro del páncreas. Los síntomas que presentan son muy exagerados y necesitan inyectarse insulina diariamente para sobrevivir. Este tipo de diabetes suele aparecer antes de los 20 años.

Diabetes tipo 2

La mayoría de los diabéticos tienen este tipo, que es también el más común entre los latinos. En la diabetes del tipo 2 se produce insulina, pero las células no la usan de forma correcta. Esto se conoce como "resistencia a la insulina". Después, a medida que aumenta la necesidad de insulina, el páncreas pierde la capacidad de producirla.

Las mujeres que padecen diabetes del tipo 2 suelen tener exceso de peso, hacen poco ejercicio, tienen familiares con diabetes y han tenido diabetes durante el embarazo anteriormente. La diabetes del tipo 2 se puede controlar con una dieta, ejercicio y medicamentos, pero en algunos casos son necesarias las inyecciones diarias de insulina.

Diabetes del embarazo

Sólo se produce durante el embarazo. Las hormonas de la placenta bloquean la acción de la insulina y la glucosa no puede entrar en las células. Toda esa glucosa en la sangre afecta al bebé.

DIABETES ANTES DEL EMBARAZO

Cada vez hay más casos de diabetes en Estados Unidos y los latinos tenemos el doble de posibilidades de padecerla, en comparación con otros grupos étnicos. No solo eso, sino que hay cientos de miles de latinos que tienen diabetes sin saberlo y la mayoría son mujeres; hoy en día, una de cada cuatro latinas tiene diabetes. El problema de quedar embarazada sin saber que es diabética es que el exceso de azúcar en la sangre puede tener consecuencias graves para el feto.

En las primeras semanas del embarazo es cuando se forman los órganos del bebé, incluyendo el corazón y lo que se denomina el "tubo neural". A partir de este tubo se forma después el cerebro, la columna vertebral, los músculos y los nervios. En ese periodo, un nivel alto de glucosa en la sangre puede producir malformaciones graves y abortos.

Para cuando una mujer descubre que está embarazada y pide una cita prenatal donde pueden descubrir su diabetes y controlarla, han pasado al menos seis, ocho o más semanas. Por eso es importante hacer chequeos regulares con el doctor si está en edad de concebir y, si se queda embarazada, pedir cuanto antes una cita prenatal. Con un control adecuado usted puede tener un bebé tan sano como cualquier otro. Las estadísticas muestran que si una madre diabética tiene controlado su nivel de azúcar en sangre, la posibilidad de que nazca un bebé con defectos es la misma que para el resto de las madres.

No hay "cifras altas" de azúcar en la sangre ni "casi diabetes". Si el nivel de azúcar en su sangre está por encima de los niveles normales, *usted tiene diabetes.*

La diabetes del tipo 2, la más común entre los latinos, a veces se considera por algunas personas como "no tan mala" como la diabetes que necesita insulina diariamente. Esto no es cierto. Si su nivel de azúcar en la sangre es alto antes del embarazo, los riesgos para su bebé son también altos.

Además de los problemas para el bebé, la diabetes que no se controla tiene consecuencias para su salud. Las latinas con diabetes tienen el doble de posibilidades de enfermarse del riñón y de los ojos, y casi ocho veces más de tener problemas circulatorios, que las mujeres que no padecen diabetes. Todas estas enfermedades se pueden agravar durante el embarazo si no está bajo tratamiento médico.

DIABETES DEL EMBARAZO

Durante el embarazo, la placenta genera hormonas que entorpecen la fabricación de insulina y su funcionamiento normal. Después de haber comido, la glucosa o azúcar se queda en la sangre de la madre sin poder entrar a las células. Así, por un lado, usted no está dándoles a sus células el alimento que necesitan y, por el otro, al bebé le está llegando todo ese exceso de azúcar a través de su sangre.

Dentro de su vientre, el bebé está unido a la placenta por el cordón umbilical. El oxígeno y los nutrientes pasan de usted a su bebé a través de la placenta.

Riesgos para el bebé
Como resultado de recibir ese exceso de azúcar o glucosa, el bebé engorda demasiado. Es algo así como si lo estuviéramos alimentando con pasteles todos los días para desayunar, almorzar y cenar.

NIVEL BAJO DE AZÚCAR EN SANGRE (HIPOGLUCEMIA): el bebé tiene que producir una gran cantidad de insulina para asimilar todo el azúcar que le

Absorción de glucosa por el feto

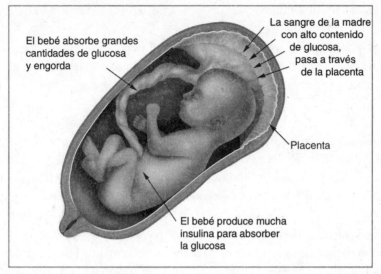

El bebé absorbe grandes cantidades de glucosa y engorda

La sangre de la madre con alto contenido de glucosa, pasa a través de la placenta

Placenta

El bebé produce mucha insulina para absorber la glucosa

está entrando a través de la placenta. El páncreas del bebé produce insulina automáticamente, cuando entra glucosa en su sangre por el cordón umbilical. Cuanta más glucosa le entra, más insulina produce para poder asimilarla. Una vez que el bebé ha nacido y se corta el cordón, deja de recibir glucosa de la madre. Sin embargo, el páncreas del bebé sigue produciendo una gran cantidad de insulina. Toda esa insulina es demasiado para la glucosa que le queda al bebé una vez separado de la madre. El nivel de azúcar en la sangre del bebé disminuye rápidamente y puede quedarse inconsciente. Para reanimarlo se le suministra un poco de glucosa, hasta que pueda ser capaz de ajustar el nivel de insulina a su propio nivel de azúcar en la sangre.

PARÁLISIS DE BRAZO: los bebés que han engordado mucho en el vientre materno corren el riesgo de quedarse "atascados" durante el nacimiento porque, aunque su cabeza pueda salir, los hombros son demasiado grandes para pasar a través del hueso del pubis de la madre (sínfisis púbica). Esto se llama distocia de hombros. Durante el parto el bebé sigue respirando a través de la sangre que le llega por el cordón umbilical. Al quedarse atascado el cuerpo del bebé comprime el cordón y la sangre no circula. Los bebés se ponen morados rápidamente y si no se hace una maniobra para sacar el hombro, en unos minutos pueden sufrir daños cerebrales por falta de oxígeno. Además, el bebé puede sufrir daños en las raíces nerviosas del nervio que se encarga de dar movimiento al brazo (plexo braquial) al quedar el hombro atascado en el hueso púbico de la madre. El resultado puede ser un bebé con un brazo paralizado de forma temporal o permanente.

Si su obstetra/ginecólogo(a) cree que el bebé será demasiado grande, recomendará una cesárea. Pero actualmente no se puede determinar con exactitud el peso del bebé y a veces hay sorpresas.

Repercusiones en el desarrollo: recientes estudios han mostrado que los hijos de madres diabéticas tienen tendencia al exceso de peso cuando son jóvenes. Hay incluso un estudio que afirma que los niños de mamás diabéticas tienen un desarrollo psicológico y de coordinación más lento entre los 6 y los 9 años de edad.

Riesgos para la madre

La complicación más común de la diabetes del embarazo es que tiene más posibilidades de que se le haga una cesárea. La cesárea es una operación y, como en todas las operaciones, puede haber complicaciones con la anestesia o infecciones. La recuperación de una cesárea es más larga que la de un parto vaginal y durante unos días se puede sentir muy molesta por las puntadas en su abdomen, justo cuando su bebé necesita toda su atención.

El tamaño de su bebé se puede determinar previamente con un ultrasonido, pero los resultados pueden estar una libra por encima o por debajo del peso real del bebé. El peso del bebé y el espacio que usted tenga en su pelvis determinan si el bebé podrá pasar o si será necesaria una cesárea (ver página 311).

La diabetes del embarazo casi siempre desaparece después de dar a luz. Una vez que la placenta es expulsada, ya no hay interferencia con la insulina. Sin embargo, después de haber tenido diabetes en un embarazo, es muy posible que vuelva a aparecer en el siguiente embarazo. Por otra parte, las mujeres que han tenido esta enfermedad tienen muchas probabilidades de desarrollar diabetes del tipo 2 en unos años. Según las estadísticas, la mitad de las mujeres que tienen diabetes durante el embarazo desarrollan diabetes del tipo 2 entre 5 y 10 años después. Para las latinas, especialmente las de ascendencia mexicana, ese riesgo es mayor.

Para asegurarse de que la diabetes haya desaparecido, se recomienda medir el nivel de glucosa en la sangre seis semanas después del parto y, si las cifras son normales, revisarlo al menos una vez al año.

Como ve, la diabetes antes, durante y después del embarazo es un enemigo muy real para las latinas, pero con el cuidado prenatal adecuado evitará esos riesgos.

TRATAMIENTO DE LA DIABETES
DURANTE EL EMBARAZO

A medida que avanza el embarazo, aumentan los niveles de las hormonas que bloquean la insulina. Como consecuencia, aumenta la dificultad de la madre para utilizarla de forma adecuada y para producir suficiente cantidad.

Entre la semana 26 y la 36, estas hormonas llegan a su máximo nivel. En la semana 28 de su embarazo se realiza una prueba que se denomina prueba de tolerancia a la glucosa para saber si usted está teniendo problemas para asimilar el azúcar en la sangre. Si esta prueba resulta positiva, entonces se realiza otra más compleja llamada "curva de la glucosa" para confirmar que hay diabetes del embarazo (ver página 137). No todos los obstetras/ginecólogos realizan estas pruebas. Sin embargo, la Asociación Americana de la Diabetes recomienda que se realicen la prueba todas las mujeres embarazadas con las siguientes características:

- Mayores de 25 años
- Con sobrepeso antes del embarazo
- Tienen parientes con diabetes, especialmente los padres
- Latinas, afroamericanas, indias norteamericanas o asiáticoamericanas

La mayoría de los casos de diabetes del embarazo se controlan mediante una dieta adecuada y ejercicio, pero en ocasiones esto no es suficiente y hay que utilizar inyecciones de insulina. Las píldoras de insulina no se recetan porque pasan a través de la placenta y aumentan todavía más los niveles de insulina del bebé.

Pero hay buenas noticias para aquellas futuras madres que, como yo, odien las agujas. Hay estudios que indican que el *glyburide*, una droga que se toma como píldora para controlar la diabetes, se puede usar en los seis últimos meses del embarazo. Su obstetra/ginecólogo(a) puede tratar su diabetes con esta píldora si lo desea, pero los fabricantes de este medicamento necesitan aprobación del gobierno para poder promocionar esta medicina para el tratamiento de la diabetes del embarazo. La Asociación Americana de la Diabetes ha recomendado realizar más estudios antes de recetarla a mujeres embarazadas. De todas formas, pregúntele a su doctor. Quizás en un futuro cercano esta droga, o una similar, puedan ser unas alternativas para las inyecciones de insulina.

Monitores de glucosa

El primer paso para controlar el nivel de glucosa en la sangre es medirlo. El sistema más común es por medio de un monitor de glucosa. Se trata de un pequeño aparato que permite medir el azúcar en la sangre en casa, en la oficina o en cualquier otro lugar.

Monitor de glucosa

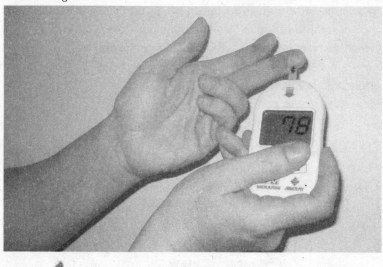

La glucosa se mide por medio de una pequeña gota de sangre que se pone sobre una tira, y que se inserta en la máquina. La tira tiene una preparación química que permite medir la glucosa en la sangre.

De todas las incomodidades de la diabetes durante mi primer embarazo, la que más fastidiosa me resultó fue la de picarme los dedos diariamente para medir el nivel de azúcar en mi sangre. Tenía que hacerlo al menos tres veces al día. Acabé odiando los piquetes en los dedos. La verdad no es que duelan mucho (aunque algunos días sí que me dejó el dedo bien adolorido), pero repetir estos piquetes tres veces al día, todos los días, durante varios meses llegó a resultarme muy pesado. Había mañanas que tardaba hasta media hora en decidirme a apretar el disparador del aparatito que me compré para picarme los dedos más "rápidamente". A pesar de todo, conseguí mis gotitas de sangre todos los días. Para apretar de inmediato el disparador de la lanceta, no tenía más que acordarme de las consecuencias de la diabetes para mi bebé y para mí.

Hay algunos trucos que ayudan a que este proceso no sea tan incómodo. Por ejemplo:

- Los lados de la yema de los dedos tienen menos terminaciones nerviosas y son menos dolorosos. Tienen buen riego y permiten obtener una gota de sangre en condiciones apropiadas.

- Si se lava las manos con agua caliente durante unos minutos antes de picar el dedo, habrá más flujo de sangre y sus manos quedarán limpias para el piquete. Utilizar alcohol para limpiar el dedo puede alterar los resultados y tiene que tener cuidado con los restos de alimentos en las manos si ha estado cocinando antes, porque el monitor puede darle números extraños.

- Masajear el dedo que se va a picar es también efectivo porque ayuda a que llegue más sangre a esa zona.

- Usar un dedo cada vez por los dos lados da tiempo a que descansen un poco entre piquetes.

Dependiendo de sus niveles de glucosa y de si necesita insulina o no para controlar estos niveles, tendrá que medir el azúcar en su sangre más o menos 4 veces. Lo normal es medirlo una vez en ayunas y una vez después del desayuno, comida y cena. Pero si usted requiere inyecciones de insulina puede que su doctor decida que tiene que medirlo más veces.

Hay algunas alternativas para no tener que picarse los dedos todos los días o para que el piquete sea menos molesto, aunque son un poco costosas (ver lista de contactos):

- *Glucowatch:* es un aparato que se lleva en la muñeca igual que un reloj de pulsera y detecta a través de la piel el nivel de azúcar a lo largo del día. Tiene que picarse una vez para ajustar la medida de la glucosa.

- *Lassete:* es un pequeño láser portátil para perforar el dedo, en vez de la lanceta o punzón normal. En teoría solo se siente una pequeña presión.

- *Soft-Tact y FreeStyle:* estos aparatos sacan y miden la sangre al mismo tiempo y se pueden usar en los brazos, en vez de en los dedos. Crean una pequeña succión en la piel, donde se dispara la lanceta. La succión hace que salga una cantidad mínima de sangre a una tira que mide la glucosa.

Las cifras

Durante el embarazo, las cifras de glucosa que se consideran aceptables son las siguientes:

- En ayunas: menos de 90 mg/dL
- Una hora después de comer: menos de 140 mg/dL
- Dos horas después de comer: menos de 120 mg/dL

Su doctor le pedirá que anote estos números en un pequeño diario junto con la hora en que los midió (en ayunas, una hora, o dos horas después) para llevar un registro. Algunos aparatos tienen memoria, pero a mí me resulta más fácil tenerlos en un cuaderno a la vista. Si necesita insulina, también tiene que anotar el tipo de insulina que ha usado, la cantidad de insulina y la hora. También conviene que registre si ha hecho ejercicio, se siente estresada y si ha tomando algún medicamento como Tylenol o medicinas para los resfriados. Todos estos factores influyen en las cifras. Su doctor revisará su diario para saber si hay que hacer ajustes en su dieta, ejercicio o insulina.

Dieta

Es muy posible que pueda mantener a raya su diabetes con una dieta adecuada. Controlando lo que come, controlará la cantidad de glucosa que entra en su sangre; más comida equivale a más glucosa para usted y para su bebé. Eso no quiere decir que tenga que dejar de comer, sino que debe controlar las porciones y los tipos de alimentos que escoge.

Las porciones que coma son tan importantes como el tipo de alimentos que coma. Estos se dividen en tres grandes grupos:

- *Carbohidratos o hidratos de carbono:* frutas, vegetales, granos, cereales, harinas y demás son carbohidratos. Hay carbohidratos simples y complejos. Saber distinguirlos es importante cuando se tiene diabetes. Los carbohidratos simples se absorben más rápidamente y pasan enseguida a la sangre. Como consecuencia, el nivel de glucosa se eleva en seguida y la insulina no puede hacer que entre tanto azúcar en las células. El resultado es que toda esa glucosa pasa al bebé.

- Los carbohidratos simples son productos refinados como: azúcar, pasteles, dulces, nieves (helados) o alimentos con harina blanca, como tortillas de harina, pan blanco, pasta, etc.

- Los carbohidratos complejos no están refinados y es necesario digerirlos durante más tiempo para descomponerlos y que puedan pasar a la sangre. Así, la glucosa entra más despacio en la sangre y la insulina puede hacerse cargo de estas cantidades limitadas. Algunos ejemplos de hidratos de carbono complejos son los productos integrales, como el pan integral, tortillas integrales, tortillas de maíz, vegetales, cereales sin azúcar y granos. La fruta, aunque es muy sana, contiene fructosa, que es un tipo de azúcar, y hay que comerla con moderación.

- *Proteínas:* el organismo tarda más en convertir las proteínas en glucosa. Algunos alimentos que contienen proteínas son la carne, el pescado, los huevos, la leche y el queso. Es recomendable elegir las proteínas con menos grasa.

- *Grasas:* son necesarias para el desarrollo del bebé, pero hay que tomarlas con moderación. El exceso de grasas produce un aumento de peso y las personas obesas tienen más riesgo de padecer diabetes del tipo 2 después del embarazo. Ciertos alimentos contienen mucha grasa como el tocino, las papas fritas o el aguacate, y también hay grasas que se utilizan para cocinar, como la manteca, la mantequilla o el aceite. Algunas grasas son más sanas que otras; por ejemplo, las grasas vegetales como el aceite de oliva se consideran buenas para el corazón.

Si usted tiene diabetes del embarazo, su médico le recetará un plan de alimentación. Este plan consistirá probablemente en tres comidas pequeñas y tres *snacks* o bocadillos diarios. El tiempo que pasa entre las comidas es importante para mantener una cantidad de glucosa constante en la sangre. Lo ideal es hacer una comida ligera, o una merienda, cada dos o tres horas. Este es un ejemplo de la dieta que puede ponerle su doctor. Consulte las tablas de alimentos en el Capítulo 3 para darle variedad a su menú:

7:00 a.m. – Desayuno:	1 huevo revuelto
	1 tortilla pequeña integral
	1 cucharadita de mantequilla
	Té o café descafeinado
9:00 a.m. – Snack:	½ taza de yogur o leche sin grasa
	½ taza de cereal sin azúcar ó ½ rebanada de pan integral
	½ fruta fresca
12:00 p.m. – Almuerzo:	3 onzas (como 3 lonjas) de carne, pescado o pollo
	1 taza de arroz integral ó 2 tortillas integrales
	1 taza de verduras
	1 taza de yogur o leche sin grasa
	½ fruta fresca
	2 cucharaditas de aceite o mantequilla
3:00 p.m. – Snack:	½ taza de yogur o leche sin grasa
	½ fruta fresca
6:00 p.m. – Cena:	4 onzas (como 4 lonjas) de pescado, carne o pollo
	1 taza de arroz o pasta integral ó 2 tortillas de maíz
	½ taza de fruta fresca
	1 taza de verduras, 1 taza de yogur o leche sin grasa
	2 cucharaditas de aceite o mantequilla
8:00 p.m. – Snack:	1 onza de queso
	1 tortilla integral pequeña
	1 taza de leche o yogur sin grasa

Esta dieta está diseñada para que el nivel de glucosa en la sangre no se eleve demasiado y pueda ser manejado con la cantidad limitada de insulina que usted tiene. Como el azúcar y los productos refinados hacen que la glucosa en su sangre se eleve mucho y muy rápidamente, cuando vaya al mercado es importante que lea las etiquetas de los productos antes de comprarlos para asegurarse de que no lo contengan. El azúcar puede aparecer en las etiquetas bajo otros nombres como:

- *Corn sweetener* (edulcorante de maíz)
- *Corn syrup* (jarabe de maíz)
- *Dextrose* (dextrosa)
- *Disaccharide* (disacáridos)
- *Fructose* (fructosa)
- *Galactose* (galactosa)
- *Glucose* (glucosa)
- *High fructose corn syrup* o *HFCS* (jarabe de maíz con alto contenido en fructosa)
- *Honey* (miel)
- *Juice concentrates* (concentrados de jugos)
- *Lactose* (lactosa)
- *Maltose* (maltosa)
- *Maple syrup* (jarabe de arce)
- *Molasses* (melaza)
- *Natural sweeteners* (edulcorantes naturales)
- *Sucrose* (sucrosa)

Su doctor puede recomendarle que consulte con un(a) dietista para ajustar su dieta a sus necesidades.

Insulina

"Todavía recuerdo todo lo que lloré ese día. A pesar de haber estado siguiendo la dieta fielmente, mis niveles de azúcar no bajaban. Mi doctor decidió que, por el bien de mi bebé y por el mío, era necesario comenzar con inyecciones de insulina. Nada más mencionarlo se me hizo un nudo en la garganta. No me gustaban demasiado los pinchazos en los dedos para medirme el azúcar, ¡y ahora tenía que inyectarme insulina! Al día siguiente, tuve una consulta con una enfermera para que me explicara el procedimiento. Al ver el tamaño de la aguja me tranquilicé. ¡Era una aguja chiquita, chiquita! Resultó que no era tan difícil ni tan desagradable como yo creía, y sobre todo, solo tendría que hacerlo durante unos meses".

Al igual que le ocurrió a Socorro Cruz, presentadora de noticias en Univisión, es posible que a pesar de que usted esté siguiendo fielmente su dieta, su nivel de azúcar en la sangre siga sin bajar. Su médico optará entonces por las inyecciones de insulina, aunque quizás pueda tomarla en pastillas.

Hay diferentes tipos de insulina que se diferencian por el tiempo que tardan en actuar:

Tipo de acción	Empieza a actuar	Máximo efecto	Duración
Rápida	5-15 minutos después de inyectarse	30-90 minutos	3-5 horas
Corta	30-60 minutos después de inyectarse	1-2 horas	5-8 horas
Media	1-3 horas después de inyectarse	8-15 horas	18-24 horas
Larga	4-8 horas después de inyectarse	8-12 horas	36 horas

Estas insulinas se combinan de acuerdo a su estilo de vida, para que su máximo efecto coincida con el momento en el que usted come y así poder asimilar la glucosa en su sangre. Por ejemplo, puede utilizar una insulina de acción media o larga temprano en la mañana para ayudarle a mantener un nivel de insulina y asimilar la glucosa del almuerzo y, para el desayuno, usar una de acción rápida. La dosis que usted se inyecta se ajusta a la cantidad de glucosa en la sangre que haya medido en su monitor.

Actualmente hay varias formas de inyectarse la insulina, pero la más común es con una jeringa debajo de la piel. La aguja es muy corta y fina, lo que hace que el procedimiento sea bastante sencillo. Un buen sitio para inyectarse es el abdomen. Agárrese un pellizco de piel y sitúe la aguja en un lugar que no le duela. Inyecte la aguja de forma perpendicular a la piel. Para asegurarse de que la insulina se ha absorbido en la grasa que está debajo de la piel, debe soltar el pellizco tan pronto como acabe de inyectarse. Su doctor le mostrará cómo hacerlo y, no se preocupe, no tendrá que hacerlo sola hasta que sienta que está lista.

Ejercicio

Uno de los aspectos que yo disfruté más de mi embarazo fueron los paseos diarios con mi esposo, como parte de mi plan de ejercicio. Antes del embarazo, siempre encontrábamos una excusa para no salir: hace frío, hace calor, llego tarde al trabajo... Con mi diabetes del embarazo ya no hubo excusas. Mi esposo es madrugador y me ayudó a levantarme un poco antes todos los días. Después del desayuno, salíamos juntos a caminar por el barrio. Mi nivel de glucosa mejoró notablemente y mi humor también. Durante las semanas finales de mi primer embarazo, estos paseos me ayudaron además a disminuir la hinchazón en las piernas. Se hace pesado caminar cuando una se siente como un elefante —yo sé— pero los resultados merecen la pena.

El ejercicio seguramente será parte de su programa para controlar el azúcar en su sangre, tanto si necesita utilizar insulina para controlar su diabetes como si sólo está siguiendo un plan de alimentación. Hay estudios que prueban que el ejercicio mejora los niveles de glucosa en mujeres con diabetes en el embarazo realizando tan solo 20 minutos tres veces a la semana. Caminar o nadar o hacer otros ejercicios moderados es perfecto para las mujeres con diabetes del embarazo. Pero, debido a que el ejercicio consume glucosa, su obstetra/ginecólogo(a) debe supervisar el tipo y cantidad de ejercicio que usted haga, especialmente si necesita insulina.

En resumen, la diabetes del embarazo es una enfermedad que hay que tomar en serio, pero que se puede controlar con la supervisión médica adecuada.

5

Enfermedades que vigilar

En el capítulo anterior hemos hablado de la diabetes, una condición que nos afecta a las latinas durante el embarazo mucho más que al resto de la población. Debido a una combinación de factores genéticos y ambientales, hay otra serie de enfermedades que también se dan más entre nosotras y que pueden afectar al embarazo. Por ejemplo, si usted es de origen mexicano y está teniendo vómitos y dolores en el abdomen, las piedras en la vesícula son una de las posibilidades a considerar, porque las mujeres de origen mexicano tienden a enfermarse más de la vesícula. O, si le está doliendo la cabeza con frecuencia, la respuesta puede estar en la presión arterial, ya que muchas de nosotras descubrimos por primera vez durante el embarazo que tenemos la presión alta. Gran parte de las enfermedades que se describen en este capítulo no presentan síntomas hasta que están en un estado avanzado y por eso es importante visitar al doctor antes y durante el embarazo.

Toda la información a continuación puede parecerle inquietante, pero véalo de esta forma: la mejor arma para prevenir problemas de salud es estar informadas sobre cuáles nos afectan y sobre cómo tratarlos. Por otra parte, no hay que olvidar que según las estadísticas, incluso con todas estas amenazas a nuestra salud, los bebés latinos nacen igual de sanos que los bebés no latinos.

HIPERTENSIÓN

Una de las complicaciones más comunes del embarazo, junto con la diabetes, es la hipertensión. Este problema nos afecta en la misma medida que al resto de la población. Sin embargo, casi la mitad de las latinas que sufren de hipertensión no saben que la padecen. Así, es común descubrir por primera vez durante el embarazo que la presión sanguínea es más alta de lo que se considera normal.

La hipertensión durante el embarazo puede ser desde leve y sin mayores consecuencias hasta llegar a valores muy altos que requieren atención médica urgente. Entre las complicaciones más serias de la hipertensión se encuentra la preeclampsia, una enfermedad que aparece sólo en el embarazo.

La presión normal está en torno a los 120/80 mm de Hg (milímetros que el mercurio sube en el aparato de medición). Estos números miden la presión que la sangre ejerce sobre las arterias y venas cuando esta circula por su cuerpo impulsada por el corazón.

El corazón es un músculo hueco, que al contraerse expulsa sangre. El movimiento de contracción se denomina sístole y hace que la presión sanguínea aumente. El primer número de la cifra de la presión arterial es el más alto y mide la presión sanguínea en su punto máximo. Esta presión se llama "máxima" o "sistólica". El segundo número mide la presión de la sangre en el momento en el que el corazón se relaja y no bombea (diástole) y se conoce como "mínima" o "diastólica". Este ciclo completo dura menos de un segundo y es lo que compone los latidos del corazón.

La presión arterial depende de la cantidad de sangre que está bombeando el corazón y de la elasticidad de las arterias y venas para acomodarse a ese volumen de sangre. Es algo parecido a lo que ocurre cuando entra el agua en una manguera de jardín. Cuanta más agua entre y menos elástica sea la manguera, más tensión habrá.

---

§

Hay hipertensión arterial cuando la presión máxima está por encima de los 140 mm de Hg y la mínima está por encima de 90 mm de Hg.

No se sabe con exactitud por qué aparece la hipertensión, pero se cree que factores como la diabetes, la obesidad, consumir mucha sal o sufrir de estrés contribuyen a ella. La hipertensión no es dolorosa ni produce síntomas, pero si no se trata, al cabo del tiempo las arterias pueden endurecerse por la presión constante. Tener las arterias endurecidas significa ser una candidata para infartos, derrames cerebrales y fallos en el riñón, entre otras cosas.

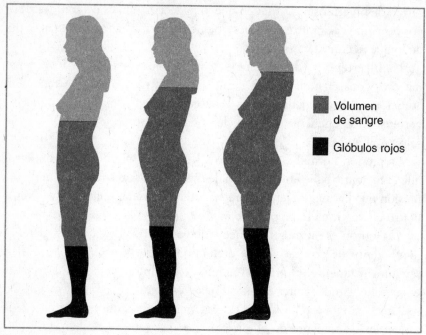

■ Volumen
de sangre

■ Glóbulos rojos

Aumento del volumen de sangre durante el embarazo

Durante el embarazo, el volumen de la sangre aumenta entre un 20% y un 40% porque el útero y otros órganos necesitan más riego sanguíneo para llevar oxígeno y alimento al bebé. Para acomodar este aumento de sangre, las arterias y venas de la mujer embarazada se relajan. Pero cuando hay hipertensión, esto no ocurre o no ocurre en grado suficiente, y se puede reducir la cantidad de sangre (y por tanto, de oxígeno y nutrientes) que reciben el bebé y los órganos internos de la madre.

Hay tres tipos diferentes de hipertensión que pueden aparecer en el embarazo.

Hipertensión crónica

Esta es la hipertensión que está presente antes del embarazo y que algunas de nosotras no sabemos que tenemos. Generalmente, no presenta riesgos para el bebé, pero el problema es que aumenta las posibilidades de complicaciones serias como la preeclampsia.

Una madre con hipertensión puede tener cifras normales durante la primera mitad del embarazo, porque en ese periodo las arterias y venas se relajan para acomodar el mayor volumen de sangre.

Hipertensión creada por el embarazo

Este tipo se parece mucho a la hipertensión crónica, pero la diferencia es que aparece solamente durante el embarazo y desaparece después del parto. No suele presentar problemas para el bebé, aunque hay excepciones. La hipertensión por embarazo es diferente a la preeclampsia.

Preeclampsia

La preeclampsia o toxemia, como también se denomina a veces, es una condición que se da sólo durante el embarazo y que puede ser bastante peligrosa para la madre y para el bebé. Se presenta alrededor de las 20 semanas, cuando las arterias y venas de la madre, en vez de acomodarse al incremento de volumen sanguíneo, se contraen. La sangre tiende a coagularse y los órganos vitales de la madre, incluyendo el útero, dejan de recibir la sangre que necesitan para funcionar. El bebé no consigue el oxígeno y alimentos que necesita y esto puede producir un retraso en el desarrollo que se llama "retraso en el crecimiento intrauterino" (*Intrauterine Growth Retardation*, en inglés).

Los síntomas más comunes de la preeclampsia son:

- Rápido aumento de la presión sanguínea.
- Hinchazón de la cara y las manos.
- Aparición de una sustancia que se llama "proteína en la orina". Esto indica que puede haber daño en los riñones.
- Rápido aumento de peso e hinchazón de la cara y manos debido a la retención de agua.
- Otros síntomas, como dolores de cabeza, dolores abdominales, vómitos, destellos en la visión o pérdida momentánea de la visión.

Si su doctor detecta algunos de estos síntomas, generalmente ordenará su ingreso en un hospital, aunque usted se sienta bien. Esto es porque la preeclampsia puede pasar de una condición leve a una grave en cuestión de horas. Si no se trata, se puede convertir en eclampsia, una enfermedad bastante grave en la que la madre tiene convulsiones y en la que se pueden producir desde derrames cerebrales hasta ruptura del hígado. La placenta, el órgano que alimenta y da oxígeno al bebé, puede desprenderse de la pared del útero, una condición que se conoce como abrupción de la placenta.

Si en algún momento durante su embarazo tiene convulsiones, llame o haga que alguien llame inmediatamente al 911 o al servicio de emergencia de su área.

La preeclampsia puede ser leve o grave, pero en ambos casos la única cura es el nacimiento del bebé. Cuando los síntomas no son graves, el problema se resuelve reposando sobre el lado izquierdo para reducir la presión sobre las arterias principales, limitando la sal y bebiendo más agua. En casos graves se administra medicamento en el hospital para bajar la presión y eliminar líquidos. En casos muy graves es necesario inducir el parto, aunque el bebé sea prematuro, porque peligra tanto la vida del bebé como la de la madre.

Natacha Rodríguez tuvo problemas de hipertensión en sus dos embarazos. Natacha no sabía que su presión arterial antes de quedarse embarazada era alta:

"En mi primer embarazo, los doctores estuvieron vigilándome porque estaba en 140 sobre 80. Todo marchó bien hasta el quinto mes de embarazo, cuando me dio un dolor de cabeza terrible. Llamé a la doctora y me dijo que fuera a la clínica enseguida. Mi presión era de 170 sobre 100. No había síntomas de preeclampsia, pero me dejaron hospitalizada dos días en observación. Afortunadamente, las cosas se normalizaron durante el resto del embarazo, pero estaba muy hinchada. Se me hincharon hasta los ojos. Después del parto estuve amamantando a mi hijo durante unos meses. Tenía muchas agruras y fui a ver al médico. Yo creía que era un problema de estómago, pero resultó que... ¡estaba embarazada de cinco meses! No solo eso, sino que tenía la presión muy alta. En la siguiente consulta, el doctor se alarmó porque parecía que la niña tenía un retraso en el desarrollo como de dos meses. Empecé a tomar medicamentos para bajar la presión y para ayudar a oxigenar a la bebé. Un mes después, la presión seguía sin bajarme y me dio otro dolor de cabeza horrible. Me llevaron corriendo al hospital y vieron que era preeclampsia. Mi presión era de más o menos 180 sobre 110. Con medicamentos, consiguieron finalmente bajarla, pero al llegar al octavo mes, subió de nuevo. La niña seguía demasiado chiquita y ahí el doctor me dijo que no se arriesgaba más y que Cristina tenía que nacer. Me asusté bastante. Le hicieron un estudio para ver la madurez de los pulmones, y nació por cesárea. Pesó cinco libras. Durante la recuperación, me vigilaron la presión muy de cerca y, aunque mejoró, siguió alta durante el tiempo que estuve hospitalizada. Me remitieron a un cardiólogo que me puso en un tratamiento y hasta hoy, cuatro años después, sigo en tratamiento. Tengo que vigilarme mucho porque la presión es algo que no se nota. Hay días que me siento muy bien y cuando me tomo la presión está altísima, y lo mismo al revés. Es algo sobre lo que no tienes control".

Aunque la preeclampsia no es muy común, las últimas estadísticas indican que en la década pasada aumentó en un 40%. Hay una serie de factores que incrementan las probabilidades de que aparezca esta enfermedad:

- Tener más de 35 años
- Embarazo de más de un bebé
- Primer embarazo
- Hipertensión, diabetes y obesidad
- Preeclampsia en embarazos anteriores o casos en la familia

Por qué exactamente aparece la preeclampsia y cómo prevenirla sigue siendo un misterio. Hay diferentes teorías sobre las posibles causas que incluyen problemas genéticos, de alimentación, de los vasos sanguíneos o por factores autoinmunes. Aunque en todas estas teorías hay elementos que pueden originar la preeclampsia, ninguna de ellas ha podido ser probada definitivamente. No hay pruebas previas para saber si aparecerá, ni tampoco cura. La preeclampsia desaparece una vez que el bebé nace, cuando la placenta ya no está presente.

En resumen, la hipertensión es algo que las latinas debemos tomarnos muy en serio durante el embarazo, así como antes y después del mismo. La principal causa de muerte después del parto entre las mujeres hispanas es la hipertensión desarrollada durante el embarazo.

OBESIDAD

Los latinos somos uno de los grupos demográficos en Estados Unidos que se alimentan de forma más sana. Nuestras comidas tienen más fibra y vegetales y menos colesterol que las del resto de la población. Por ejemplo, la combinación de arroz con frijoles proporciona proteínas vegetales que son muy saludables, porque no contienen tanta grasa como las proteínas que vienen de la carne. Además, es muy común tomar frutas y vegetales que tienen alto contenido en vitamina A y C como el tomate, el chile verde o el durazno. Las papas y el elote tienen fibra y se asimilan lentamente, algo también muy recomendable para la salud. En general, las mujeres latinas tienen niveles de ácido fólico más altos que el resto de las mujeres.

Pero, entonces, ¿cómo es posible que con una dieta tan sana existan esos porcentajes de obesidad tan altos entre la población latina? Según los datos del Centro Nacional para las Encuestas de Salud (año 2002), casi cuatro de cada diez latinas sufren de obesidad.

La obesidad durante el embarazo es bastante incómoda y, además, puede tener consecuencias poco agradables según han demostrado varios estudios:

- Las mujeres obesas tienen el doble de probabilidades de tener una cesárea que aquellas que están en un peso normal.
- Las cesáreas tienen más riesgo de complicaciones en las personas con sobrepeso.
- Si usted se quedó embarazada estando obesa, tiene tres veces más posibilidades de que su bebé tenga un peso más alto de lo normal que los bebés de las mamás latinas sin exceso de peso. Un bebé con demasiado peso puede tener problemas durante el parto y después de nacer (ver página 76).
- Las mujeres latinas obesas tienen tendencia a subir de peso más de lo necesario durante el embarazo que aquellas que no lo son.

Pero antes de empezar a sentirse culpable por esos gloriosos tamales que prepara tan a menudo, déjeme que le cuente la historia de los indios Pima.

EL GEN AHORRADOR

Durante miles de años, los indios Pima de Arizona cazaron, pescaron y cultivaron sus tierras para obtener comida. Estaban en buena forma física y dependían del ritmo de las cosechas y de la naturaleza para sobrevivir. Había épocas en las que tenían suficiente comida y otras en las que no.

La recanalización de su reserva de agua por los granjeros americanos a finales del siglo XIX trajo muchos cambios para ellos. Comenzaron a alimentarse de la harina, azúcar y manteca que el gobierno estadounidense les daba para subsistir. La prosperidad de los años siguientes a la Segunda Guerra Mundial acabó de cambiar sus costumbres. Ya no necesitaban cazar o arar campos para sobrevivir; simplemente podían comprarse una hamburguesa con papitas fritas para almorzar y otra para cenar.

Hoy en día, el 95% de los indios Pima sufren de obesidad y, además, tienen el índice de diabetes más alto del mundo entero.

Pero lo más interesante de esta historia es que existe otro grupo de indios Pima que viven en una remota área de la Sierra Madre de México, cazando, pescando y cultivando la tierra como antes, y pasando por épocas de escasez. Ninguno de los indios del grupo de México tenía exceso de peso y tan solo tres padecían diabetes durante un estudio realizado para comparar a las dos poblaciones.

Todo ello llevó a los científicos a considerar la existencia de un "gen ahorrador"; esto es, un gen que permite almacenar grasa cuando hay suficiente comida para poder sobrevivir durante los periodos de hambruna. Otras investigaciones llevadas a cabo entre los indios Manitoba en Canadá han confirmado la existencia de este gen. Es más, un reciente estudio genético realizado en Alemania entre personas de peso normal y obesas demostró que las personas obesas tenían tres veces más probabilidades de haber heredado dos copias de este gen (una del padre y una de la madre), que las personas que tenían un peso normal. Y, en el caso de las mujeres, aquellas que habían heredado dos copias del gen ahorrador, tenían seis veces más posibilidades de retener peso después del embarazo, que aquellas que habían heredado sólo una copia o ninguna.

En otras palabras, estamos viviendo en organismos preparados genéticamente para hacer frente a los periodos de hambruna que sufrían nuestros antepasados, cuando en realidad hoy en día, al menos en el mundo occidental, hay comida disponible en cualquier momento. Este mecanismo para la supervivencia no nos está funcionando bien en el mundo de abundancia en el que vivimos. Los estudios continúan, pero parece que los latinos tenemos mucha más tendencia a tener copias de este gen que el resto de la población.

Como ve, los genes no están de nuestro lado en este caso, pero eso no quiere decir que tengamos que sufrir "la maldición del gen" hasta el fin de nuestros días. Hay dos armas muy poderosas contra este gen ahorrador, como demuestra el caso de los indios Pima en la Sierra Madre. Estas armas son, tanto antes, como durante y después del embarazo:

- Una dieta adecuada
- Ejercicio regular, siempre que no esté contraindicado

Con o sin genes ahorradores la obesidad no es un panorama muy alentador durante el embarazo, pero lo importante es saber que con una dieta sana, ejercicio y el asesoramiento de su doctor, hay formas de controlar el peso durante el embarazo.

ENFERMEDAD DE LA VESÍCULA

"Me duele el hígado" es una expresión muy común para designar esas molestias generales en el lado superior derecho del abdomen. Durante el embarazo, esa expresión se torna muy real para algunas latinas. Las mujeres de origen mexicano tienen más tendencia que las demás a padecer enfermedades en la vesícula biliar, uno de los órganos que se ven afectados por el aumento de hormonas durante el embarazo. Para las mujeres con vesículas normales, esto no tiene mayor importancia; sin embargo en mujeres que han tenido antes problemas con la vesícula, los síntomas pueden agravarse.

Laura García batalló con su vesícula en su tercer embarazo.

"Empecé a notar molestias como a partir del quinto mes. Primero era un dolor en la espalda, arriba, en la parte derecha. Mi esposo me daba masajes y me calmaban, pero después, cada vez que me daba uno, me dolía más fuerte. Luego el dolor empezó en la vesícula. Cuando comía cualquier cosa me daba dolor de estómago. Tenía que prepararme la comida como si fuera un bebé, sin nada de grasas. La leche ni la resistía, ni tampoco quesos, chiles, salsa, y muy pocos huevos. Hasta después supe que cuando tienes problemas de vesícula no debes ni tocar el huevo ni los frijoles. Me daban cólicos a menudo, pero ocho semanas o así antes de dar a luz empecé a nadar y ahí fue cuando comencé a sentirme mejor".

La vesícula biliar es un músculo hueco, situado debajo del hígado y conectado con este y con el intestino delgado (ver página 104). Su función es almacenar bilis para la digestión de grasas en el intestino delgado, que es la primera sección del intestino donde entran los alimentos digeridos. Cuando los alimentos pasan al intestino delgado, el cuerpo envía una señal a la vesícula para que esta empiece a contraerse y vacíe la bilis en el intestino.

La bilis está compuesta, entre otras cosas, de agua, sales y colesterol. Dos formas muy comunes de que aparezcan piedras en la vesícula son:

- Si hay muchas grasas en la alimentación, es posible que haya mucho colesterol en la bilis; cuanto más colesterol, más posibilidades de que se formen sedimentos que con el tiempo se pueden convertir en piedras.

- Cuando la vesícula no se contrae lo suficiente, no se vacía totalmente. La bilis que queda se concentra y pueden aparecer piedras.

Las hormonas durante el embarazo y después del parto favorecen precisamente estas dos situaciones: por un lado, el elevado nivel de estrógenos hace que el hígado vierta más colesterol en la bilis y, por el otro, los cambios hormonales hacen que la vesícula se agrande y pierda tono. Al estar más flácida, no puede vaciar la bilis totalmente.

El problema de los sedimentos y piedras es que pueden obstruir los conductos de la vesícula que van al hígado y al intestino. Ese "taponamiento" causa inflamación e infecciones que a su vez ocasionan dolor, náuseas, fiebre, escalofríos y vómitos. Esto es lo que se conoce como cólico de vesícula o cólico biliar.

Es común descubrir por primera vez durante el embarazo que hay sedimentos o piedras en la vesícula. Tres de cada diez mujeres embarazadas los tienen, aunque sólo un pequeño porcentaje padece cólicos.

Si está sufriendo muchas náuseas, vómitos y molestias en el estómago durante el embarazo, que no mejoran a partir del segundo trimestre, y además siente dolor en el abdomen, puede ser que esto tenga algo que ver con su vesícula, especialmente si usted es de origen mexicano.

Su doctor puede averiguar mediante una ecografía qué es lo que está ocurriendo dentro de su vesícula. Si le descubren piedras o sedimentos, pero no se siente mal, lo normal es no intervenir porque la mayoría de las veces desaparecen después del parto sin mayores consecuencias. Los síntomas leves se pueden tratar. En caso de que tenga cólicos graves, el peligro es que la inflamación o infección de la vesícula pueda crear otras complicaciones. Hay cirugías de bajo riesgo que se pueden realizar durante el embarazo.

Aunque hay poco que se pueda hacer frente al aumento de su nivel hormonal durante el embarazo, la dieta adecuada y el ejercicio regular le ayudarán a evitar problemas en la vesícula. Las comidas altas en grasas (sobre todo grasas animales como la manteca) son lo más parecido a una bomba nuclear para su vesícula. Hay teorías que afirman que ciertos alimentos provocan cólicos con más facilidad. Estos son, en orden de peligro: huevos, cerdo, cebollas, pollo y aves, leche, café, cítricos, elote o maíz, frijoles y nueces. Si su vesícula es muy sensible, alejarse de estos alimentos es una buena idea para reducir el riesgo de un cólico durante el embarazo. Como dice el refrán: "No aprovecha lo comido, sino lo digerido".

Enfermedades infecciosas

Proteger al bebé que llevamos en nuestro vientre durante el embarazo es un instinto biológico. En estos nueve meses nos volvemos más precavidas y medimos nuestras acciones en función de cómo pueden influir en el bebé, desde saltar un escalón hasta comer una comida poco usual. Lógicamente, lo primero que nos pasa por la mente cuando nos enfermamos es: ¿cómo va a afectar esto a mi bebé? Y si se trata de una enfermedad infecciosa, la preocupación resulta mucho mayor.

Las enfermedades infecciosas están producidas por virus o bacterias que entran en nuestro organismo. Las más comunes son los resfriados o diarreas causadas por comer algo que no estaba en buenas condiciones.

Estas no suelen representar ningún problema para el bebé. Sin embargo hay otras que si no se detectan y tratan a tiempo, sí pueden tener consecuencias tanto para el bebé como para la madre. Hay ciertas enfermedades infecciosas que nos afectan más a los latinos.

Rubéola

La rubéola, también conocida como sarampión alemán, es una infección causada por un virus. Esta enfermedad no tendría mayor importancia si no fuera por los defectos que puede producir en el feto cuando la madre resulta contagiada en los primeros meses del embarazo.

La rubéola se transmite por vía respiratoria y tarda en incubarse de dos a tres semanas. En los adultos se presenta como un sarpullido rosado que comienza en la cara y se extiende hacia los pies. Dura entre uno y cinco días y a veces ocasiona fiebre baja, dolores en las articulaciones e inflamación de los ganglios que están detrás de las orejas y en la parte trasera del cuello. En los niños los síntomas son más suaves.

La rubéola puede ocasionar distintos efectos en el feto, dependiendo de cuándo se contagie la madre:

- En el primer trimestre, se producen daños en el feto en el 85% de los casos.
- De las 10 a las 16 semanas, el porcentaje disminuye bastante.
- A partir de las 20 semanas de embarazo, es raro que el bebé sufra daños.

Cuando la rubéola ataca al feto se conoce como Síndrome de Rubéola Congénito. La sordera y la ceguera son las consecuencias más comunes, aunque el virus puede afectar todos los órganos. Tras el contagio, es normal que en las primeras semanas ocurran abortos espontáneos.

Si usted ya se ha enfermado de rubéola en el pasado o si ha sido vacunada contra ella, no importa hace cuanto tiempo, no tiene nada que temer: no puede resultar contagiada. Y si usted no resulta contagiada, su bebé tampoco, ya que el virus se transmite sólo a través de su sangre.

En su primera consulta prenatal se realiza una prueba para saber si tiene anticuerpos de la rubéola. Los anticuerpos son unas sustancias que su organismo crea para luchar contra el virus. Si no tiene anticuerpos, esto quiere decir que usted no ha sido vacunada ni ha tenido esta enfermedad y tendrá que tomar precauciones para no entrar en contacto con personas que pudieran desarrollar rubéola tanto en su trabajo, como en otros lugares. Si su esposo u otros familiares con los que conviva tampoco han sido vacunados, consulte con su doctor sobre la posibilidad de que lo hagan.

En la década de los 60, se produjo una epidemia de rubéola en Estados Unidos que afectó a miles de personas. En 1969, la vacuna contra la rubéola se empezó a administrar de forma rutinaria y los casos se redujeron bastante. Pero en muchos países de Latinoamérica las vacunas rutinarias de rubéola no se pusieron en práctica hasta finales de la década de 1990. Por eso, la población hispana en Estados Unidos que resulta más afectada por esta enfermedad es la de los latinos nacidos en Latinoamérica. Según los datos, el 83% de los casos de Síndrome de Rubéola Congénita en años pasados fueron de bebés de madres latinas, la mayoría de ellas nacidas fuera de Estados Unidos.

En Estados Unidos, la rubéola afecta más a las personas entre 20 y 39 años, y los brotes de la enfermedad suelen aparecer en lugares de trabajo donde hay varias personas que no son inmunes.

En caso de que decida vacunarse antes de quedar embarazada, debe evitar concebir durante los tres meses siguientes. La vacuna contra esta enfermedad no se puede suministrar durante el embarazo y no se recomienda cuando se está amamantando. La vacuna de la rubéola se aplica de forma rutinaria a todos los niños después de cumplir un año, y entre los cuatro y los seis años de edad, junto con las del sarampión y de las paperas. Se conocen como MMR (*Measles, Mumps and Rubella*). No hay peligro para usted si tiene que vacunar a sus otros niños mientras está embarazada.

Sarampión y paperas

Estas dos infecciones no producen defectos en el feto, pero pueden hacer que el bebé nazca prematuro. En caso de que durante su embarazo usted entre en contacto con una persona infectada, se puede saber mediante un análisis de sangre si está vacunada o no.

Cuando se sospecha que ha habido contagio, a veces se administra immunoglobulina, que son anticuerpos para ayudar a luchar contra la infección. A veces, la madre contrae estas enfermedades un poco antes del nacimiento del bebé y entonces existe una posibilidad de que sean transmitidas al bebé durante el parto. Son infecciones que pueden ser graves en un recién nacido.

Varicela

Es muy raro que el bebé se pueda contagiar de varicela por la sangre de la madre y contraer el Síndrome de Varicela Congénito, incluso en las primeras semanas cuando el feto es más susceptible.

La varicela, que en inglés se conoce como *chicken pox*, es una infección altamente contagiosa y todavía bastante común, sobre todo entre los niños. Entre el 85 y el 95% de las mujeres embarazadas son inmunes a la varicela, precisamente porque, como es tan contagiosa, seguramente ya la han tenido de niñas. Pero a pesar de esto, hay un pequeño porcentaje que contrae la enfermedad durante el embarazo. La varicela se transmite por vía respiratoria, por las gotitas de saliva de una persona infectada o al tocar el sarpullido que aparece.

Si usted no ha tenido ya la varicela, y alguien en su casa se contagia, hay un 90% de posibilidades de que resulte infectada. Existe un tratamiento con anticuerpos de la varicela que mejora los síntomas. La varicela en los adultos suele ser severa y en ocasiones puede causar neumonía. Uno de los síntomas más claros es un sarpullido compuesto de ronchitas rojas que más tarde se convierten en pequeñas ampollas con líquido.

La vacuna de la varicela no debe administrarse durante el embarazo, pero no se han documentado casos de contagio por estar en contacto con niños recién vacunados. Así que puede vacunar a sus hijos con tranquilidad.

Quinta enfermedad

Es muy común entre los niños y causa un sarpullido rojo en la cara, brazos y piernas. Aproximadamente la mitad de las mujeres son inmunes a esta enfermedad porque ya la han tenido. Pero si usted no tiene anticuerpos de ella y resulta contagiada durante el embarazo, existe un riesgo de aborto.

Si trabaja con niños en edad escolar o tiene hijos que pudieran contagiarse, pídale a su doctor que le haga una prueba de sangre para saber si tiene anticuerpos de esta enfermedad. Si no los tiene, debe evitar el contacto con niños que pudieran estar infectados porque no hay un tratamiento contra ella.

Tuberculosis

La forma más común de contagio es después de que el bebé haya nacido, por estar en contacto con alguien que esté en una fase activa de la enfermedad. La tuberculosis no causa malformaciones en el feto y los casos de transmisión son muy raros. El embarazo tampoco hace que las mujeres sean más susceptibles de contraer esta infección.

Desde 1992, los casos de tuberculosis han disminuido a casi la mitad en Estados Unidos. A pesar de ello, se estima que actualmente hay entre 10 y 15 millones de personas infectadas de tuberculosis, y alrededor de una de cada diez de ellas desarrollará la enfermedad en algún momento durante sus vidas. Los latinos nos encontramos entre las minorías con más posibilidades de contraer tuberculosis, especialmente aquellos que no han nacido en Estados Unidos. Del total de los casos reportados de tuberculosis en los últimos años, el 53% correspondió a personas nacidas en países fuera de Estados Unidos.

La tuberculosis la produce una bacteria llamada *Mycobacterium tuberculosis*. Cuando entra en el organismo, el sistema inmunológico se activa y "encierra" a las células infectadas. Estas células pueden permanecer acorraladas durante años, hasta que por alguna circunstancia en la que el sistema inmunológico se debilita, la bacteria gana la batalla y la enfermedad se activa. En otras ocasiones, el propio organismo acaba con ella sin más complicaciones.

La bacteria de la tuberculosis se contagia por las vías respiratorias, pero hace falta un contacto prolongado y diario con alguien que haya desarrollado la enfermedad para resultar infectado. Algunos de los síntomas de la activación de la enfermedad son fiebre, pérdida de peso y sudores nocturnos. En casos extremos hay dolores en el pecho, tos continua y flemas con sangre.

La prueba para detectar la presencia de anticuerpos de la enfermedad consiste en una pequeña inyección que causa una reacción en las personas infectadas. Esta prueba se puede realizar durante el embarazo, ya que no presenta riesgos para la madre o para el bebé. Si la tuberculosis está en estado latente o no activo, el tratamiento se suele retrasar hasta después del parto, a no ser que haya otras complicaciones. Pero si la tuberculosis se ha activado, entonces hay que actuar rápidamente, porque si no se trata puede tener consecuencias serias para la salud de la madre.

Los tratamientos de antibióticos que se utilizan para la tuberculosis en mujeres embarazadas no crean anormalidades en el feto y son efectivos. Sin embargo, son largos y requieren tomar antibióticos durante meses. Es importante seguir el tratamiento durante el tiempo recomendado, ya que, al igual que con otras infecciones, si se deja el medicamento antes de tiempo, la bacteria puede hacerse resistente a ese antibiótico y la enfermedad empeorará en vez de mejorar. Una de las causas del aumento de la tuberculosis es que están apareciendo nuevas cepas de bacterias que son resistentes a los antibióticos actuales.

Citomegalovirus

Es un virus muy común entre los niños pequeños en edad de guardería, que no causa muchos problemas en los adultos.

Aunque es raro, las mujeres embarazadas pueden contagiar al bebé si resultan infectadas por primera vez durante el embarazo. Los bebés que contraen el virus en el útero pueden sufrir problemas en la vista, oído o retraso mental. Cuando el bebé se infecta durante el parto o después de nacer, no suele tener mayor importancia.

El citomegalovirus se contagia por medio de la saliva, orina, heces o sangre. Si usted trabaja con niños pequeños o si tiene hijos que asisten a guarderías, debe lavarse bien las manos después de cambiarlos y evitar comer los restos que dejen en los platos. Se puede saber mediante un análisis de sangre si usted es ya inmune a esta enfermedad.

Hepatitis

La hepatitis es una inflamación del hígado. La causa más común de la hepatitis son virus que atacan el hígado. Hasta el momento se han descubierto siete tipos diferentes de hepatitis (A, B, C, D, E, F y G) que pueden dañar el hígado. De todas ellas, la A, seguida por la B, son las que más nos afectan a los latinos.

La hepatitis puede ser transmitida al bebé en el útero o durante y después del nacimiento, pero cuando se trata a tiempo suele haber una buena respuesta en los bebés y en las futuras madres. El embarazo no empeora la hepatitis (excepto la hepatitis E, un virus poco común en Estados Unidos). Es decir, si una mujer que tiene hepatitis queda embarazada, esto no hará que se ponga peor.

Un hígado sano es esencial para el buen funcionamiento del cuerpo y para el embarazo.

El hígado está situado detrás de las costillas, en el lado derecho del abdomen. Es el órgano que tiene las funciones más variadas y complejas del organismo. Entre otras cosas, se encarga de:

- Eliminar las sustancias tóxicas de la sangre
- Fabricar la bilis que sirve para digerir las grasas

- Almacenar glucosa, proteínas, vitaminas y minerales que obtenemos de los alimentos
- Ayudar a combatir las infecciones

El periodo promedio de incubación de la hepatitis está entre 45 y 160 días; es decir, es posible que pase de un mes y medio a cinco meses sin que la persona infectada sienta nada. Después de ese tiempo pueden aparecer los síntomas siguientes:

Posición de la vesícula y el hígado

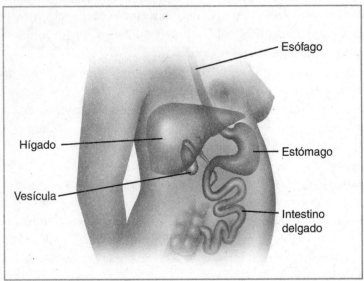

- Malestar y cansancio general
- Pérdida de apetito
- Náuseas y vómitos
- Dolor en el hígado
- Color amarillento en el blanco de los ójos y la piel
- Heces de color claro

La mitad de las personas que tienen hepatitis no presentan ningún síntoma pero pueden infectar a otras personas.

Dependiendo del tipo de virus que la cause, la hepatitis tiene una forma de transmisión diferente.

HEPATITIS A

Este es el tipo que más afecta a la población general y también a los latinos. Se transmite por vía oral después de haber entrado en contacto con heces fecales contaminadas con el virus. Por ejemplo, si una persona infectada no se lava las manos después de ir al baño, puede contaminar a otras personas o la comida o bebida que esté manipulando.

La infección se confirma mediante un análisis de sangre y, por lo general, el descanso y una dieta adecuada son suficientes para curar la enfermedad en un par de meses. Durante el embarazo se puede aplicar una inyección de inmunoglobulina de la hepatitis A. La inmunoglobulina está formada por anticuerpos que actúan contra el virus de la hepatitis. Estos se extraen de otra persona que ya pasó por la enfermedad y ayudan a luchar contra la infección de inmediato.

Los bebés pueden contraer la hepatitis A durante el nacimiento, por contacto con la sangre de la madre, o después, por vía oral al igual que los adultos. La hepatitis A no suele ser grave en los bebés y, además, hace que desarrollen defensas contra ella para el resto de su vida.

HEPATITIS B

La hepatitis B es una enfermedad seria que puede causar hepatitis crónica, cirrosis o fallo del hígado. Es el segundo tipo de hepatitis que más afecta a los latinos y una de las enfermedades que se transmiten más fácilmente de la madre al bebé. Por lo general, se contagia en el parto por la sangre de la madre, pero también puede pasar al feto durante el embarazo. Cuanto más tarde en el embarazo se contagie la madre, más probabilidades habrá de que transmita el virus al bebé. En el parto, el índice de contagio es muy alto.

Es por eso que en los exámenes de sangre prenatales se determina rutinariamente si la madre está infectada con este virus. Si hay infección, se usa una inyección de anticuerpos contra el virus de la hepatitis B (o inmunoglobulina B).

La forma más común de contraer hepatitis B en los adultos es por medio de relaciones sexuales, transfusiones de sangre o jeringas usadas. Las personas que han sido vacunadas contra esta enfermedad están protegidas de un 80% a un 100%. La vacuna no se puede administrar durante el embarazo.

Hepatitis C

Los casos de hepatitis C están aumentando mucho entre las personas entre 20 y 40 años de edad, que es el periodo en el que la mayoría de las mujeres quedan embarazadas. La hepatitis C se transmite de la misma forma que la hepatitis B, pero el riesgo de contagio al bebé es más bajo.

Hepatitis D y E

La hepatitis D solo se presenta cuando existe hepatitis B y se transmite también por contacto con la sangre de una persona infectada.

La hepatitis E es un virus que se transmite como la hepatitis A, por contacto con heces o agua o comida contaminada. Es una enfermedad grave en mujeres embarazadas pero en Estados Unidos casi no existe. La hepatitis E suele aparecer en zonas de desastre donde han habido inundaciones y hay mucha agua contaminada.

Hepatitis F y G

Las hepatitis F y la G se han descubierto recientemente. Ambas se están investigando en la actualidad, pero los casos son bastante raros.

Virus de Inmunodeficiencia Adquirida, VIH

Recuerdo que hace unos años hice una serie de entrevistas para un reportaje a mujeres latinas que habían obtenido un resultado positivo en las pruebas del VIH. Me impresionó especialmente la historia de Gabriela Muñoz, una mujer de 34 años que se enteró el mismo día del gran terremoto en Los Ángeles que su compañero estaba infectado con el virus del SIDA. Gabriela, un nombre falso para proteger su identidad de los chismes del barrio, no sólo no lo abandonó, sino que se casó con él, lo cuidó y, sin revelar su tragedia personal, se dedicó a hacer campaña en su comunidad para difundir la protección en las relaciones sexuales. Esto ocurrió en 1994 y, desde entonces, historias similares a las de Gabriela se han repetido miles de veces. Las mujeres latinas representan el 11% de la población femenina en Estados Unidos, pero sin embargo, forman el 20% de las mujeres que tienen VIH.

❦

La principal fuente de contagio para las latinas en la actualidad es tener relaciones sexuales sin protección con hombres portadores del VIH.

El VIH se transmite cuando la sangre, semen, fluidos vaginales o leche materna de una persona infectada entran en el cuerpo de otra.

Es un virus que actúa de una forma metódica para destruir lentamente el sistema inmunológico humano. Puede estar "dormido" de ocho a diez años y en ese periodo la persona infectada no experimenta ningún síntoma, pero sigue siendo portadora del virus y puede infectar a otras personas.

No es lo mismo ser VIH positivo que tener SIDA. El VIH es el virus que causa el SIDA. El SIDA o Síndrome de Inmunodeficiencia Adquirida es una etapa de la enfermedad donde el sistema inmunológico ya no funciona y no hay forma de que el cuerpo se defienda contra las enfermedades. Todavía no se ha encontrado una cura para esta enfermedad infecciosa, pero con la medicación adecuada se puede vivir una vida normal y tener un bebé sano.

En los análisis prenatales que se realizan en su primera consulta, hay una prueba para detectar si existen anticuerpos del VIH en la sangre. Si los resultados son positivos, quiere decir que el virus está presente y el sistema inmunológico está intentado luchar contra él. El VIH se transmite a través de la sangre; una madre puede infectar al bebé en cualquier momento durante el embarazo, en el parto, o incluso después, a través de la leche materna. A no ser que el conteo de virus en la sangre sea muy bajo, casi siempre se hace una cesárea en las madres infectadas.

Antes de que se empezaran a utilizar tratamientos para evitar la transmisión entre la madre y el bebé, entre un 16% y un 25% de los bebés resultaban infectados. Ahora, las pruebas rutinarias de detección de VIH en los exámenes prenatales y los medicamentos han reducido el contagio de la madre al bebé a un 2%. Además, recientes estudios han probado que estas medicinas no dañan al bebé. El medicamento que se usa más en la actualidad es zidovudine (ZDV), que evita que el virus se replique. Se usa solo, o en combinación con lamivudine (3TC) y nevirapine (NVP). En la lista de contactos encontrará un teléfono donde le pueden contestar todas sus preguntas respecto a esta enfermedad de forma confidencial.

Estreptococo del grupo B (GBS)

Esta bacteria es la causa más común de infecciones como la neumonía o la meningitis en el recién nacido. Se transmite de la madre al bebé durante el parto en el paso por la vagina.

El estreptococo del grupo B vive en el cuerpo de muchas personas sanas sin causar infecciones. Se calcula que una de cada cuatro mujeres embarazadas tienen la bacteria en la vagina o en el recto. Debido a lo grave que puede ser la enfermedad en el recién nacido, se analiza el flujo vaginal al principio del embarazo y entre las 35 y las 37 semanas para ver si la bacteria está presente. La prueba se hace tan tarde porque el tratamiento con antibióticos es más efectivo cuanto más cerca se está de la fecha del parto.

En los partos prematuros o cuando se rompe la fuente y pasan más de 18 horas sin dar a luz, hay más riesgo de que el bebé se contagie. En estos casos, si no se tienen los resultados de las pruebas, es posible que su obstetra/ginecólogo(a) quiera tratarla con antibióticos como medida de precaución.

Enfermedades venéreas

Las enfermedades venéreas se transmiten sexualmente. Muchas de ellas se consideran "silenciosas" porque no presentan síntomas. Sin embargo, en ciertos casos, pueden afectar gravemente al bebé.

Algunas de estas infecciones se contagian durante el nacimiento por el contacto con la sangre de la madre, y otras pasan de la sangre de la madre al bebé dentro del útero. En algún momento durante su embarazo, es posible que su doctor haga un cultivo vaginal para determinar si está presente alguna enfermedad de este tipo, aunque usted tenga una sola pareja.

Hay muchas infecciones venéreas que pueden afectar su embarazo, pero las más comunes son las siguientes.

Vaginosis bacterial

Las mujeres embarazadas que tienen vaginosis bacterial pueden dar a luz bebés prematuros o de bajo peso. Los Centros para el Control y Prevención de las Enfermedades recomiendan que todas las mujeres que han tenido bebés prematuros se hagan un examen para determinar si tienen vaginosis bacterial.

Todavía no se sabe bien cómo se contagia esta enfermedad. Según las estadísticas, las mujeres que tienen un nuevo compañero sexual o han tenido varios en el pasado tienen más posibilidades de que aparezca. Pero la vaginosis bacterial también se da en mujeres con una sola pareja. Según datos del año 2000, un 16% de las mujeres latinas padecen vaginosis bacterial, comparado con un 9% de las mujeres blancas y un 23% de mujeres afroamericanas.

La infección se produce porque una de las bacterias que vive normalmente en la vagina empieza a reproducirse sin control. El resultado es quemazón o picazón al orinar, flujo vaginal con color y en una cantidad diferente a lo normal, y mal olor. Es típico el fuerte olor a pescado después de tener relaciones sexuales, pero en muchos casos no hay ningún síntoma.

CLAMIDIA

Como decía una antigua campaña educativa, "la clamidia no es una flor"; es una de las enfermedades venéreas más comunes en Estados Unidos. Es una bacteria que infecta la vagina y puede producir ardor o picazón al orinar y más flujo vaginal de lo normal. En la gran mayoría de los casos no produce ningún síntoma y este es uno de los motivos por los que es tan común y se está extendiendo tan rápidamente. Entre las personas menores de 25 años, la enfermedad se ha incrementado en un 500% desde 1987.

La clamidia puede producir la enfermedad pélvica inflamatoria (PID), donde la bacteria sube hasta las trompas dañando su tejido. Muchos casos de infertilidad se deben a esta causa. Afortunadamente el tratamiento con los antibióticos adecuados suele ser muy efectivo.

La clamidia se contagia al bebé al pasar por el canal vaginal durante el nacimiento y puede producir infección en los ojos o neumonía. Ese ungüento o gotas que le ponen a los bebés en los ojos al nacer, es una pomada antibiótica para reducir el riesgo de una posible infección por clamidia o gonorrea.

GONORREA

La gonorrea puede causar un parto prematuro y es posible transmitirla al bebé durante el nacimiento causando ceguera, infección en la sangre e infección en las articulaciones. Se trata con antibióticos y suele desaparecer con una sola dosis.

La mayoría de los casos se dan entre personas de 15 a 29 años de edad y, como la clamidia, afecta a los latinos más que a otros grupos. Al igual que con otras enfermedades venéreas, el riesgo para las mujeres es que se convierta en enfermedad pélvica inflamatoria. Es común que la gonorrea esté presente junto con la clamidia.

Los hombres suelen tener más síntomas de esta infección que las mujeres como, por ejemplo, quemazón al orinar o una secreción amarillenta en el pene.

VERRUGAS GENITALES

Las produce un virus llamado *Papilomavirus humano*. Tienen forma de coliflor, son de color carne o grisáceo y aparecen en el área genital.

Muchas personas infectadas con el virus no desarrollan las verrugas, pero a pesar de esto siguen contagiando el virus al tener relaciones sexuales. Las verrugas genitales en las mujeres pueden producir cáncer en el cuello del útero.

Es bastante raro que un bebé se contagie con el virus durante el nacimiento, pero si ocurre, pueden aparecerle verrugas en la garganta.

Sífilis

Es una infección producida por una bacteria. Esta enfermedad se desarrolla en etapas que pueden durar años y es muy seria en la mujer embarazada porque la bacteria puede atravesar la placenta y atacar al feto. El Síndrome de Sífilis Congénita, como se denomina cuando esto ocurre, es devastador para el bebé. Puede desde atacar el cerebro o el hígado hasta producir la muerte.

Los esfuerzos realizados en los últimos años para tratar esta enfermedad en madres infectadas están dando resultados y el número de bebés nacidos con Síndrome de Sífilis Congénita se ha reducido mucho. Sin embargo, no ha ocurrido lo mismo con la enfermedad en otros adultos. A pesar de que la cifra de sífilis se ha estabilizado a nivel nacional, existen ciudades donde los casos anuales siguen aumentando.

Herpes genital

No hay cura contra esta enfermedad, pero los síntomas se pueden tratar. El herpes puede aparecer en los labios o en los genitales. Cuando una persona resulta infectada con herpes genital, el virus pasa por periodos de activación en los que se forman ampollas en los genitales, que más tarde se abren. Es en este periodo cuando el virus se encuentra en el momento más contagioso. Como promedio, las personas infectadas con este herpes pasan de 3 a 5 periodos de activación del virus al año.

En las mujeres embarazadas el peligro está en que la fase activa del virus coincida con el parto y que contagie al bebé al pasar por el canal vaginal. El virus puede causar graves daños al sistema nervioso del recién nacido. El riesgo de transmisión más alto se da cuando la madre se contagia del virus en el último trimestre del embarazo, porque los primeros episodios suelen ser los más virulentos. El riesgo es menor si una mujer tiene herpes genital desde hace años, pero los daños que pueden ocurrir al bebé son tan graves que generalmente se opta por una cesárea si la madre tiene herpes genital.

Es importante evitar siempre el sexo oral con una persona que tiene herpes en la boca o labios, pero especialmente en los tres últimos meses del embarazo.

El herpes se trata con medicinas como el *acyclovir*, que es seguro durante el embarazo y reduce la duración de los episodios activos.

DEPRESIÓN

Las mujeres nos deprimimos más que los hombres y, según un estudio, la depresión es un verdadero problema entre las mujeres latinas: nos deprimimos más que el resto de las mujeres en Estados Unidos. La depresión es algo más que estar triste o tener *nervios*. La depresión es una enfermedad en toda regla, que, como la mayoría de las enfermedades, empeora si no se trata.

Las depresiones aparecen por cambios en los procesos químicos del cerebro y, durante el embarazo, hay grandes descargas hormonales que pueden empeorar los desequilibrios químicos cerebrales. La ansiedad que muchas mujeres experimentan ante los grandes cambios que trae la maternidad también puede alterar la química cerebral.

En nuestra cultura es difícil entender que una mujer pueda estar deprimida durante el embarazo porque se supone que una futura madre debe estar feliz. En circunstancias normales, el embarazo es una época especial y maravillosa en la vida de una mujer, pero hay factores como los siguientes, que pueden hacer que esto no sea así:

- *Depresión antes del embarazo*. Hay mujeres en las que la depresión mejora durante el embarazo, pero también hay un porcentaje en el que esta enfermedad empeora.

- *Circunstancias externas*. El embarazo es un periodo en que muchas mujeres se sienten vulnerables. Tener lejos a la familia o estar pasando por problemas económicos puede crear mucha ansiedad y degenerar en depresión.

- *Sensibilidad a los cambios hormonales*. Una de las razones por las que se cree que las mujeres se deprimen más que los hombres, es por la influencia de los ciclos hormonales. Hay futuras madres que son mucho más sensibles que otras al aumento de los niveles de hormonas.

Además, hay factores culturales que influyen en que no se le dé importancia a la depresión antes y durante el embarazo. Entre las mujeres latinas hay una tendencia a pensar que "ya pasará", que es una etapa o que "no necesitan un psiquiatra".

La depresión no "pasa", sino que suele empeorar. No puede curarla tratando de sentirse alegre, igual que no puede mejorar una diabetes hablándole a su páncreas para que produzca más insulina. Son procesos químicos sobre los que usted no tiene control.

No está sola. Hasta el 20% de las mujeres se sienten deprimidas durante el embarazo y el 10% desarrollan una depresión severa.

Síntomas de la depresión

Usted tiene esta enfermedad si experimenta durante más de dos semanas un sentimiento de depresión durante la mayor parte del día, casi todos los días y, además, si tiene:

- Dificultad para dormir o exceso de horas de sueño
- Dificultad para concentrarse
- Fatiga o falta de energía
- Ansiedad o sentimientos de vacío
- Falta de interés en actividades recreativas
- Sentimientos de culpa
- Pensamientos acerca de la muerte y el suicidio

El problema para diagnosticar la depresión en el embarazo es que síntomas como fatiga, falta de energía o exceso o falta de horas de sueño es lo que sienten muchas mujeres durante los tres primeros meses. Por eso, la depresión durante el embarazo se suele diagnosticar durante el segundo trimestre, cuando el malestar físico comienza a disminuir.

Es importante diagnosticar y tratar la depresión durante el embarazo porque esto aumenta las posibilidades de sufrir depresión posparto (ver página 352). Una futura madre deprimida puede no alimentarse de la forma correcta, fumar, beber o tener otros comportamientos que puedan perjudicar a su bebé. Además, es una enfermedad que le impedirá disfrutar de su embarazo.

Tratamiento de la depresión en el embarazo

La depresión durante el embarazo se trata con terapia psicológica y/o con medicación. La terapia es muy efectiva en casos de depresión moderada. Hay dos tipos:

- Terapia personal: se enfoca en averiguar los motivos por los que puede haber aparecido la depresión. Por ejemplo, si es un embarazo deseado, cuál es la situación con la pareja, si la madre tiene apoyo suficiente o está lejos de su familia, etc.

- Terapia de comportamiento: intenta cambiar comportamientos que pueden llevar a la depresión, como evitar ciertas situaciones, cambiar influencias externas, etc.

Con respecto a la medicación, recientemente han aparecido varios estudios que indican que, aunque mínimo, puede haber algún riesgo para el bebé si la madre toma ciertos antidepresivos. Por otra parte, se estima que entre el 75 y el 80% de las mujeres embarazadas deprimidas que dejan su medicación tienen una recaída. No tratar la depresión en la madre puede tener consecuencias tanto para ella como para otros hijos, e incluso para el feto, según otro estudio sobre los efectos en el feto de las hormonas producidas por la depresión. Cada caso es diferente y, por ello, el suyo debe ser cuidadosamente evaluado por un médico antes de tomar una decisión.

Las medicinas más utilizadas para tratar la depresión en el embarazo se llaman "inhibidores selectivos de la retoma de serotonina" (SSRI, por sus siglas en inglés). En los últimos años se ha descubierto que las personas que tienen menores niveles de serotonina en el cerebro, tienen más posibilidades de sufrir depresiones. Estos medicamentos hacen que el nivel aumente. Las marcas más utilizadas son *Prozac*, *Zoloft*, *Paxil* y *Celexa*.

Estas medicinas tienen algunos efectos secundarios en la madre, como sequedad en la boca, dolores de cabeza, insomnio o falta de deseo sexual. En caso de que no le estén funcionando, no las deje de tomar de un día para otro sin consultar con su doctor, porque podría sentirse peor.

La paradoja latina

Después de toda esta lista de enfermedades, usted pensará que los pobres bebitos latinos deben llegar al mundo de casualidad, con esas madres tan achacosas. Pero lo cierto es que a pesar de todos estos riesgos para la salud, de que muchas de nosotras no tenemos seguro médico y de que tenemos menos recursos que otros sectores de la población, a los bebés latinos y a sus mamás les va de maravilla.

Tanto así, que tenemos a los científicos desconcertados. Se han hecho estudios y más estudios para determinar por qué, con tanta probabilidad en nuestra contra, los bebés latinos nacen sanos y con buen peso. Un estudio en particular llegó a analizar cómo contaban las mujeres mexicanas el retraso de sus periodos al embarazarse, por si es que estaban contando los meses de forma equivocada.

Hay cosas que no se pueden explicar con un microscopio o en tablas estadísticas. Sí, hay ciertos factores genéticos y sociales que no están de nuestro lado, pero hay muchos otros que lo están. Por ejemplo, las latinas apenas fumamos, en general no abusamos del alcohol o de las drogas, nuestra alimentación es mucho más sana que la del resto de la población y, sobre todo y ante todo, tenemos una red de apoyo increíble en nuestras familias y comunidades.

A mí no me cabe duda de que es la forma de vivir latina la que nos da esa salud que se refleja en nuestros bebés. El secreto está en esa mezcla de fuertes conexiones con otros seres humanos, hábitos saludables y vida espiritual. De hecho, las estadísticas prueban que cuanto más nos alejamos de esa forma de vivir, cuanto más desaparecen las buenas costumbres con cada generación sucesiva, más vulnerable se vuelve nuestra salud y la de nuestros niños.

Así que, cuídese en su embarazo, vaya a sus consultas prenatales y vigile las enfermedades pero, sobre todo, no se olvide de la *buena vida*.

6

Pruebas durante el embarazo

En estos tiempos, llevar en la cartera la fotografía del bebé que estamos esperando empieza a ser de lo más común. Ya no son esas manchas borrosas en blanco y negro de las ecografías tradicionales, en las que sólo los padres podían ver el parecido que tiene el futuro bebé con el abuelo paterno. No. Ahora disponemos de fotografías a color y en tres dimensiones de nuestro bebé de cuatro meses, aún no nacido.

De igual forma, dentro de poco podremos saber con total seguridad, y sin tener que pasar por una amniocentesis, quiénes entre las compañeras de trabajo y familiares realmente dominan el arte de predecir el sexo del bebé por la forma de nuestro vientre. Un simple análisis de sangre nos dirá si vamos a tener una hembra o un varón.

Los grandes avances tecnológicos de los últimos años han llegado al campo de los cuidados prenatales y hoy en día se puede determinar con bastante seguridad si el bebé se está desarrollando normalmente. Hay incluso tratamientos para cuando está todavía en el útero, que corrigen problemas que antes no hubieran permitido que el bebé sobreviviera.

En este capítulo encontrará una descripción de las pruebas más comunes que se realizan hoy en día durante el embarazo. Algunas son rutinarias y pasará por ellas en algún momento en los nueve meses, pero otras se utilizan sólo cuando existen problemas específicos.

Imágenes del bebé

Los sonogramas o ecografías suelen ser una de las pruebas favoritas de los futuros padres. Es un momento mágico y emocionante encontrarse por primera vez con ese corazoncito que está dentro de nuestro vientre, latiendo con la fuerza de la vida, y ver la silueta del bebé moviendo una mano, los pies o, como en el caso de mi hija Patricia, saltando como si estuviera en un trampolín.

Los sonogramas obtienen imágenes del bebé por medio de ondas sonoras. Un aparatito que se llama transductor y que se coloca sobre el vientre, o se introduce en la vagina en las ecografías vaginales, emite ondas sonoras que rebotan contra el bebé. El transductor está conectado a una computadora que interpreta estos sonidos o "ecos" y los envía a una pantalla donde el doctor o el técnico los analizan. De ahí viene el nombre de sonograma o ecografía. Funciona de manera parecida a como lo hace un radar.

El bebé no siente nada durante un sonograma y usted tampoco y, por el momento, en los casi 40 años que vienen utilizándose, no se han registrado efectos negativos de ningún tipo ni en la madre ni en el bebé. Generalmente durante el embarazo se realizan al menos dos sonogramas, para asegurarse de que todo va bien.

Las imágenes que se obtienen en el sonograma ayudan al doctor a determinar diferentes cosas a lo largo del embarazo, entre ellas:

- Existencia del latido del corazón.
- Edad y desarrollo del feto.
- Fecha estimada del parto.
- Número de fetos (¡sorpresa!).
- Situación y condición de la placenta. Esto es importante ya que, por ejemplo, a veces la placenta se sitúa a la entrada del cuello del útero, por donde tiene que pasar el bebé para nacer (placenta previa, ver página 172) y el nacimiento tiene que ser por cesárea.
- Evaluar las causas del sangrado vaginal, si lo hay.
- Determinar si existen malformaciones físicas tanto de órganos externos como internos.
- Ver la posición del feto antes del nacimiento.
- Comprobar la cantidad de líquido amniótico al final del embarazo.
- Detectar un embarazo ectópico o extrauterino (ver página 171).

- Ayudar a realizar otras pruebas como la amniocentesis o la muestra de sangre fetal.

Hay varios tipos de sonogramas que se diferencian por la forma en que se hacen y las técnicas que utilizan.

Sonograma vaginal

Se utiliza en las primeras semanas porque proporciona imágenes más claras y con más detalle, ya que al principio del embarazo resulta más fácil llegar a donde está el bebé a través de la vagina. Con esta tecnología se puede ver un embarazo de tan solo cuatro semanas y media. A las seis semanas, es posible detectar el latido del corazón y saber si hay más de un saco amniótico (aunque esto no significa necesariamente que vaya a tener más de un bebé porque uno de ellos puede ser reabsorbido).

En la consulta del doctor, le indicarán que se desnude de la cintura para abajo, que se ponga una bata y que se acomode en la mesa de exámenes. La ecografía se realiza con un aparato del tamaño de un tampón, que se introduce en la vagina. El aparato está recubierto con un condón esterilizado y lubricado. Una vez dentro de la vagina, el doctor o el técnico lo mueve ligeramente hasta conseguir la imagen deseada. No duele nada, aunque puede ser un poco molesto, pero le aseguro que el momento en que vea en la pantalla el corazoncito de su bebé latiendo, se le va a olvidar todo lo demás.

Si no ve bien la pantalla desde su posición, no sea tímida y pida que se la orienten para no perder ningún detalle. Pregunte qué es qué. Las imágenes tienen más sentido si un experto las explica, porque la mayoría de las veces es difícil saber qué se esta viendo. Pero recuerde que si es un técnico(a), y no un doctor o su doctora, quien está haciendo el examen, a veces no están autorizados a hacer comentarios, cosa que puede ser muy frustrante. Pregunte de todas formas porque quizás sí le puedan dar una idea general de qué es lo que está viendo.

También le recomiendo que vaya con su esposo o compañero a esta cita. Ver juntos por primera vez a su bebé es una experiencia inolvidable. Cuando acabe la sesión le darán las primeras "fotos" para el álbum de su bebé. No las lleve durante mucho tiempo en la cartera porque es un papel especial y la tinta se va deshaciendo con el roce. Para cuando mi esposo aceptó entregarme la foto del sonograma de nuestra primera hija, quedaba solo una ligera sombra gris. Creo que la debió enseñar más de 200 veces.

Otra forma de guardar estos recuerdos es en una cinta de video. Hay lugares en los que es posible grabar la ecografía completa en una cinta de VHS. Pregunte antes de ir para llevar su propia cinta en blanco. El procedimiento suele durar entre 15 minutos y una hora, dependiendo de lo que haya que determinar.

Sonograma abdominal

Después de los tres primeros meses, es más fácil obtener imágenes del bebé a través del vientre de la madre. Se suele hacer una segunda ecografía entre las 18 y 20 semanas de embarazo.

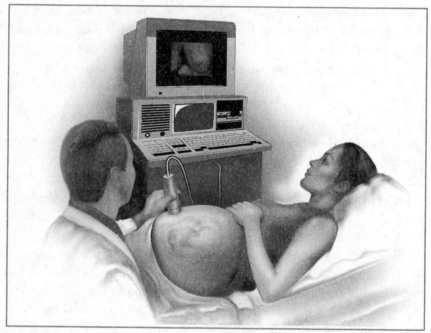

Sonograma abdominal

Para esta prueba sólo tiene que dejar el vientre al descubierto. Le pondrán un gel que permite que el transductor, el aparato que emite las ondas sonoras, se deslice con facilidad por su vientre. Es en esta ecografía cuando en teoría ya se puede determinar el sexo del bebé. Pero todo depende de la postura en la que esté y también de la experiencia del técnico. Me imagino que conoce algunas parejas que compraron todo color rosa cuando tenía que haber sido azul...

Sonograma de nivel II

La técnica es la misma que en los anteriores sonogramas, pero la diferencia es que es más detallado. Se hace entre las 18 y 20 semanas para detectar posibles malformaciones. En este sonograma se analizan detalladamente todos los órganos internos y estructuras del bebé. El técnico o doctor examinará las cuatro cámaras del corazón, los riñones, pulmones, intestinos, genitales y extremidades y verá que la estructura del cerebro sea normal y que no haya líquido acumulado. Es un tipo de sonograma que puede proporcionar mucha información, pero la precisión de la prueba depende en gran parte de la habilidad del técnico o doctor que lo maneje, así como del equipo que se utilice.

Últimamente, se están usando aparatos que proporcionan imágenes a color y hacen más fácil la interpretación. La computadora asigna un color a cada tonalidad de gris. Esta técnica es diferente del sonograma de tres dimensiones que se explica más adelante.

Sonograma Doppler

Es una herramienta muy útil para determinar si existen malformaciones congénitas en el corazón. El sonograma Doppler mide las características del flujo de la sangre en el corazón del feto y asigna diferentes colores a los diferentes recorridos y velocidades de la sangre. Estos exámenes se pueden realizar de forma abdominal o vaginal. La intensidad de las ondas emitidas por el sistema Doppler es mayor que las que emite un sonograma convencional, por lo que se utiliza con precaución durante el primer trimestre.

Sonograma en tres dimensiones

Los avances en tecnología de computadoras permiten ahora crear una imagen de tres dimensiones durante un sonograma. Gracias al detalle que proporciona este tipo de sonograma, se pueden ver claramente imágenes que no se podían distinguir correctamente en el sonograma tradicional, como por ejemplo, los labios o los dedos de la mano y del pie. Hay factores que influyen en la claridad de la imagen, como la cantidad de líquido amniótico, la obesidad de la madre o la habilidad del técnico que maneja el aparato, pero cuando la calidad es buena, podrá contar los deditos de su bebé o ver a quién se parece más antes de que nazca.

Sonograma en tres dimensiones del feto.

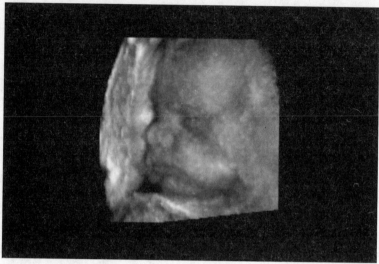

Imagen: Dr. Fernando X. Marín

Resonancia magnética y fetoscopia

Sólo se realizan en ocasiones especiales. Las resonancias magnéticas son útiles cuando hay que ver algo con mucho detalle. Las imágenes de estas pruebas son muy claras y definidas. La fetoscopia se usa para ciertos procedimientos quirúrgicos, como cuando hay problemas circulatorios entre gemelos o para remover tumores de la placenta. El doctor hace un pequeño corte en el abdomen y otro en el útero para insertar una cámara y los instrumentos quirúrgicos.

PRUEBAS GENÉTICAS

Uno de los campos de la medicina en los que más avances se han conseguido en los últimos años es la genética y sus aplicaciones. Gracias a un enorme proyecto llevado a cabo entre varias naciones, se van a poder identificar todos los genes del ser humano, algo que unos años atrás era casi ciencia ficción. Este proyecto les ha abierto la puerta a los científicos para encontrar numerosas enfermedades hereditarias, así como su tratamiento y, en algunos casos, hasta una posible curación.

Las pruebas genéticas que se realizan hoy en día durante el embarazo permiten comprobar si el bebé tiene ciertas enfermedades hereditarias o anormalidades en sus cromosomas o genes.

Hay dos tipos de pruebas genéticas que se hacen durante el embarazo:

- *Pruebas de estimación de probabilidades* (Screening Tests): estas no le dicen si su bebé tiene un defecto. Solo indican la probabilidad que usted tiene de que su bebé tenga un problema. Se hacen mediante un análisis de la sangre de la madre.

- *Pruebas de diagnóstico genético:* sí determinan si su bebé tiene una anormalidad porque analizan los cromosomas del feto. La más común es la amniocentesis, en la que se obtiene líquido amniótico de su vientre por medio de una aguja.

Las pruebas de estimación de probabilidades se ofrecen de forma rutinaria, pero las genéticas se pueden hacer por las siguientes razones:

- La madre tuvo un bebé anteriormente con una anormalidad genética grave.
- Existen antecedentes familiares de una enfermedad hereditaria grave.
- Otras pruebas realizadas durante el embarazo determinaron que existe la posibilidad de una anormalidad genética.
- La madre tiene 35 años o más.
- Los padres pertenecen a un grupo étnico donde se da con frecuencia una enfermedad genética hereditaria.
- La madre o el padre, debido a su trabajo, están expuestos a radiación o agentes químicos.
- Los padres son primos hermanos (aunque recientemente se ha descubierto que el riesgo entre primos es mucho menor de lo que se pensaba).

El dilema

Nuestras abuelas y la gran mayoría de nuestras madres sabían si el bebé estaba bien después de haber nacido. A veces pasaban años antes de darse cuenta de que algo andaba mal. Ahora, la tecnología genética nos da la oportunidad de saber con precisión si nuestro bebé viene bien o no, con todas las consecuencias que esto implica.

Por un lado, esta nueva información permite tratar algunas condiciones —no muchas todavía, desafortunadamente— y darle posibilidades de sobrevivir a un bebé que de otro modo no las tendría. Pero por otro lado, nos pone en el terrible dilema de qué hacer en caso de que descubramos que nuestro bebé tiene una anormalidad o malformación, o incluso en el dilema de si queremos saber si tiene o no estas malformaciones.

Debido a que estas pruebas son parte del cuidado médico prenatal que se proporciona hoy en día, en algún momento durante el embarazo tendrá que pensar en ello. Hablar de todo esto previamente con su pareja o con su familia le ayudará a tener las cosas más claras cuando le presenten la opción de realizar estas pruebas. Le hará sentirse más en control de la situación y menos presionada para tomar decisiones en el momento. No se olvide de que cada familia es un mundo, con diferentes circunstancias, ideas y motivaciones, y lo que es bueno para unos no lo es para otros. Incluso lo que se considera apropiado para un embarazo, puede no serlo para el siguiente.

A Leticia Gómez, madre de un niño y una niña, le propusieron hacer una amniocentesis en su segundo embarazo porque tenía más de 35 años.

"Trajimos a la casa el material que nos dieron para leer y después de leerlo pensamos que los resultados no eran fiables al 100%. No te pueden garantizar al 100% que tu niño vendrá sano. Si no vamos a tener esa tranquilidad, ¿para qué? Pensamos que si había algo que estaba verdaderamente mal, lo podrían ver en el sonograma. Pero luego piensas: ¿qué pasa si ven algo y entonces estás toda estresada durante todo el embarazo? Porque el aborto no es una opción para nosotros. Así que le pedí a Dios que me diera la fuerza de amar a mi bebé viniera como viniera".

Ana María Caldas decidió hacer la prueba:

"Lo que pasó es que cuando estaba embarazada me enteré de que unas personas que conocía habían tenido un bebé con Síndrome de Down y me puse muy nerviosa. Hasta ese momento, no me había planteado la amniocentesis porque tenía solo 30 años. Es una cosa terrible lo que voy a decir, pero yo no traería al mundo a un bebé que tuviera problemas. No sólo por mí, sino por él. Creo que es muy injusto traer al mundo a una persona que va a sufrir. Él va a ver que el resto de la gente tiene una vida que él no va a tener. No importa, yo lo cuidaría toda la vida, pero el día que yo me muera ¿quién lo va a cuidar? ¿Qué tal dejar a alguien así desamparado? Ellos son bebés toda la vida".

Objetivo de las pruebas genéticas

Uno de los motivos para realizar una prueba genética es determinar si el bebé tiene un defecto o malformación que se pueda tratar antes de que nazca. Todavía no son muchas las situaciones que se pueden tratar porque este es un campo experimental, limitado a ciertas condiciones, pero en ciertos casos hay buenos resultados.

Otra razón para realizar pruebas genéticas es evaluar la severidad de las anormalidades y determinar si hay que poner fin al embarazo porque las posibilidades de supervivencia serán nulas o por las discapacidades que sufrirá el bebé y el sufrimiento que representará para él o ella y para la familia.

Es una decisión muy difícil y dolorosa y, para muchas latinas, no es ni siquiera una opción. Cada caso es diferente y es importante obtener toda la información posible. La anormalidad genética puede producir desde defectos leves que no interfieran con una vida normal, hasta malformaciones severas. El problema genético más común es el Síndrome de Down. Incluso dentro del Síndrome de Down, las discapacidades pueden ser desde muy leves hasta profundas.

Hay algunas consideraciones que le pueden ayudar en el caso de que las pruebas den un resultado anormal:

- ¿Qué tipo de vida podrá llevar el niño? ¿Qué grado de interacción tendrá con los que lo rodean?

- ¿Tiene usted los medios para atender a un niño con discapacidades? ¿Puede darle las horas de atención que necesita?

- ¿Tiene otros niños que atender? ¿Cómo afectará al resto de la familia un niño con discapacidades?

- En caso de que vaya a necesitar cirugía o atención médica especializada, ¿cuenta con seguro médico? ¿Tiene medios para obtener esta atención en su comunidad? ¿Sufrirá el bebé a consecuencia de las cirugías?

- ¿Quién se hará cargo del niño cuando usted ya no esté? ¿Quedará internado en una institución? ¿Quién pagará sus gastos?

Debido a las repercusiones emocionales que tendrá en su vida una situación así, yo le recomiendo que obtenga toda la información posible antes de tomar una decisión. Consulte con un consejero genético, con otro doctor o busque en Internet si no le satisfacen las respuestas que le están dando. Hable con familias que decidieron interrumpir el embarazo y con familias que tienen un hijo con Síndrome de Down. Pregunte y pregunte hasta que quede satisfecha y hasta que sienta en su corazón que está tomando la decisión adecuada, sea la que sea (en la lista de contactos encontrará lugares adonde puede llamar para conseguir ayuda).

También hay parejas que, aunque no vayan a poner fin al embarazo, prefieren saber con certeza si su bebé tiene algún problema genético y prepararse emocionalmente para ello con antelación. El impacto es menor y, además, permite hacer mejores preparativos para el momento del parto y planearlo en un hospital donde haya equipo y personal especializado en bebés con defectos congénitos.

Algo que también hay que sopesar cuando estas pruebas se realizan sólo para obtener información, son los riesgos de un aborto espontáneo. El riesgo es pequeño, pero existe.

Por último, estas pruebas dan unos resultados muy precisos, con muy poco margen de error (casi el 100% para la amniocentesis). Sin embargo, el hecho de que la prueba no haya detectado ciertos defectos genéticos no es garantía absoluta de que no existirán problemas. Las pruebas genéticas sólo buscan ciertas anomalías de forma rutinaria y hay otras malformaciones que todavía no se pueden detectar.

Cromosomas y genes

Las anormalidades genéticas se producen por defectos en los cromosomas o genes. Los genes son unas partículas microscópicas que forman los cromosomas. Los cromosomas se encuentran en cada una de las células de nuestro cuerpo, excepto en los glóbulos rojos. Los genes determinan todas las características físicas de una persona, y muchos rasgos psíquicos y emocionales. En ellos está archivado si nuestro bebé será varón o hembra, alto o bajo, gordo o flaco, con ojos negros o verdes. Es decir, los cromosomas tienen dentro de ellos el manual de instrucciones sobre cómo crear un ser humano.

Se calcula que los seres humanos tenemos entre 20 y 25 mil genes, repartidos en 46 cromosomas. La mitad los heredamos de nuestra mamá y la otra mitad de nuestro papá. El óvulo y el espermatozoide solo tienen 23 cromosomas cada uno y en el momento de la concepción los juntan para que haya 46. Así es como comienza el desarrollo de una nueva vida.

Los 46 cromosomas están emparejados, es decir, tenemos 23 pares. Vistos bajo el microscopio, parecen unas parejas de tiritas oscuras que tienen una forma similar en cada par, excepto en uno, que es el de los cromosomas sexuales.

Cariotipo o fotografía de los cromosomas

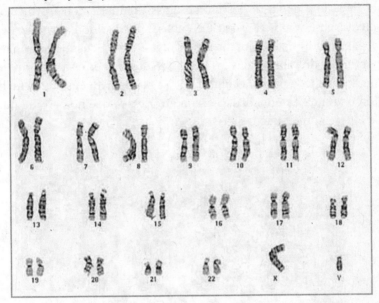

Esa pareja diferente es la pareja de los cromosomas que determina el sexo del bebé. Los cromosomas sexuales se llaman X e Y. La madre aporta siempre al bebé el cromosoma que se llama X, porque las mujeres siempre tienen en sus óvulos el cromosoma sexual X. Pero el papá puede aportar al bebé otro cromosoma X, o bien uno Y, ya que hay espermatozoides que tienen el cromosoma X y otros que tienen el Y. Así es como se decide si será una bebita o un bebito. Los cromosomas sexuales de las hembras son XX y los de los varones, XY.

Es decir, es el papá quien determina cuál será el sexo del bebé, así que cuando su esposo le diga: "A ver si me das una hembrita", o "¿Vas a tener un varoncito?", le puede contestar con una gran sonrisa: "Mi amor, eso depende de ti".

Todo este proceso de emparejamiento y división de cromosomas es muy complicado y delicado y se pueden producir errores. Los errores pueden estar ya en los cromosomas de los padres y ser pasados al bebé, como en el caso de las enfermedades hereditarias, o también pueden ocurrir por influencias externas como la radiación, medicamentos que afecten al feto y otros factores que los modifiquen, o simplemente por un error en las primeras divisiones de células en el óvulo fecundado.

Cuando el espermatozoide entra en el óvulo se crea una célula que se divide en dos y estas dos se dividen en dos cada una. Las cuatro resultantes se dividen en ocho; estas ocho en dieciséis y así sucesivamente. Cada célula lleva una copia de los cromosomas originales con instrucciones completas sobre cómo convertirse en una célula de riñón, de piel o de estómago, para ir formando los diferentes órganos. Así, cuando hay un error en la primera división, todas las demás células tienen este error porque son una copia de la primera célula. Esto se puede traducir en una malformación o en una enfermedad, o en un error grave que no permite que se forme el feto correctamente.

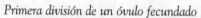

Primera división de un óvulo fecundado

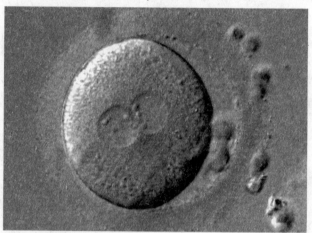

Imagen: Mark P. Portman MT, MHA. Reproductive
Associates of Delaware.

La mayoría de los abortos espontáneos que se producen durante el primer trimestre son fetos en los que este proceso de emparejamiento de material genético no resultó bien. Otras veces, estos problemas no impiden que el feto siga desarrollándose a pesar de que haya un defecto en los cromosomas o en un gen. De hecho, estos errores pueden no afectar la vida del bebé para nada: todos y cada uno de nosotros tenemos algún gen imperfecto. En otros casos, los errores son más graves.

Las pruebas de diagnóstico genético durante el embarazo sirven para detectar, o al menos descartar, errores en los cromosomas y genes del bebé. Por diferentes métodos, que se explican más abajo, se obtiene una muestra de las células del bebé para poder ver los cromosomas que hay en ellas. Después, se hace una fotografía de ellos con un microscopio para contar y analizar su forma. La fotografía del conjunto de cromosomas de un ser humano se denomina "cariotipo"(ver figura en la página 125).

Hay anormalidades que son fáciles de apreciar en el cariotipo, como cuando existe un cromosoma de más y, en vez de tener 46 cromosomas, el bebé tiene 47. El par en el que se encuentre ese cromosoma de más determina el tipo de anormalidad que tendrá ese bebé. Si está en la pareja número 21, entonces el bebé tiene lo que se conoce como Síndrome de Down.

Algunas veces hay uno de menos y, en vez de 46 cromosomas, hay 45. En otras ocasiones, el número de cromosomas es el correcto, pero a uno de ellos le falta un trocito o le sobra algo. Ciertas enfermedades están localizadas en los genes dentro de un cromosoma en particular. Por ejemplo, la fibrosis quística, una enfermedad genética que produce densas flemas en los pulmones, está ocasionada por un gen defectuoso que se encuentra en el cromosoma número 7.

Me imagino que leyendo todo esto se le estarán poniendo los pelos de punta, porque uno de los miedos universales que compartimos todas las mujeres embarazadas es si nuestro bebé saldrá bien.

Es cierto que la aparición de anormalidades genéticas, o de otro tipo, es una lotería que le puede tocar a todo el mundo, pero en condiciones normales, las probabilidades son parecidas a las de que le toque el premio millonario de la lotería, es decir, muy pocas. Pero sí hay ciertas circunstancias en las que es más probable que estos problemas ocurran: por ejemplo, si en su familia hay ciertas enfermedades hereditarias o si usted tiene más de 35 años. La tabla siguiente muestra las probabilidades según la edad.

Años de la madre	*Riesgo de Síndrome de Down*	*Otras anormalidades*
25	1 en 1,250 nacimientos	1 en 476 nac.
30	1 en 952	1 en 384
35	1 en 385	1 en 192
40	1 en 106	1 en 66
45	1 en 30	1 en 21

Consejeros genéticos

Antes de realizar una prueba genética, usted y su pareja u otros miembros de la familia (si desea que estén presentes), tendrán una entrevista con un consejero o consejera genético. Es una entrevista para darle información sobre las posibilidades que aparecen en la tabla anterior y sobre la prueba.

Primero, le hablarán sobre todo lo que ha leído anteriormente acerca de los cromosomas y cómo en ocasiones puede haber defectos. Después, la consejera le hará preguntas sobre la historia genética de su familia para dibujar un árbol familiar. Con él, la consejera determina si hay riesgo de que usted y su esposo sean portadores de alguna enfermedad genética que puedan haber heredado y que pudieran transmitir a su bebé.

Le preguntará cuál es su grupo étnico, ya que hay enfermedades que afectan más a ciertas poblaciones:

- Entre los afroamericanos y latinos se da con más frecuencia un tipo de anemia conocida como la anemia de células falciformes (*sickle cell-anemia*, en inglés). En esta enfermedad, las células rojas, en vez de tener la forma normal (parecida a una dona o rosquilla), se ven como una hoz. Por esta razón, no pueden fluir normalmente por las venas, se atascan en ciertos puntos y provocan infecciones y otros síntomas.

- Las personas procedentes del Mediterráneo o de países asiáticos tienen más posibilidades de heredar ciertos tipos de anemias (talasemia).

- El Síndrome de Tay-Sachs aparece con más frecuencia entre los judíos de Europa del este.

En caso de que en su familia haya habido ciertas enfermedades que se han repetido, pero no recuerde bien cuáles fueron, hable con algún familiar que le pueda dar más datos antes de ir a su entrevista con la consejera genética.

La sugerencia del recuadro anterior es importante porque las pruebas genéticas sólo buscan una serie de anormalidades de forma rutinaria. Para encontrar si hay riesgo de transmitir una enfermedad en particular, es necesario hacer análisis específicos para detectar ese gen hereditario.

Quizás usted haya decidido que no quiere hacerse ninguna prueba genética; a pesar de eso, en la consulta le pueden insistir en que debe tener una entrevista con la consejera. Otras veces, le harán firmar un papel diciendo que se le explicaron las pruebas, pero que usted rechazó someterse a ellas. Ya sabe cómo funciona la legalidad en este país. Esto es para que luego, si hay algún problema, no pueda usted decir que no sabía o que nadie le explicó.

PRUEBAS DE ESTIMACIÓN DE PROBABILIDADES O PRUEBAS DE *SCREENING*

Sirven para determinar qué mujeres tienen más riesgo de tener un bebé con problemas, pero no le dicen si su bebé tiene un defecto o no. Sólo le dan las posibilidades de que lo tenga. No son pruebas totalmente precisas y es común que se produzcan resultados que indican que hay un problema cuando en realidad todo está bien.

La mitad de los bebés que nacen con algún defecto genético tienen Síndrome de Down; por eso, muchas de estas pruebas se enfocan en determinar si existe ese problema.

El Colegio Americano de Obstetras y Ginecólogos recomienda que estas pruebas se ofrezcan a todas las mujeres, tanto a las mayores como a las menores de 35 años.

Alfa-feto proteína

Es una sustancia que produce el bebé a medida que crece y que se encuentra tanto en el líquido amniótico como en la sangre de la madre. A veces, la columna del bebé no se cierra correctamente durante su desarrollo y provoca una condición que se denomina espina bífida que puede causar parálisis en las piernas y otros problemas. Cuando este u otros defectos del tubo neural ocurren, puede haber una cantidad de alfa-feto proteína más elevada de lo normal en el líquido amniótico y en la sangre de la madre. Pero una cantidad elevada también se puede deber a ciertas anormalidades en el riñón y en los conductos de la orina del bebé.

Por otra parte, si los niveles de esta proteína son demasiado bajos, puede ser una indicación de que el bebé tenga Síndrome de Down.

La alfa-feto proteína se puede medir a través de un análisis de sangre de la madre o tomando una muestra del líquido amniótico en el que está flotando el bebé. La prueba se realiza entre las 16 y las 18 semanas de embarazo y los resultados tardan alrededor de una semana.

Análisis triple o triple marcador (MSAFP)

Es también una prueba de sangre, que además de medir la alfa-feto proteína, mide los niveles de dos hormonas de la madre (estriol y gonadotropina coriónica humana); por eso se conoce como análisis triple. Se realiza entre las 15 y las 20 semanas de embarazo.

Cuando los niveles de alfa-feto proteína y de estriol son bajos y el de gonadotropina es alto, puede haber riesgo de que el bebé tenga Síndrome de Down.

Análisis cuádruple o marcador cuádruple

Hace unos años se descubrió que si se medía el nivel de otra proteína más en la sangre de la madre, se podía predecir con más exactitud si el bebé podía tener Síndrome de Down. Esta nueva hormona se llama inhibina A y aunque todavía no se sabe por qué, cuando su nivel es alto, aumentan las posibilidades de que el bebé tenga Síndrome de Down.

La prueba mide lo mismo que el triple marcador, más la Inhibina-A. Con el triple marcador se detecta el 69% por ciento de los casos, pero con el cuádruple se puede predecir el 85% de ellos. Investigaciones recientes muestran que este análisis también es efectivo para detectar otras anomalías genéticas.

Prueba de la translucencia de la nuca fetal
(*Nuchal Translucency,* en inglés)

Esta extraña palabra se refiere a si hay acumulación de líquido en la nuca del feto ya que a menudo los bebés con Síndrome de Down tienen más líquido en esa área. Esta prueba es un sonograma que detecta esa condición. Se realiza entre las 11 y las 13 semanas de embarazo. En caso de que se detecte líquido en la nuca del bebé, y de que las pruebas sanguíneas también den un resultado anormal, se puede realizar un análisis de vellos coriónicos para confirmar los resultados (ver página 136).

La translucencia nucal todavía no se usa mucho, pero la ventaja es que no presenta riesgos para la madre ni para el bebé y se realiza en las etapas iniciales del embarazo. Sin embargo, el Colegio Americano de Obstetras y Ginecólogos recomienda precaución al leer los resultados de estas pruebas, ya que dependen de la habilidad del técnico. Además, dado que se trata de un examen relativamente nuevo, se están estableciendo medidas estándar en las que todo el mundo esté de acuerdo sobre cuál es la cantidad de líquido que se considera normal.

Pappa-A y b-HCG libre

Es un análisis sanguíneo que mide el nivel de una hormona y de una proteína en la sangre de la madre. Pappa-A son las siglas en inglés de "proteína plasmática A asociada con el embarazo" y b-HCG significa "gonadotropina coriónica humana beta libre".

Lo que indican estos trabalenguas es que cuando el nivel de Pappa-A está muy bajo y el de b-HCg está alto, aumentan las probabilidades de que el feto tenga Síndrome de Down. Si esta prueba se combina en el primer trimestre con la medición del líquido en la nuca del feto, los resultados son más precisos. En caso de que ambas pruebas indiquen riesgo, entonces se recomienda un análisis de vellos coriónicos o CVS, que determina con casi total seguridad si hay alguna anormalidad en los cromosomas o no.

Tanto esta prueba, como la de la translucencia de la nuca fetal, están usándose cada vez más. Sin embargo, compruebe con su compañía de seguros si están cubiertas, ya que son relativamente nuevas.

Resultados anormales

Cuando los resultados de estas pruebas de *screening* son anormales, *puede* deberse a problemas en el tubo neural o al Síndrome de Down. Pero subrayo la palabra *puede* porque estos análisis no son totalmente precisos y pueden indicar que hay problemas cuando en realidad el bebé está perfectamente bien.

Ana María Ceballos está ahora en su séptimo mes de embarazo esperando a una bebé y todavía recuerda el susto que se llevó durante el primero.

"Me acuerdo que me sacaron sangre y que la doctora me llamó por teléfono cuando recibió el resultado. Me dijo que el rango indicaba la posibilidad de que el bebé tuviera Síndrome de Down y que para descartar todo eso me recomendaba la amniocentesis. En ese momento me angustié mucho, le conté a mi esposo y nos asustamos bastante. Ni siquiera le dijimos nada a nuestra familia para no crear más angustia todavía. Nos dieron la cita para hacer la amniocentesis y cuando llegué con mi esposo nos dijeron que para poder hacerla primero tenía que hablar con un consultor genético. Preguntamos: ¿es necesario? Y dijeron, sí, así que no tuve otra alternativa que hacer la consulta. Cuando entramos a ver a la consultora genética, ahí fue cuando me quede totalmente aterrada. Empezó a explicarnos las estadísticas y nos dijo que por mi edad, que eran 30 años, mi porcentaje era tal y que el porcentaje se achicaba con mujeres mayores o cuando un examen daba el resultado que dio el mío, y que tenía tantas probabilidades de que el niño tuviera una malformación. Luego nos explicó los riesgos de la amniocentesis. Después de todo este rollo, yo le pregunté que por qué nos estaban explicando todo eso y por qué estaban con tanto examen y tanta cosa. Toda la presión era que tenía que hacerme la amniocentesis ¡ya!

Y me dijo: es porque solo tienes hasta no sé qué semana de embarazo para tomar la decisión de abortar y estamos obligados a darte todas las opciones. Ahí sí que me asusté. Jamás en mi vida se me había pasado por la cabeza que iba a abortar a mi bebé. Antes de entrar a la prueba estuve unos minutos con mi esposo y le dije: mira Jaime, yo siento que el bebé está bien, y vas a ver que no va a ser nada. Me parecía que todo lo que estaban diciendo era una exageración. Nos hicieron pasar y empezaron con un sonograma. El doctor, que era de lo más amable, midió el tamaño del bebé, me dijo que era un niño y me dijo: mira, yo creo que se adelantaron una semana en hacerte el examen, y tu dirás si quieres que se haga la amniocentesis. Le pregunte: ¿qué alternativas tengo? Me dijo: puedes repetirte el examen y si el resultado da fuera del rango hacemos la amniocentesis, pero si la quieres ya, entonces la hacemos ahora. A mí me parecía que el porcentaje de perder al niño en la prueba era más alto que el riesgo, así que le dije que mejor no. Llamé a la doctora, me dieron cita para repetir el examen de sangre y todo salió perfecto la segunda vez".

La mayoría de los casos en los que se detecta un nivel anormal en estas pruebas son falsas alarmas. Las causas de estos resultados pueden ser, entre otras, las siguientes:

- La edad del feto se calculó mal y el feto es mayor o menor de lo que se creía.
- Hay más de un bebé y, por lo tanto, los niveles son mayores.
- Cuando la madre fuma, es obesa o utiliza insulina para la diabetes, los niveles pueden ser menores de lo normal.

Para determinar si el resultado positivo es falso, por lo general se vuelven a realizar las pruebas, y si sigue dando positivo entonces se hace un sonograma detallado, o sonograma de nivel II. Si las dos pruebas están bien, ya no hay que preocuparse más. En caso de que en el sonograma se detectara alguna anormalidad, entonces se utilizan pruebas de análisis de cromosomas (análisis de vellosidades coriónicas, amniocentesis o cordocentesis).

Aparte del pequeño porcentaje de resultados falsos, estas son pruebas recomendables que pueden darle tranquilidad, que se hacen a principios del embarazo y que no presentan riesgos para el bebé ni para la madre, ya que tan sólo son un análisis de sangre.

PRUEBAS DE DIAGNÓSTICO GENÉTICO

Estas pruebas sí pueden determinar si el bebé tiene una anormalidad genética, porque analizan sus cromosomas para saber si todo está en orden. Son pruebas que tienen ciertos riesgos, porque para realizar estos análisis hay que tomar una muestra de la placenta, del líquido amniótico o bien de la sangre del bebé (a través del cordón umbilical).

Amniocentesis

La amniocentesis se realiza entre las 15 y las 18 semanas de embarazo y consiste en extraer mediante una aguja un poco del líquido amniótico en el que está flotando el bebé dentro del útero. En ese líquido suele haber células que se han descamado de la piel de su bebé. Las células se cultivan para tener más y después se analizan por medio de una fotografía ampliada o cariotipo (ver fotografía 3). Además, por medio de la amniocentesis se puede medir el nivel de alfa-feto proteína en el líquido amniótico con mucha más precisión.

Para hacer la prueba, se recostará en una camilla con el vientre descubierto. Primero, el doctor o el técnico situará a su bebé por medio de un sonograma y buscará un lugar donde haya suficiente líquido. Cuando esté

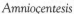
Amniocentesis

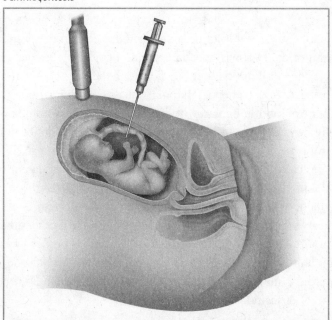

seguro de cuál es el mejor lugar para introducir la aguja, desinfectará el área con una solución antiséptica. La aguja nunca se introduce a través del ombligo de la madre. Es posible que le ofrezcan un pequeño anestésico local para que no sienta la aguja al entrar o bien que lo hagan sin anestesia.

Pero la pregunta es: ¿duele esa agujota? Y sobre todo, ¿se puede picar al bebé en un descuido?

Con respecto a si duele, hay experiencias de todo tipo. Tengo amigas que no sintieron nada o tan sólo una pequeña molestia. Hay otras mujeres, como a mí, a quienes sí les duele. Pero para ser sincera, en mi caso, gran parte del problema fue lo tensa que me puse. Si en ese momento me hubieran rozado con una pluma, hubiera gritado igual. Es más, le diré que lo único que me dolió fue el primer pinchazo, que es una sensación muy parecida a cuando le sacan sangre de la vena para un análisis. El doctor que hizo mi prueba no utilizaba anestésicos locales, pero si lo pide antes, pueden administrarle uno.

María Cuellar tuvo una experiencia mejor, aunque no su esposo...

"Le dije a mi doctor que no quería ver la aguja, aunque la estuve viendo a través del sonograma. Se siente un poquito incómodo, pero nada más, y pasa enseguida. Mi esposo fue el que se puso amarillo y tuvieron que sentarlo".

Una vez que la aguja está dentro del vientre, ya no se siente nada, y si todo va bien, el doctor sólo tarda unos segundos en obtener la muestra de líquido amniótico. Después, saca la aguja con cuidado y ¡se acabó! Podrá ver en la jeringa el líquido en el que flota su bebé.

Con respecto a si se puede dañar al bebé, esto es bastante raro. El doctor está controlando la aguja en todo momento a través del sonograma para asegurarse de que está lejos del bebé. Según la ayudante del doctor que hizo mi prueba, "los bebés se apartan de la aguja". No sé si esto está comprobado científicamente, pero por lo que pude ver en la pantalla, mi bebé estaba lo más lejos posible. Son chiquitos, pero listos.

El pequeño orificio que crea la aguja en la membrana que rodea al bebé se cierra solo sin más problemas. Seguramente, le recomendarán descansar durante las 24–48 horas siguientes. Es normal perder unas gotitas de líquido amniótico después de la prueba, pero si observa que está teniendo pérdidas mayores o si siente contracciones, póngase en contacto con su doctor enseguida.

Muchas mujeres tienen miedo de perder el bebé después de la prueba. Haga planes para que pueda estar descansando en la cama durante las 24–48 horas siguientes. Los riesgos de que se produzca un aborto o una infección son pequeños, pero existen. Se calcula que hay aproximadamente un aborto por cada 200 a 400 amniocentesis practicadas. El riesgo de infección es de menos de un caso por cada 1.000 amniocentesis. Cuando esta prueba se hace antes de las 15 semanas, o después de la semana 18, hay más posibilidades de que se produzca un aborto espontáneo. También es muy importante asegurarse de que el doctor que va a realizar la amniocentesis tenga experiencia suficiente. Pregunte, porque están obligados a darle esos datos.

Después de la prueba, ya sólo le queda esperar. Los resultados tardan entre una y dos semanas o más, dependiendo del tipo de análisis que se vaya a realizar.

Análisis de vellosidades coriónicas

Al igual que la amniocentesis, esta prueba detecta anormalidades en los cromosomas y genes. La diferencia es que se realiza varias semanas antes (entre las 10 y las 12 semanas de embarazo) y que los resultados son más rápidos.

Mediante esta prueba se obtiene una muestra de unas vellosidades que fijan el saco donde está el bebé, a la pared del útero. Las células de estas vellosidades tienen los mismos cromosomas que el bebé.

Hay dos formas de realizar esta prueba. La primera es similar a un examen ginecológico. El doctor desinfecta la vagina y el cuello de útero e introduce un tubo muy finito por donde aspira esas vellosidades. La sensación puede ser similar a cuando toman una muestra para la prueba papanicolau o puede ser más molesta.

La otra forma de hacerla es como en una amniocentesis, utilizando una aguja a través del vientre para obtener la muestra. El riesgo de aborto a consecuencia de la prueba es mayor que para la amniocentesis (uno por cada 100 a 200 pruebas).

Hace unos años, surgió la preocupación de que algunos niños de madres a las que se les había hecho esta prueba, nacían con defectos en las extremidades o en la mandíbula. Tras varios estudios se determinó que hay un riesgo de que esto ocurra en uno de cada 1.000 a 3.000 embarazos. Pero estos riesgos se reducen notablemente si la prueba solo se realiza a partir de la décima semana de embarazo.

Análisis de vellosidades coriónicas

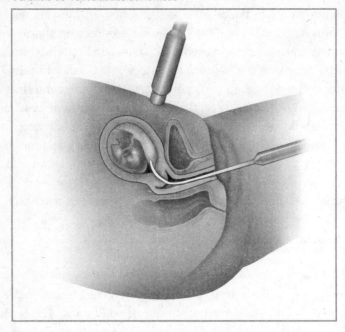

Cordocentesis o muestra de sangre fetal

La cordocentesis se suele utilizar cuando los resultados de la amniocentesis o del análisis de vellos coriónicos no son claros, o cuando se sospecha que el feto puede tener una infección como la rubéola o la toxoplasmosis. La cordocentesis es una muestra de la sangre del bebé, que se obtiene del cordón umbilical. La ventaja de este procedimiento es que se pueden saber los resultados en 24 horas. Es una prueba que proporciona mucha información sobre el bebé, puesto que es un análisis directo de la sangre del feto.

Además de anormalidades genéticas o infecciones, determina si el bebé tiene anemia o problemas con la coagulación de su sangre.

El procedimiento es el mismo que con la amniocentesis, pero se lleva a cabo a partir de la semana 18 porque antes de esa fecha las venas del cordón umbilical son frágiles. El doctor guía la aguja por medio de un sonograma y extrae una pequeña muestra de sangre del cordón umbilical. El bebé no siente nada. El riesgo de aborto espontáneo y de infección es también similar al de la amniocentesis.

Las pruebas del futuro

En un futuro no tan lejano, puede que ya no sean necesarios todos estos procedimientos invasivos y con riesgos de abortos espontáneos. Actualmente, se está investigando cómo obtener células del feto a través de un análisis de sangre de la madre. Hoy en día, ya es posible localizar glóbulos rojos del feto en la sangre materna para prevenir problemas por incompatibilidad de Rh, un tipo de sangre, que cuando es incompatible con el de la madre, puede originar problemas graves en el bebé.

Otra técnica en la que se está trabajando es la determinación del sexo del bebé por medio de un análisis sanguíneo. Esta es una información muy útil para aquellas condiciones hereditarias que sólo se transmiten a las mujeres o a los hombres, como por ejemplo, la hemofilia. Y también para aquellas parejas que quieran saber el sexo de su bebé antes de que nazca.

PRUEBAS DE GLUCOSA

Las hormonas que producimos en estos nueve meses no sólo nos hacen dormir durante 17 horas al día o llorar al ver un anuncio de pañales, también son responsables de crear interferencias en cómo funcionan ciertos órganos durante el embarazo. No, no estoy hablando del cerebro, sino del páncreas. A veces, estas hormonas hacen que la insulina que segrega el páncreas, encargada de que la glucosa o azúcar de los alimentos que digerimos entre en las células, no pueda hacer su trabajo correctamente. El resultado es lo que se conoce como diabetes del embarazo. Ese vasito que le dan en cada una de sus citas prenatales para que orine sirve, entre otras cosas, para determinar si hay azúcar en su orina, un indicativo de que su organismo puede no estar asimilando la glucosa.

Además de la prueba de la orina, hay otras dos que se utilizan rutinariamente para determinar si ha aparecido la diabetes del embarazo.

Prueba de tolerancia a la glucosa de una hora
Entre la semana 24 y la 28 del embarazo es cuando las hormonas que interfieren con la insulina están en su punto máximo. La prueba, que en inglés se conoce como *One Hour Glucose Test*, detecta si usted está teniendo problemas para procesar la glucosa que viene de los alimentos que come (ver Capítulo 4). Para ello, le darán una bebida que se llama "glucola", pero no se deje engañar por lo de "cola" porque cualquier parecido con el refresco es pura coincidencia. El sabor es más o menos como si le hubieran añadido media libra de azúcar a una bebida de naranja, o para ser más exactos, 50 gramos de glucosa. Si no le gusta demasiado la idea, pregunte a su doctor si puede sustituir la glucosa por gomitas dulces o *jelly beans*. Un estudio demostró que 18 gomitas dulces tienen el mismo efecto que

una "glucola" con 50 gramos de glucosa. Hay doctores que utilizan incluso barras de chocolate y otros dulces para esta prueba.

Una hora después de haber tomado la glucosa, en la forma que sea, le harán un análisis de sangre para comprobar el nivel de azúcar que tiene en la sangre en ese momento. Si está por debajo de 140 ml/dL (la cifra puede variar según el laboratorio u hospital donde se la hagan), significa que todo está bien, pero si la cifra está por encima de los 140, quiere decir que puede haber algún problema con el funcionamiento de su insulina. Para asegurarse, le harán otra prueba de tolerancia a la glucosa que se describe a continuación.

Prueba de tolerancia a la glucosa de tres horas, o curva de la glucosa

Es similar a la anterior, sólo que con más glucosa y durante más tiempo. Tendrá que estar en ayunas entre 8 y 12 horas antes de la prueba.

Cuando llegue al hospital o laboratorio, le tomarán una muestra de sangre para ver cuál es el nivel inicial de glucosa en su organismo y después . . . prepárese para conocer el verdadero significado de la palabra "dulce". Le darán una bebida con el doble de glucosa que en la prueba anterior, es decir, 100 gramos.

Durante las tres horas siguientes después de haber bebido la pócima, le tomarán una muestra de sangre cada hora para ver qué es lo que está haciendo su insulina con todo ese azúcar. Hay varias formas de medir los resultados pero las más comunes son la escala NDDG y la Carpenter.

	Escala NDDG	Escala Carpenter
En ayunas	105	95
1 hora	190	180
2 horas	165	155
3 horas	145	140

Si dos de sus resultados están por encima de cualquiera de estos valores, entonces oficialmente tiene diabetes del embarazo. En caso de que sólo un resultado sea mayor que los de estas escalas, no se le diagnosticará diabetes del embarazo, pero tendrá que cuidar su dieta. El Capítulo 4 está dedicado a la diabetes del embarazo.

PRUEBAS DE CONTROL DEL BEBÉ

Se realizan para asegurarse de que el bebé está bien, especialmente si hay algún riesgo en el embarazo, como diabetes, hipertensión o si la madre nota que el bebé no se está moviendo lo suficiente. También se hacen si ha habido complicaciones en embarazos anteriores y cuando el bebé se retrasa, para confirmar que todo está en orden.

Conteo de movimientos del bebé

Es la forma más antigua y simple de saber si al bebé le está yendo bien. Consiste en contar cuántas veces se mueve el bebé durante una hora. Los movimientos se empiezan a notar entre las 16 y 20 semanas de embarazo, pero cuando mejor se detectan para hacer esta prueba es a partir de la semana 24. Es muy simple y sólo necesita papel y lápiz y un poco de concentración.

Para empezar, debe escoger una hora al día en la que su bebé suela estar despierto, como por ejemplo después de comer o de cenar. Acomódese en un sillón o recuéstese en la cama un poco ladeada a la izquierda para mejorar la circulación y anote la hora que es cuando sienta el primer movimiento. Cuente los movimientos hasta que lleguen a diez y anote de nuevo la hora. Un movimiento es cualquier sensación que indique que el bebé se está moviendo, como una patada, un giro un estiramiento u otra sensación. Generalmente, los bebés se mueven al menos 5 veces en media hora. Si no nota nada, puede ser que esté durmiendo una siesta. Intente despertarlo con un ruido fuerte, comiendo algo o cambiando de posición y comience a contar movimientos. Tenga presente que a medida que el bebé crece, tiene menos espacio para moverse y los movimientos que sentía durante los primeros meses, ahora se notan diferentes tanto en intensidad como en duración y cantidad.

Hay veces en las que no se siente ningún movimiento durante un periodo y todo está bien, pero hay otras ocasiones en las que la ausencia de movimiento puede indicar que hay un problema. Háblele a su doctor si pasan más de cuatro horas sin sentir ningún movimiento o si nota que los movimientos son más lentos cada día o, si por el contrario, hay periodos de movimientos frenéticos.

Y fíese de su instinto: una futura mamá sabe cómo se mueve su bebé. Si siente que algo anda mal, insista en que el doctor o la enfermera compruebe cómo se encuentra el bebé. Es mejor una falsa alarma que una emergencia.

Prueba de monitorización fetal no estresante (*Nonstress test*)

Es una prueba tranquila y hasta agradable, que no duele nada. Mide los latidos del corazón cuando el bebé se mueve. La idea es que si el bebé está sano, el número de latidos aumenta con el movimiento, pero si hay algún problema, los latidos permanecen igual.

La prueba se suele realizar en un hospital, con la misma máquina que se utiliza para medir sus contracciones durante el parto. Después de recostarse en una camilla, le pondrán alrededor del vientre un cinturón con unos electrodos que detectan los latidos del corazón de su bebé.

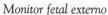

Monitor fetal externo

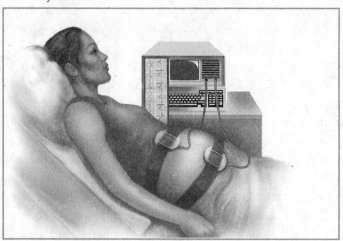

Para que el bebé se mueva, tiene que estar despierto y por eso es posible que le pidan que coma antes de hacer la prueba. Ya sabe que la comida los pone activos. Pero si su bebé es de los que le gusta dormir, utilizarán otros métodos para despertarlo, como hacer un ruido, dar masajes en el vientre o beber agua fría. También puede ser que tenga que apretar un botón cada vez que sienta a su bebé moverse, para que se registre el latido.

Perfil biofísico

Es una combinación entre la prueba anterior y un sonograma y determina la aceleración del corazón, movimientos generales, movimientos para respirar y la cantidad de líquido amniótico que hay. Todos estos datos permiten tener una idea bastante clara de cómo está el bebé.

Hay una variante de esta prueba en la que sólo se mide la cantidad de líquido amniótico y que se denomina perfil biofísico modificado.

Prueba de estimulación acústica (*Fetal Acoustic Stimulation Test*)

Es igual que la prueba no estresante, pero se utiliza un sonido para sobresaltar al bebé y ver cómo responde. La ventaja es que en esta prueba el bebé siempre se despierta aunque no quiera, por lo que suele ser más rápida. Las respuestas del corazón del bebé se miden también con un cinturón alrededor del vientre de la madre.

Prueba estresante de respuesta a las contracciones (*Contraction Stress Test*)

En esta prueba se "estresa" al bebé un poco mediante contracciones suaves del útero para ver cómo responderá durante el parto, cuando las contracciones serán mucho más fuertes. Las contracciones comprimen la placenta, que es la fuente de oxígeno del bebé y la prueba mide la capacidad de la placenta para proporcionarle oxígeno a su bebé durante la compresión.

Para hacer la prueba, usted se reclina en una camilla o silla, ligeramente ladeada hacia la izquierda y con el cinturón para registrar los latidos alrededor del vientre. Le pedirán que estimule sus pezones dándoles un masaje con la palma de la mano o con el dedo índice y pulgar. Esta estimulación hace que se liberen pequeñas cantidades de una hormona llamada oxitocina, que es la que provoca las contracciones durante el parto. Si este sistema no funciona, entonces le administrarán un poco de esta hormona artificial (pitocina) por la vena. La prueba dura unos 40 minutos. En caso de que los resultados sigan siendo anormales, puede que se realicen más pruebas o que la hagan ingresar al hospital.

Las contracciones en esta prueba son un poco molestas, pero se pueden soportar sin problemas. Se lo dice alguien con muy poca tolerancia a las molestias. Tuve que pasar por esta prueba en mi primer embarazo, debido a mi diabetes.

Las pruebas que se explican en este capítulo son las más comunes. Si no se siente cómoda realizando algunas de ellas, exprese sus temores al doctor y pregunte hasta que se sienta tranquila, sin importar la actitud que tengan. No se calle las cosas por educación. Tanto su doctor como los profesionales médicos que la atiendan podrán ayudarla mejor si saben qué es lo que le preocupa y por qué. Recuerde que los hospitales que reciben fondos federales están obligados a proporcionarle un intérprete.

7

El primer trimestre

¡Felicidades! Si está leyendo este capítulo es muy probable que esté embarazada. Si es así, bienvenida a una de las aventuras más emocionantes de su vida, nada menos que la creación de un nuevo ser dentro de usted. Si este es su primer bebé, estos nueve meses permanecerán en su memoria mucho tiempo después de que su hijo o hija haya ido a la universidad. No sólo por los enormes cambios físicos y emocionales de este periodo, sino porque junto con su bebé también va a nacer otra nueva persona: una mamá.

Y hay algo que le puedo garantizar: a partir de ahora, su vida va a dar un giro de 180 grados. Está a punto de encontrarse con un amor único, feroz y profundo que le calará el alma, le volverá la vida del revés y le revelará aspectos de usted misma que ni siquiera sospechaba que existían; desde funcionar durante semanas con cuatro horas de sueño al día hasta desarrollar una asombrosa capacidad en sus oídos que le permite distinguir el llanto de su bebé a media milla de distancia. Estoy exagerando un poco, pero no mucho, créame.

Pero no quiero adelantarme; tiene por delante nueve maravillosos meses (si sufre náuseas, reste tres), para cuidarse y para que la cuiden. Disfrute todo lo que pueda porque sólo se está embarazada por primera vez, una vez.

Los próximos capítulos la acompañarán en este viaje hablándole de los cambios físicos y emocionales que experimentará cada mes, de cómo está creciendo su bebé y de lo que puede esperar en sus citas prenatales, durante el parto y después.

Además encontrará una sección en cada mes para que la lea el futuro papá. Al igual que usted, su compañero pasará por todo tipo de emociones, tanto si se lo demuestra como si no. Compartir este libro con su pareja le dará a él la oportunidad de entender mejor los cambios por los que usted está pasando. Pero si su compañero no tiene tiempo, simplemente puede leer la sección "Para el papá".

Es posible que los síntomas y molestias que se describen en cada mes del embarazo no sean los que usted está experimentando en ese momento. Busque en el índice porque es muy probable que se describan en otro mes.

EL PRIMER MES
Semana 1 a la 4 (contando desde el primer día de su último periodo)

Primer mes

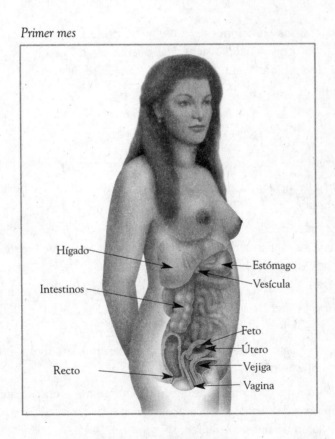

"Fuimos a un lugar donde uno se baña con los delfines y estuvieron pegados a mí. Había una que estaba pegada conmigo barriga con barriga. El instructor me preguntó que si estaba embarazada porque así actuaban con las mujeres embarazadas. Yo no lo sabía todavía y le dije que no. Pero a los dos días me hice la prueba y me dio positivo".

—*Ana Cristina Osorio*

"Antes de saber que estaba embarazada, una noche me dio como una cosa extraña en el vientre. No era malestar, era como algo extraño que nunca me había dado".

—*Ana Miriam La Salle*

"Me dio porque quería comer panqueques de plátano con crema y miel de maple. Esa quería que fuera mi cena. Al día siguiente me empecé a sentir mal y pensé: eso es que estoy embarazada".

—*Miriam Gayden*

Junto con las emociones extrañas y las preferencias por ciertos alimentos, hay otras señales físicas que pueden aparecer en las primeras semanas de embarazo, antes incluso de que eche de menos su periodo menstrual.

SÍNTOMAS DEL EMBARAZO

- *Pechos:* pueden sentirse adoloridos y estar muy sensibles al tacto.
- *Orina frecuente:* irá al baño mucho más a menudo, tanto de día como de noche.
- *Sangrado:* puede tener un ligero sangrado un poco antes de que le llegue su menstruación. Ocurre cuando el óvulo fecundado se implanta en el útero.
- *Calambres o molestias en el útero:* son dolores o molestias similares a los de la menstruación. Si siente dolores agudos en un lado nada más, háblele a su doctor (ver página 171).
- *Olores:* fragancias u olores que le gustaban pueden ahora serle insoportables o incluso darle náuseas.
- *Náuseas:* aparecen al levantarse por la mañana o en cualquier otro momento del día. Pueden ir acompañadas de vómitos o ser sólo una sensación de nausea y mareo.

- *Emociones:* irritabilidad o sensibilidad desacostumbrada ante situaciones en las que antes reaccionaba con más calma.

PRUEBAS DE EMBARAZO

Todas las sospechas anteriores se pueden confirmar con una prueba de embarazo realizada en casa. Estas pruebas son cada vez más precisas y podrá saber si está embarazada pocos días después del momento de la concepción.

Cuando el óvulo que ha sido fecundado por el esperma de su compañero se implanta en la pared del útero, su organismo empieza a segregar una hormona llamada Beta Gonadotropina Coriónica Humana, o para abreviar, BHCG (*Beta Human Chorionic Gonadotropin*). Las pruebas del embarazo detectan esa hormona. La BHCG se produce una vez que el óvulo se implanta —no antes— y la implantación ocurre para la mayoría de las mujeres entre ocho y diez días después de la concepción. Así, suponiendo que usted se haya quedado embarazada a la mitad de su ciclo menstrual, en teoría podrá hacer una prueba unos tres días antes de la fecha en la que espera su periodo.

Las cantidades de BHCG que se segrega al principio de un embarazo son muy pequeñas y no todas las pruebas tienen la misma sensibilidad para detectarla en la orina. Por eso, si se hace la prueba demasiado pronto puede darle que no está embarazada, cuando en realidad sí lo está. Lo más seguro es realizarla un par de días después de la fecha en la que esperaba su periodo, porque en ese momento habrá mayor cantidad de hormona en su orina.

Las pruebas que compra en farmacias y supermercados pueden detectar entre 25 y 250 mUI/ml de esa hormona, es decir, un rango muy amplio. Por lo general, si está embarazada tendrá unas 100 mUI/ml en su orina alrededor de la fecha en la que espera su periodo, aunque esto varía en cada mujer.

A continuación hay algunas de las marcas más conocidas y la cantidad de hormona que miden. Cuanto menor sea el número de mUI (mili unidades internacionales), más sensibles son. En caso de que en la prueba que compre no aparezca la cantidad de BHCG que mide, puede obtenerla llamando al número gratuito que aparece en las instrucciones.

Answer Early Result	25 mUI/ml
First Response Early Result	25 mUI/ml

One Step Be Sure	25 mUI/ml
EPT	40 mUI/ml
Fact Plus One Step	40 mUI/ml
ClearBlue Easy Earliest Result	50 mUI/ml

La confiabilidad de estas pruebas es bastante grande y si le ha dado positivo, tiene un 99% de probabilidades de estar embarazada. Si le gusta andar de compras por Internet encontrará pruebas con una sensibilidad de hasta 20 mUI/ml que suelen ser más baratas que las que venden en las farmacias y supermercados. Busque *pregnancy tests* en inglés.

En caso de que todavía tenga dudas sobre si puede estar embarazada o no, su doctor lo confirmará mediante un análisis de sangre y un examen interno.

Calendario

Aquí tiene un fácil calendario para saber la fecha en la que podrá tener a su bebé en sus brazos por primera vez. Busque el día del comienzo de su última menstruación en la fila de los meses que están en negro oscuro. El número que aparezca abajo es la fecha estimada del parto.

Más de un esposo o compañero se ha llevado un buen susto en la primera cita con el doctor al oír que su pareja tenía ya un mes de embarazo, cuando él ni siquiera estaba en el país en esa fecha. El embarazo no se cuenta desde el momento de la concepción, sino a partir del primer día del último periodo menstrual de la mujer.

El cuadro está basado en un embarazo de 40 semanas de duración ó 280 días, empezando a contar desde el primer día de su último periodo. Sin embargo, estas fechas no son exactas y puede haber una variación de un par de semanas antes o después.

Una mujer con ciclos menstruales cada 28 días, suele ovular y quedarse embarazada dos semanas después del comienzo del periodo. Si sus ciclos son más largos o más cortos, entonces el embarazo puede haber ocurrido una semana antes o después. Por eso se utiliza como fecha de referencia para todas las mujeres embarazadas el inicio del último periodo menstrual. Así, en la fecha en que espera su siguiente menstruación, se considera que tiene ya un mes de embarazo, aunque el feto tenga solamente medio mes o dos semanas.

La fecha de su último periodo menstrual es importante para calcular la edad del feto y saber si se está desarrollando adecuadamente. Pero si no la

	1	2	3	4	5	6	7	8	9	10	11	12	13	14	15	16	17	18	19	20	21	22	23	24	25	26	27	28	29	30	31
Enero Oct/Nov	8	9	10	11	12	13	14	15	16	17	18	19	20	21	22	23	24	25	26	27	28	29	30	31	1	2	3	4	5	6	7
Febrero Nov/Dic	8	9	10	11	12	13	14	15	16	17	18	19	20	21	22	23	24	25	26	27	28	29	30	1	2	3	4	5			
Marzo Dic/Ene	6	7	8	9	10	11	12	13	14	15	16	17	18	19	20	21	22	23	24	25	26	27	28	29	30	31	1	2	3	4	5
Abril Ene/Feb	6	7	8	9	10	11	12	13	14	15	16	17	18	19	20	21	22	23	24	25	26	27	28	29	30	31	1	2	3	4	
Mayo Feb/Mar	5	6	7	8	9	10	11	12	13	14	15	16	17	18	19	20	21	22	23	24	25	26	27	28	1	2	3	4	5	6	7
Junio Mar/Abr	8	9	10	11	12	13	14	15	16	17	18	19	20	21	22	23	24	25	26	27	28	29	30	31	1	2	3	4	5	6	
Julio Abr/May	7	8	9	10	11	12	13	14	15	16	17	18	19	20	21	22	23	24	25	26	27	28	29	30	1	2	3	4	5	6	7
Agosto May/Jun	8	9	10	11	12	13	14	15	16	17	18	19	20	21	22	23	24	25	26	27	28	29	30	31	1	2	3	4	5	6	7
Septiembre Jun/Jul	8	9	10	11	12	13	14	15	16	17	18	19	20	21	22	23	24	25	26	27	28	29	30	1	2	3	4	5	6	7	
Octubre Jul/Agos	8	9	10	11	12	13	14	15	16	17	18	19	20	21	22	23	24	25	26	27	28	29	30	31	1	2	3	4	5	6	7
Noviembre Agos/Sept	8	9	10	11	12	13	14	15	16	17	18	19	20	21	22	23	24	25	26	27	28	29	30	31	1	2	3	4	5	6	
Diciembre Sept/Oct	7	8	9	10	11	12	13	14	15	16	17	18	19	20	21	22	23	24	25	26	27	28	29	30	1	2	3	4	5	6	7

Calendario del embarazo – Fecha del inicio del último periodo menstrual y la fecha estimada del parto.

recuerda bien o está confundida sobre cuándo quedó embarazada, no se preocupe. Cuando le hagan el primer sonograma medirán el tamaño de su bebé para determinar cuántas semanas tiene.

Por otra parte, si cuenta cuatro semanas por mes durante los nueve meses, no son exactamente nueve meses de embarazo sino diez. Contar por meses es un poco confuso, por eso se habla de semanas de embarazo: a las seis u ocho semanas es cuando se hace un primer sonograma, a las 12 es cuando las náuseas mejoran y a las 16 se pueden empezar a notar los movimientos del bebé. Para hacerle las cuentas más fáciles, en este libro los cinco primeros meses de embarazo se cuentan como de cuatro semanas cada uno y a partir del sexto, se añade una semana por mes. Así son exactamente nueve meses de embarazo (cinco meses de cuatro semanas y cuatro meses de cinco semanas).

ALCOHOL, MEDICAMENTOS, HIERBAS Y PRODUCTOS NO RECOMENDABLES DURANTE EL EMBARAZO

Las primeras semanas de desarrollo del bebé son muy importantes porque es cuando se están formando las estructuras básicas del sistema nervioso, incluyendo el cerebro y la columna vertebral. En esta época es cuando el bebé es más vulnerable a sustancias que pueden hacerle daño, entre otras cosas: el alcohol, las drogas, ciertas medicinas y vacunas y algunos alimentos contaminados. Son las mismas sustancias de las que debe alejarse cuando esté intentado concebir. Puede leer con más detalle sobre ellas en la página 6, pero tenga cuidado con:

- Alcohol, tabaco y drogas.
- Medicinas sin la aprobación de su doctor.
- Pinturas, alimentos o agua contaminada con plomo.
- Cosméticos con mercurio.
- La caja donde el gato haga sus necesidades.
- Ciertos alimentos crudos, quesos blandos y ciertos pescados.
- Café y hierbas.
- Ciertos productos de limpieza.
- Algunas vacunas en las que los virus no están debilitados.
- Saunas o baños muy calientes (*jacuzzis*).

TRAGOS, CIGARRILLOS Y DROGAS ANTES DE SABER QUE ESTABA EMBARAZADA

Quizás se esté preocupando al leer la sección anterior, porque acaba de acordarse de que tomó unos tragos, fumó o utilizó drogas antes de saber que estaba embarazada. Unos tragos, o incluso el uso de alguna droga antes de que la prueba de embarazo le diera positiva, no suele tener mayores consecuencias. En esa etapa, el intercambio entre la sangre de la madre y la del bebé es reducido. Sin embargo, las drogas y el alcohol son muy peligrosas para el feto durante el embarazo y usarlas con regularidad puede causar desde malformaciones hasta abortos.

Con respecto al tabaco, las latinas afortunadamente no somos muy fumadoras, pero si usted fuma, debe considerar dejarlo ahora. Cuando fuma le está quitando a su bebé el oxígeno que necesita para desarrollarse de forma normal. Aunque el tabaco es un hábito difícil de dejar, es posible hacerlo. Hable con su doctor sobre los métodos que puede utilizar para dejar de fumar.

RAYOS X SIN SABER DE SU EMBARAZO

Debe evitar tomarse rayos X y hacerse pruebas radioactivas durante el embarazo porque pueden causar malformaciones en el feto. Pero si le hicieron una radiografía en el dentista antes de saber que estaba embarazada, no se angustie. Los riesgos son mucho más pequeños de lo que usted cree. Hay diferentes tipos de pruebas con rayos X o radiación. El riesgo para el feto depende de su intensidad y esta varía mucho.

Los niveles de radiación se miden en unas unidades que se llaman "rads". Una cantidad de radiación superior a los 5 rads, puede dañar al feto. Las pruebas más comunes en los que se utiliza radiación tienen los siguientes niveles de rads:

- Radiografía dental – 0.00001 rads
- Radiografía pulmonar o del pecho – 0.06 rads
- Enema de bario (para ver los intestinos) – 0.8 rads

Estos niveles están muy por debajo de la dosis de radiación de 5 rads que se considera peligrosa. Una forma de reducir todavía más estos riesgos es usar siempre un protector o delantal de plomo para cubrir el vientre.

Atención médica durante el embarazo: a quién elegir

Una prueba de embarazo positiva significa dos cosas: la primera es que está embarazada y la segunda, que debe pedir cuanto antes una cita para empezar su cuidado prenatal.

¿Cuál es la prisa?, se preguntará usted. Después de todo, nuestras madres y abuelas esperaban por lo menos uno o dos meses sin tener la menstruación hasta decidirse a ir al doctor. Cierto, pero en aquel entonces no se contaba con una tecnología como la de ahora para saber si realmente había un embarazo y cómo estaba el feto. Ahora puede ver el corazón de su bebé latiendo unas semanas después de haber concebido. También hay otras razones por las que debe apresurarse a pedir esa cita.

Ciertas enfermedades afectan a las latinas con más frecuencia y pueden tener repercusiones en el bebé. Las pruebas que se realizan en las citas prenatales sirven para descubrir enfermedades que no tienen síntomas, pero que pueden afectar al embarazo, como diabetes, hipertensión, enfermedades infecciosas o enfermedades de transmisión sexual; con el tratamiento adecuado, no suelen presentar ningún problema para el bebé. Por eso es muy recomendable pedir su primera cita prenatal cuanto antes. En general, las futuras mamás que no reciben cuidados prenatales en el primer trimestre sufren más complicaciones durante el embarazo que las que lo reciben.

La cuestión es: ¿con quién pedir esa cita?

Tiene varias opciones. Puede elegir entre un obstetra/ginecólogo(a), una partera certificada o licenciada, un médico de familia o un perinatólogo, si es que su embarazo es de alto riesgo. Esta elección tiene que ver bastante con sus preferencias a la hora de dar a luz.

En el hospital podrá usar anestesia epidural para el dolor y tendrá equipo médico para atender emergencias. Un obstetra/ginecólogo(a) o un médico de familia es la opción más indicada si quiere dar a luz en un hospital. En caso de que quiera un parto más natural puede utilizar una partera tanto en un hospital como en un centro de partos.

No tiene que tomar ahora una decisión final sobre como será su parto. Puede cambiar de opinión, de doctor o de partera en los próximos meses, cuando se informe mejor de sus opciones. Por ahora sólo tiene que comenzar su cuidado prenatal con uno de los siguientes profesionales.

Obstetra/ginecólogo(a)

Esta es la opción más común. Los obstetras/ginecólogos están especializados en el control médico del embarazo, parto y posparto así como sus complicaciones. Pueden hacer una cesárea u otro procedimiento quirúrgico en caso necesario. La palabra clave aquí es "obstetra", porque hay ginecólogos que no están especializados en atender a mujeres embarazadas.

Aunque el embarazo es un proceso natural que no requiere intervención médica a no ser que algo vaya mal, muchas mujeres se sienten más tranquilas de tener a su lado a un especialista para asegurarse de que tendrán toda la vigilancia posible.

Hay varias cosas que debe tener en cuenta a la hora de escoger un ginecólogo o ginecóloga:

- *¿Latino o no latino?* Si para usted es importante tener a una persona de su cultura que la atienda, y que posiblemente hable español, entonces se sentirá más a gusto con un doctor o doctora latino. En la página 35 encontrará algunos consejos sobre cómo encontrar a un obstetra/ginecólogo(a) latino.

- *¿Ginecólogo o ginecóloga?* Hay mujeres que se sienten mejor tratando con una mujer durante el embarazo. Los seguros médicos o clínicas suelen tener varios doctores entre los que elegir.

- *Consulta individual.* El doctor trabaja solo y atiende a sus pacientes individualmente. Una pregunta importante que debe hacer es quién le sustituye cuando no puede atender el consultorio y si alrededor de la fecha de su parto tiene planeadas unas vacaciones o piensa asistir a un congreso.

- *Consulta de grupo.* Aquí hay dos o más doctores que trabajan juntos en la misma consulta. Usted recibe los cuidados prenatales de un doctor o doctora, pero el día del parto la atenderá quien esté de guardia. Puede coincidir que sea el mismo obstetra/ginecólogo(a) que la atendió o puede que sea otro. En algunas de estas consultas le presentarán a todos los doctores para que se familiarice con ellos.

- *Ginecólogo y partera.* Hay algunos doctores que le ofrecen la posibilidad de ser atendida por una partera certificada en su consulta y en el hospital, aunque ellos supervisen el parto. Las parteras suelen tener más tiempo para contestar a sus preguntas y es un tipo de relación más cercana.

¿Cómo saber cuál es el obstetra/ginecólogo(a) adecuado para usted?

Sentirse a gusto y confiar en el doctor que la va a atender durante el parto es muy importante. Esta es la persona que se va a hacer cargo de su salud en uno de los momentos más importantes de su vida y en una de las situaciones en las que puede sentirse más vulnerable: durante el parto. Por eso, tómese un poco de tiempo para escoger el doctor adecuado, y no suponga que sólo por ser un obstetra/ginecólogo(a) será la persona indicada para usted.

Una de las formas de saber qué doctor puede elegir es a través de otras madres que hayan utilizado sus servicios. Pregunte a sus amistades o a sus compañeras de trabajo cómo es su obstetra/ginecólogo(a) doctor, si es cálido o serio o con sentido del humor y qué tal les fue durante el parto.

También es posible que su seguro o clínica sólo le dé la opción de elegir entre dos o tres doctores. Por lo general, es posible cambiar de doctor al menos una vez si no se siente a gusto.

Lo mejor para saber más acerca de un obstetra/ginecólogo(a) es hablar con él o ella directamente. A veces parece penoso empezar con tanta pregunta, porque es como si estuviera cuestionando el profesionalismo de ese médico. Pero si le explica que está decidiendo a qué persona escoger para atenderla durante su embarazo, verá que todo cambia. Recuerde que usted es el cliente y que está buscando un servicio que le acomode, lo mismito que cuando va a comprar un carro o a obtener cualquier otro servicio.

Antes de su cita, haga una lista de las cosas que son importantes para usted en un doctor. Puede que no le vaya a preguntar: "¿Es usted agradable, simpático y paciente?", pero la forma en la que conteste sus preguntas le dará una idea de su personalidad. Y algo muy importante: intente llevar a su compañero a estas entrevistas. Asegúrese de que a su esposo también le gusta el doctor. Si a su esposo le cae mal, la relación será tensa.

- *¿Está certificado por el Colegio Americano de Obstetras y Ginecólogos?* Un obstetra/ginecólogo(a) certificado tiene que pasar un examen ante el Colegio Americano de Obstetras y Ginecólogos. Cada diez años hay que repetir este examen. Un doctor certificado le ofrece una garantía de profesionalismo.

- *¿Atiende personalmente los partos? ¿Cuántos partos atiende cada mes?* Si trabaja solo, pregúntele quién es su sustituto y cuantos partos atiende cada mes. Diez es una cifra normal, más de 20 significa que lo va a ver muy poco porque no podrá estar al mismo tiempo en la consulta y en el hospital. A pesar de tener una consulta individual, los obstetras/ginecólogos usan sustitutos a menudo para cubrirles. Es importante saber quién se hará cargo de usted si su doctor no puede.

- *¿Cuánto tiempo estará conmigo durante mi parto?* A menudo, los ginecólogos llegan justo cuando el bebé está a punto de nacer. Mientras tanto, son las enfermeras del hospital quienes la atenderán, a no ser que su hospital tenga un obstetra/ginecólogo(a) de guardia permanentemente.

- *¿En qué hospitales atiende partos?* Debe asegurarse de que al menos uno esté cubierto por su seguro médico.

- *¿Cuál es el porcentaje de cesáreas entre sus pacientes?* Si la posibilidad de una cesárea no le gusta mucho (siempre que no haya un motivo grave para ello), pregúntele este porcentaje. Más de un 20% indica que es algo común en su consulta.

- *¿Cuál es su política con respecto a la amniocentesis y otras pruebas genéticas prenatales?* Hay doctores que opinan que es más que recomendable (y ponen cierta presión para que se realicen) y otros que se niegan a interrumpir un embarazo y no ven la necesidad de hacerlas.

- *¿Cuántas personas pueden estar conmigo durante el momento del parto?* Esto depende en parte de la política del hospital, pero hay doctores que no se sienten cómodos con muchos familiares en la sala de partos.

- *¿Cuándo recomienda la anestesia epidural?* Puede ser que la use desde tres centímetros de dilatación o menos, o que prefiera esperar lo más posible.

- *Si todo va bien, ¿puedo utilizar el centro de partos del hospital (en caso de que exista)?* Esta opción permite tener un parto sin las intervenciones tradicionales, pero dentro de un hospital donde hay asistencia urgente si se necesita.

- *¿Puedo estar sin el catéter intravenoso?* Es el que le ponen en la mano para administrarle medicación y para casos de emergencia. La norma suele ser ponerle este catéter cuando ingresa en el hospital, para que esté listo en caso de emergencia. Eso significa que estará conectada a un gotero durante el parto. A veces los doctores permiten que esté sin él o le ofrecen uno con anticoagulante (heparin-lock) con el que se podrá mover libremente.

La lista anterior son sólo algunos ejemplos de posibles preguntas. Pregúnteles a otras mujeres que ya hayan tenido bebés qué es lo que les hubiera gustado saber de sus ginecólogos antes de ponerse en sus manos.

Partera

El seguimiento durante su embarazo también se lo puede proporcionar una partera. En Estados Unidos hay varios tipos de parteras dependiendo de sus estudios y de las licencias que tengan para ejercer su profesión:

- *Parteras-enfermeras certificadas* (certified-nurse midwives): estas profesionales han ido a la universidad para graduarse como enfermeras y luego han realizado una maestría para ser parteras. Están autorizadas a proporcionar cuidado prenatal y a atender a la mujer durante el parto y posparto, siempre y cuando sea un embarazo normal y sin riesgos. No pueden hacer cirugías y trabajan en su gran mayoría con doctores o en hospitales. Los seguros médicos pagan casi siempre por la atención de una partera certificada.

- *Parteras con licencia* (licensed midwives): tienen que pasar un examen para obtener una licencia que les permita practicar en el estado donde vivan. Aunque tienen conocimientos de enfermería, no han completado una licenciatura formal universitaria como enfermeras, pero sus estudios están centrados en el oficio de partera. Ofrecen la misma asistencia que las parteras certificadas, pero no suelen trabajar en hospitales, sino en centros de parto natural o atendiendo partos en la casa. Al igual que las parteras certificadas, trabajan supervisadas por un doctor y no pueden hacerse cargo de un embarazo que se considere de alto riesgo. Generalmente, aunque no siempre, los seguros médicos cubren sus servicios.

- *Parteras no licenciadas* (direct entry midwives): no tienen la licencia estatal que se requiere para poder practicar como parteras en los diferentes estados. No están cubiertas por seguros médicos y tampoco tienen un doctor que supervise la atención que están dando a la futura madre.

- *Parteras sin calificación* (lay midwives): las parteras sin calificación suelen obtener sus conocimientos como aprendices de otras parteras, pero no tienen estudios en este campo. Los seguros médicos no cubren sus gastos y no tienen un doctor que respalde sus actividades.

Cuando el embarazo es normal, la razón por la que muchas mujeres escogen una partera es porque ofrecen un trato más personal y con opciones más naturales. Además, a diferencia de su obstetra/ginecólogo(a), que generalmente aparecerá en el momento en el que el niño va a nacer, la partera estará con usted durante todo el parto, desde el principio hasta el final.

Médico de familia

Es una opción muy común en lugares donde no hay acceso fácil a un especialista. El médico de familia es un doctor general o médico de cabecera, que ha recibido varios años de entrenamiento en atención durante el embarazo y el parto e incluso pediatría. Es un doctor que puede tratar a toda la familia, como se acostumbraba antiguamente. Si usted tiene una buena relación con su médico de familia, esta puede ser una opción para recibir su cuidado prenatal. Sin embargo, debe preguntarle con qué equipo de especialistas cuenta en caso de que el embarazo o el parto presente complicaciones.

EMOCIONES

Una prueba de embarazo positiva puede desencadenar las emociones más contradictorias, incluso si estaba deseando quedar embarazada. Hay momentos en los que puede sentir una gran alegría, anticipación e ilusión y, en otros, aprensión, miedo o incertidumbre. O bien, todo a la vez.

"Fue una sorpresa. Sentí mucha alegría pero también un poco de miedo por lo nuevo. De todo un poco".

—*Maria Teresa Díaz-Blanco*

"Todavía no me había casado y estaba preocupada por lo que iba a decir mi novio, pero me alegré mucho".

—*Lorena Asbell*

"Fue el primer día más feliz de mi vida. El segundo fue con mi segundo hijo. Era algo que había estado buscando toda mi vida".

—*Ana Cristina Osorio*

La llegada de un nuevo ser representa un cambio total en su identidad, su forma de vida, su tiempo libre y puede que hasta en su trabajo.

Si el embarazo ha sido una sorpresa, es posible que se sienta confundida todavía sobre cómo adaptar su vida a este cambio.

No son sólo sus emociones las que están implicadas en este proceso. Sus hormonas, que ahora andan en cantidades masivas por todo su organismo, son también responsables. Para que tenga una idea, en el primer mes tiene 30 veces más la cantidad de estrógeno en su organismo (una de las hormonas culpables de estas emociones), que la que tiene cuando se siente emocionalmente fuera de control porque va a tener su periodo menstrual.

Estas fuertes emociones son normales, pero si siente que la ansiedad llega a niveles muy altos, hable con su doctor. En ocasiones, todos estos cambios hormonales pueden desencadenar depresiones durante el embarazo que se pueden tratar.

EL BEBÉ

¿Cómo es que de dos personas pueden salir tres? El proceso que está ocurriendo ahora mismo dentro de usted es una de las maravillas de la naturaleza. Desde el momento en él que el espermatozoide fecundó su óvulo, se puso en marcha un exquisito programa biológico destinado a crear un nuevo ser. Aunque el embarazo se empieza a contar desde el primer día de su último ciclo, el momento de la concepción es dos semanas después. Por eso, la descripción de lo que está ocurriendo con su bebé empieza en la semana tres.

Semana 3

El afortunado espermatozoide que le ganó la mano a los otros 500 millones que empezaron la carrera con él se encontró con su óvulo en una de sus trompas de Falopio, esos tubos alargados que van desde el útero o matriz hasta los ovarios. Allí, se fusionó con el óvulo, que había salido recientemente del ovario, y perdió su colita para siempre. Esto ocurrió entre las 24 y 72 horas después de que usted hiciera el amor con su pareja. Una vez fecundado, el óvulo empezó a rodar como una pelota microscópica por la trompa de Falopio abajo hasta llegar al útero. Es un largo viaje que le suele tomar más de una semana. El futuro bebé es ahora una masa de células que se dividen cada 12 ó 15 horas.

Semana 4

Una vez llegado al útero, el óvulo fecundado literalmente "se plantó" en la pared uterina que estaba lista para recibirlo.

Fertilización e implantación

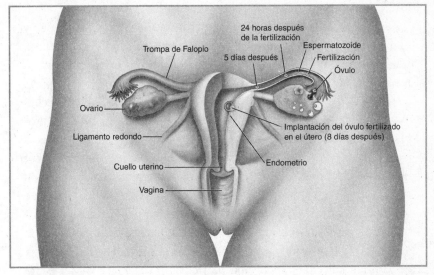

El tejido que recubre el útero por dentro se denomina endometrio, y crece después de la ovulación para poder alimentar al embrión en caso de que haya un embarazo. Si no lo hay, este tejido se destruye y crea la hemorragia del ciclo menstrual. A veces, cuando ocurre la implantación se produce una pequeña hemorragia, que se llama sangrado de implantación. Ya instalado en la pared del útero, el embrión empieza a crecer rápidamente.

En esta semana las células se han organizado: un grupo formará el bebé, otro la placenta y otro el saco amniótico. Para esta fecha es cuando su periodo menstrual tendría que haber aparecido, pero no lo ha hecho. Su bebé tiene ahora dos semanas de vida, pero para las cuentas del embarazo, usted estará de cuatro semanas.

PARA EL PAPÁ

Es posible que la noticia de que va a ser papá sea una sorpresa total, o que ya tuviera sospechas por el comportamiento de su esposa, pero lo que seguramente no anticipaba son todos los nuevos sentimientos que acompañan la noticia.

Muchos padres experimentan emociones contradictorias al saber que están esperando un bebé. Por una parte, puede que se sienta muy complacido porque, entre otras cosas, esto demuestra que todo le está funcionando bien. Es usted un hombre en toda la extensión de la palabra. Ha hecho lo que la naturaleza esperaba de usted.

Pero por otro lado, pueden haber aparecido preocupaciones y miedos inesperados, como: ¿seré buen padre? o ¿podré mantener a esta nueva familia? O incluso, pensamientos más extraños: ¿soy yo realmente el padre? (aunque esté seguro de que lo es).

Todo esto es normal y muchos hombres, aunque no hablen de ello, experimentan estas emociones al saber que esperan un bebé. El problema es que en nuestra cultura no hay mucho espacio para que el papá exprese todas estas dudas y temores. Se supone que usted tiene que ser el pilar de la familia y, ahora más que nunca, proveer para una persona más. Aunque es cierto que la identidad de un padre latino tiene que ver mucho con ser el proveedor, reconocer y hablar de sus sentimientos es muy sano y le ayudará durante todos los meses de cambios que se avecinan en la relación con su esposa y con el resto de su familia.

Actualmente, se espera una participación más activa del padre durante el embarazo y el parto. La mayoría de los doctores contarán con usted y esto le dará la oportunidad de entender mejor lo que su compañera está experimentando.

Para cuando la prueba haya dado positiva, una gran cantidad de hormonas se habrá puesto en marcha en el organismo de su esposa con el fin de que el bebé pueda crecer. Es casi como si le estuvieran inyectando diariamente una dosis de un potente medicamento que es muy bueno para el bebé, pero que tiene fuertes efectos en su esposa, como náuseas, cambios de humor y cansancio. Una buena dosis de paciencia y de comprensión es una de las mejores formas de combatir esos efectos secundarios del embarazo.

EL SEGUNDO MES
Semanas 4 a la 8

Su bebé es muy chiquito todavía y su vientre no muestra aún signos de todo lo que está ocurriendo dentro de usted, pero debido al gran incremento de hormonas, puede estar ya experimentado otros síntomas del embarazo, como náuseas, ganas de orinar a todas horas o cambios emocionales. A principios de este mes es cuando se suele descubrir el embarazo por el retraso del periodo. El segundo mes es una etapa de ajustes a la nueva situación, tanto emocionales como físicos.

Segundo mes

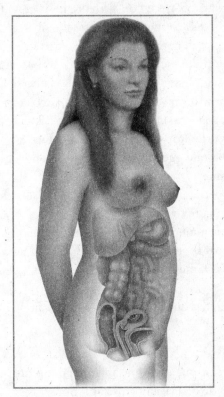

NÁUSEAS

Las náuseas son una de las sensaciones más desagradables que puede experimentar el cuerpo humano. Si se encuentra entre el desafortunado 89% de las mujeres que las sufren durante el embarazo, probablemente compartirá esta opinión. Y si, además, su olfato se ha convertido en el de un sabueso puede que ciertos olores molestos desencadenen náuseas y que éstas, a su vez, hagan más insoportables los olores.

Las náuseas durante el embarazo pueden ser sólo una sensación de nausea o mareo, o bien ir acompañadas de vómitos. Pueden ocurrir por la mañana o por la tarde, pero para muchas mujeres no tienen horario. A menudo son peores para las futuras madres que están esperando más de un bebé.

Nadie sabe con seguridad por qué la mayoría de las mujeres tienen náuseas en las primeras semanas de embarazo, ni por qué entre el 1 y el 2%

de las mujeres siguen sufriendo náuseas severas durante el resto del embarazo (esta condición se conoce como hiperémesis gravidarum).

El periodo en el que ciertas hormonas del embarazo están en su nivel máximo coincide con el periodo en el que se dan más náuseas. Por eso se llegó a la conclusión de que las náuseas se deben al aumento de hormonas. Este periodo suele estar entre las dos y las ocho semanas.

Una nueva teoría afirma que las náuseas aparecieron hace millones de años para proteger al feto de las plantas tóxicas que pudiera comer la madre. En los tres primeros meses es cuando el feto está más vulnerable a influencias externas que puedan alterar su desarrollo y es también cuando se tienen más náuseas.

Pero si está experimentando náuseas ahora mismo, todas estas teorías no le servirán de mucho consuelo. Quizás lo más alentador es que, según ciertos estudios, las mujeres que experimentan náuseas en el primer trimestre tienen menos abortos espontáneos. Cuanto más alta es la hormona del embarazo BHCG, mejor implantado está el feto, pero más náuseas se producen.

Hay ciertas medidas que le pueden ayudar a sobrevivir durante este segundo mes.

- Si siente muchas náuseas por la mañana, intente cenar cosas ligeras y muy fáciles de digerir la noche anterior.

- Tenga saladitas (galletitas saladas) sin sal o galletas María al lado de la cama y tome unas pocas antes de levantarse.

- Haga varias comidas muy pequeñas y frecuentes a lo largo del día. No deje pasar más de dos horas sin comer.

- Hay mujeres a las que el chile, las salsas picosas o especias fuertes no les molestan, pero haga la prueba de no usarlas unos días para ver si se siente mejor.

- Aléjese lo más posible de los olores molestos. Puede llevar en la bolsa algún producto con un olor que tolere, como el limón u otro, para contrarrestar un olor desagradable que no pueda evitar.

- No se fuerce a comer alimentos sanos que le produzcan náusea. Coma solo lo que le siente bien.

- Las bandas de acupresión que se ponen en la muñeca para eliminar el mareo en barcos y otros vehículos ayudan a algunas mujeres. Se venden en farmacias y supermercados y no son muy caras.

En caso de que sus náuseas sean severas, pregúntele a su doctor si puede probar:

- *Pastillas de jengibre o jengibre natural.* Les funciona bien a las personas que se marean en barcos y viajes y también a algunas mujeres embarazadas. Tómelo con moderación porque es fuerte.
- *Vitamina B6.* En ciertos casos ayuda a reducir las náuseas, pero debe ser su doctor quien la recete. Más de 200 unidades de vitamina B6 al día pueden afectar el desarrollo del feto.

Hay otros medicamentos con receta que su doctor puede proporcionarle si las náuseas son extremas.

Aunque probablemente le sea difícil si está teniendo muchas náuseas, debe intentar beber toda el agua y líquidos que pueda porque si esta vomitando con frecuencia, podría deshidratarse.

NÁUSEAS, ALIMENTACIÓN Y VITAMINAS

Siéntase tranquila porque, a pesar de que lo esté pasando mal con las náuseas, esto no afecta a su bebé. Aunque ahora no pueda comer tan sano como le gustaría, o incluso aunque esté perdiendo peso, su bebé es ahora muy, muy chiquito y necesita muy poco para alimentarse. Coma cosas nutritivas pero fáciles de digerir como sopas, purés, yogures o papas asadas. No se olvide de beber muchos líquidos para evitar deshidratarse y también descansar lo más posible. Las náuseas y la fatiga no se llevan bien.

Las vitaminas prenatales ayudan en este periodo, pero es posible que, debido a las náuseas, sea incapaz de tragarse una píldora. Pregúntele a su doctor acerca de vitaminas líquidas.

EXCESO DE SALIVA

A veces, las náuseas van acompañadas de un exceso de saliva. No se sabe muy bien por qué se produce este fenómeno, pero un tercio de las mujeres que lo padecen aseguran que cuando toman productos lácteos producen más saliva. Las frutas parecen ser los alimentos que menos afectan esta condición. El exceso de saliva no tiene mayores consecuencias y suele desaparecer en unas semanas. No hay un remedio contra ello, pero comer algo cada dos horas ayuda a estabilizar las náuseas, las cuales producen exceso de salivación. También puede probar a enjuagarse la boca a menudo con un antiséptico bucal.

Apetito

Un 15% de las mujeres embarazadas no sufren náuseas durante el embarazo e incluso se les despierta el apetito. Si está entre ellas, puede que en estas semanas coma comidas pequeñas muy a menudo, porque enseguida se sienta llena. Escuche lo que le dice su estómago. Hacer comidas pequeñas cada dos o tres horas ayuda a mantener estable el nivel de azúcar en su sangre y evita digestiones pesadas. Las comidas fáciles de digerir se procesan mejor en este periodo, aunque hay excepciones a esta regla, y puede que el chile le siga cayendo bien.

Estreñimiento y gases

Hay muchas otras cosas de las que se puede culpar a las hormonas del embarazo, y el estreñimiento y los gases son una de ellas. Los alimentos están ahora más tiempo en el intestino porque la digestión se hace más despacio. Al estar más tiempo, pierden más agua de lo normal. La consecuencia es que las heces fecales se endurecen —causa principal del estreñimiento— y que los alimentos digeridos producen más gas.

El estreñimiento es un trastorno que se puede sufrir en silencio, pero los gases suelen ser un asunto embarazoso. Si los tolera, los vegetales de hoja verde, granos, legumbres y frutas acudirán en su ayuda, porque absorben mucha agua y contrarrestan la pérdida que se produce en las digestiones lentas. Beber mucha agua también ayuda.

Con respecto a los gases, si evita el estreñimiento se sentirá menos molesta. Aléjese en esta época de los alimentos que le producen gases normalmente, y tenga esperanza, porque al menos los gases suelen aliviarse después de los tres primeros meses.

Orina frecuente

A medida que aumentan sus niveles hormonales, aumentan sus ganas de orinar. El flujo de sangre a los riñones en el primer trimestre es un 70% más grande de lo normal. Cuanta más sangre llega a los riñones, más líquido se filtra, y por eso no es de extrañar que le parezca que se pasa la vida en el baño. A esto debe añadir el hecho de que su útero está creciendo y aumentando la presión sobre la vejiga.

A partir del cuarto mes, su útero empezará a crecer hacia arriba y esa presión desaparecerá. Pero más tarde, será la cabeza del bebé la que le vuelva a producir esa sensación de tener que orinar a todas horas, aunque sólo sean unas gotas. Para evitar tener que levantarse muchas veces por la noche, puede tomar sus ocho vasos de agua por el día y dejar de beber a media tarde. No limite sus líquidos porque sus riñones los necesitan.

A veces, las ganas de orinar constantes indican que hay una infección de orina. Hable con su doctor para descartar esta posibilidad, especialmente si siente ardor o picazón.

INTOLERANCIA A LA LACTOSA

Aproximadamente la mitad de los latinos tenemos intolerancia a la lactosa. Las personas que la padecen tienen una deficiencia de la enzima que ayuda a digerir la lactosa, que es un tipo de azúcar que se encuentra en la leche. Sin esa enzima, este azúcar no puede ser descompuesto en pequeñas partículas para ser absorbido, y se fermenta en el intestino ocasionando malestar abdominal, gas, diarrea y náusea, molestias que ya aparecen durante el embarazo sin necesidad de ayuda.

La leche es uno de los alimentos recomendados en el embarazo por su alto contenido en calcio, pero aunque tenga intolerancia a la lactosa, puede proporcionar a su bebé el calcio que necesita. Es un problema bastante común y encontrará productos de todo tipo en el mercado para sustituir la leche. Algunas sugerencias son:

- Tome suplementos de calcio en pastillas. Durante el embarazo necesita diariamente 1.200 mg de calcio.
- Pruebe a utilizar yogur con lactobacilos en vez de leche, ya que las bacterias en el yogur harán que sea más fácil de digerir.
- Los quesos bajos en grasa son una buena fuente de calcio y contienen menos lactosa. También hay quesos y yogures bajos en lactosa que se pueden obtener en algunos supermercados.
- Aumente la cantidad de vegetales ricos en calcio en su dieta, como verduras de hoja verde, sardinas y panes y cereales fortificados con calcio. También puede comprar leche de soya fortificada con calcio.

- La enzima de la lactosa necesaria para digerir la leche se vende en pastillas. Estas se toman junto con los alimentos que contienen lactosa.
- A veces es posible digerir pequeñas cantidades de leche sin problemas.

Dolores de cabeza

En caso de que usted tuviera migrañas antes de su embarazo, puede que le haya tocado la lotería. El embarazo mejora las migrañas en siete de cada diez mujeres que las padecen, pero las empeora en el resto. Las hormonas, para variar, tienen que ver en este asunto.

Aunque nunca haya tenido migrañas, es posible que experimente dolores de cabeza en las primeras semanas del embarazo. La tensión y la fatiga, junto con la acción de las hormonas, influyen en estas molestias. Al final del primer trimestre los dolores de cabeza suelen desaparecer, pero mientras tanto, puede probar algunos remedios naturales. La medicación contra las migrañas es un asunto delicado en los primeros meses del embarazo porque puede tener efectos en el feto. Una o dos pastillas de Tylenol pueden ayudarle en una crisis. Sin embargo, hable con su doctor antes de tomarlo y no utilice aspirina porque podría causar hemorragias y otros problemas. Algunos de los remedios más naturales son:

- Descansar con los ojos cerrados y un paño húmedo frío sobre la frente.
- Hacer ejercicios de relajación.
- Llevar un "diario" de los dolores de cabeza y apuntar qué es lo que ocurrió antes de que se desatara (qué comió, situaciones de tensión, fatiga, etc.). A veces los dolores sobrevienen por cambios en la rutina.
- Practicar ejercicio de forma regular como medida preventiva.

Yo soy una de las sufridoras del "aumento de migraña" durante los tres primeros meses del embarazo. Las mías son en la nuca y se me suelen pasar descansando el cuello sobre una bolsa de hielo enrollada en una toalla, con los ojos cerrados en una habitación semioscura. Cuando me agarran toda la cabeza, me ayuda una toalla fría sobre los ojos.

Esté alerta ante los dolores de cabeza severos durante el segundo trimestre ya que pueden indicar otro tipo de problemas, como una subida de presión sanguínea. Póngase en contacto con su doctor si experimenta un dolor de cabeza muy severo, especialmente a partir del quinto mes.

TINTES Y PERMANENTES PARA EL CABELLO

Aunque no hay pruebas directas de que los tintes o permanentes para el cabello produzcan defectos en el feto, el acuerdo general es que es mejor evitarlos durante los primeros tres meses del embarazo. El bebé es muy vulnerable en esta etapa.

Hay algunos productos que se absorben a través del cuero cabelludo en cantidades mínimas. El tipo de tinte o permanente y el tiempo que está en contacto con la piel determinará qué tan grande es la absorción. Los tintes temporales, que desaparecen después de algunos lavados, son los que menos se absorben, y los que más se absorben son los semipermanentes o permanentes, aunque en cantidades muy pequeñas. Una opción durante el embarazo es cambiar a productos vegetales, que dan un color temporal.

Lo que sí es importante vigilar es el contenido de plomo del tinte, ya que diferentes países tienen diferentes normas. Use sólo marcas conocidas. El plomo y otros metales como el mercurio sí pueden afectar al feto.

VACUNAS PARA INMIGRACIÓN O POR VIÁJES

Las vacunas contra enfermedades infecciosas pueden contener virus activos debilitados o virus inactivos. Estos virus se usan para que su organismo cree anticuerpos y esté listo para luchar en caso de que en el futuro sea contagiada por esa enfermedad. Debido al efecto que pudieran tener estos virus en las primeras etapas de desarrollo del feto, hay ciertas vacunas que no se utilizan durante el embarazo ni en un periodo de tres meses antes de quedar embarazada. Las siguientes vacunas son parte de los trámites para obtener un permiso de residencia en Estados Unidos además de otras que sean recomendables en ese momento:

• Difteria	• Tétanos	• Polio
• Sarampión	• Paperas	• Tos ferina
• Rubéola	• Hepatitis B	• Influenza tipo B

Cuando una mujer está embarazada, las vacunas no se le aplican en ese momento. No hay exclusión por el hecho de que esté planeando quedarse embarazada, así que si tiene que pasar por este trámite, debe planear no quedar embarazada en los próximos tres meses. Si muestra mediante un análisis de sangre que ya tiene anticuerpos de algunas de esas enfermedades, no tendrá que ser vacunada de nuevo.

Otra situación en la que puede requerir vacunas es si tiene que viajar a algún país en el que estén recomendadas. En la lista de contactos encontrará un teléfono para informarse de qué vacunas se requieren en qué países, para que pueda consultar con su doctor.

Las vacunas que contienen virus vivos atenuados y están contraindicadas en el embarazo son:

- Rubéola
- Sarampión
- Paperas
- Varicela
- Tuberculosis (BCG)
- Enfermedad vacuna (vaccinia)

Las siguientes vacunas contienen virus inactivos, por lo que los riesgos de que afecten al feto son menores y por ello se utilizan en algunos casos.

- Hepatitis A
- Hepatitis B
- Influenza
- Tétanos y difteria
- Meningococo
- Rabia

En caso de que usted haya sido vacunada poco antes de quedarse embarazada, o sin saber que estaba embarazada, hay pruebas para determinar si el feto resultó contagiado.

Insomnio

Todos los cambios por los que su cuerpo está pasando y todas las emociones que el estar embarazada despierta, pueden estar ocasionándole dificultades para dormir. Las famosas hormonas del embarazo están trabajando a toda máquina tanto de día como de noche y esto puede afectar sus patrones de sueño, a pesar de que se sienta muy fatigada durante el día. Hay algunas medidas sencillas que le pueden ayudar, por ejemplo:

- Darse un baño relajante antes de irse a la cama
- Tomar una vaso de leche templada o un té de manzanilla
- Hacer una cena ligera y no beber mucha agua antes de irse a dormir, para así no tener que levantarse por la noche
- Escuchar una cinta de relajación o música suave en la cama
- Contar corderitos (es muy efectivo)

Intente no ponerse nerviosa viendo cuantas horas le quedan para levantarse y cómo no puede pegar ojo. El secreto está en relajarse.

Más adelante, puede experimentar otros problemas para conciliar el sueño. Por ejemplo, su bebé puede encontrar que le gustan las horas de la madrugada para practicar zapateado, como le pasaba a mi hija Adriana. Le recomiendo que se lo tome con calma y humor, porque esto es sólo un pequeño anticipo de lo que está por venir. Ese sueño despreocupado y profundo de antes de ser mamá será pronto cosa del pasado. Pero por ahora tranquilícese, porque en cuanto se calmen un poco sus hormonas y se acostumbre al embarazo, es muy posible que pase el insomnio y pueda descansar a gusto.

CANSANCIO

A diferencia del caso anterior, puede ser que todos los días caiga rendida en el sofá a las siete de la tarde y no se despierte hasta las siete de la mañana del día siguiente. La fatiga es uno de los síntomas más obvios del embarazo.

Es un tipo de cansancio muy pesado, que se siente a todas horas, como si su cuerpo le estuviera pidiendo a gritos que necesita una siesta. Es normal en estos meses dormirse en todas partes, incluso en el trabajo. No es para menos; su organismo está trabajando sin descanso, de día y de noche, creando millones de nuevas células para órganos como la placenta, aumentando el riego sanguíneo y muchas otras complejas tareas para acomodar a su bebé. Escuche lo que le dice su cuerpo durante estos meses y descanse lo más que pueda. Ya tendrá tiempo durante el segundo trimestre de arreglar la casa y hacer preparativos.

Su primera cita prenatal

Es muy probable que su primera cita prenatal sea a mediados de su segundo mes, porque para cuando se le retrase el periodo, haga una prueba de embarazo y pida una cita, habrán pasado al menos un par de semanas. Esta cita será más larga que las demás porque su doctor o partera necesita obtener bastante información.

Orina

Cuando llegue, le darán un pequeño vasito de plástico en el que tiene que poner su nombre y después orinar, en este orden (a mí se me olvida a menudo poner el nombre primero y créame que luego es complicado). Esa orina, que tendrá que proporcionar durante todas sus visitas, sirve para medir varias cosas:

- *Infecciones de orina:* es importante mantenerlas a raya durante el embarazo, porque pueden causar un parto prematuro.
- *Azúcar:* cuando aparece glucosa en la orina, puede ser un síntoma de diabetes.
- *Albúmina:* la presencia de esta proteína muestra que puede haber indicios de preeclampsia, pero esta enfermedad se da solo a partir de la semana 20 de embarazo.

Presión sanguínea

Los valores normales para una mujer embarazada están entre 110/60 y 120/80, pero la suya puede estar más alta o más baja y no representar ningún problema. Recuerde que, durante el embarazo, el volumen de su sangre aumenta y las venas y arterias se relajan para acomodar esa cantidad de líquido, por lo que sus cifras pueden ir cambiando.

Peso

Esas básculas de consulta no perdonan, ni aunque se quite los zapatos, el reloj y hasta las horquillas del cabello. Durante los primeros meses no aumentará mucho de peso, especialmente si tiene náuseas o vómitos. En el segundo aumenta el ritmo y en el tercero es cuando se sube más rápido.

Prueba de sangre

Los análisis de la primera visita son bastante completos. Por medio de ellos, además de confirmar su embarazo, su obstetra/ginecólogo(a) sabrá si existe alguna enfermedad que deba ser tratada para evitar complicaciones. Se analizará su sangre para saber si tiene, entre otras cosas:

- *Hepatitis B*. Es una inflamación del hígado producida por un virus que puede contagiar a su bebé (ver página 105).

- *Rubéola*. También se conoce como sarampión alemán. El análisis de sangre mostrará si usted tiene anticuerpos de la rubéola. Si los tiene, quiere decir que fue vacunada en el pasado y todo está bien. Si no los tiene, debe evitar estar alrededor de niños o adultos contagiados, ya que el virus puede causar malformaciones al feto (ver página 99).

- *VIH (Virus de Inmunodeficiencia Humana)*. Este es el virus que produce el SIDA. Si el VIH se detecta pronto, se puede tratar a la madre para reducir el riesgo de que el virus se transmita al bebé. Cuanto antes se sepa que hay una infección, mayores son las posibilidades de evitar que se transmita al bebé.

- *Sífilis*. Se contagia por medio de las relaciones sexuales. Al igual que el VIH, cuando se trata a tiempo, se reducen las posibilidades de que el bebé resulte contagiado por la madre.

- *Hemoglobina*. Determina el nivel de glóbulos rojos en la sangre de la madre para saber si hay anemia. Es frecuente tener anemia durante el embarazo porque el volumen de la sangre aumenta, pero los glóbulos rojos no aumentan en la misma proporción. Se corrige fácilmente con la medicación adecuada.

- *Factor RH y tipo*. Si su RH es negativo y el de su bebé es positivo, esto puede provocar una reacción en su sangre que afectaría a su bebé. Hay un tratamiento para este problema. El análisis también determina su grupo sanguíneo (O, A, B, AB) para saber de quién puede usted recibir sangre en caso necesario.

- *Glucosa*. La glucosa es el nivel de azúcar que hay en su sangre. Esta prueba es más precisa que la de la orina y determina si usted tiene diabetes. No se hace siempre, solamente cuando se sospecha que puede tener diabetes. Hay otra prueba que se realiza más adelante con una bebida azucarada (ver página 137). Debido a que la diabetes es tan común en las latinas, pídale a su doctor que incluya la comprobación de la glucosa en sus análisis, especialmente si en su familia hay antecedentes de diabetes.

- *Toxoplasmosis*. Esta prueba tampoco se realiza a no ser que se solicite específicamente. Si tiene un gato que se la pasa en la calle, puede que su doctor quiera saber si es inmune o no a esta enfermedad, ya que puede tener consecuencias para su bebé (ver página 13).

- *Varicela* y *citomegalovirus*. Tampoco son pruebas rutinarias, pero en caso de que sea maestra o pase mucho tiempo con niños y no sepa si ya tuvo estas enfermedades, dígaselo a su doctor. La prueba determina la existencia de anticuerpos (ver página 101 y 103).

Examen vaginal

El doctor hará probablemente un examen vaginal interno para ver si la abertura del cuello del útero (*cervix*, en inglés) está bien cerrada. El útero o matriz es dónde está creciendo su bebé y el cuello del útero es la abertura que se dilatará cuando llegue el momento de dar a luz. Durante el embarazo, está taponado para proteger al bebé.

El reconocimiento también incluirá el uso del especulum, ese pequeño aparato para abrir la vagina y poder ver con claridad la abertura del cuello uterino. A continuación, el médico tomará unas muestras de las células del cuello de su útero y de sus secreciones vaginales con un palito de algodón, una espátula o un cepillo. Es la misma prueba que le hacen en sus reconocimientos anuales y no afectará al bebé. Las muestras de sus células y secreciones se enviarán al laboratorio para realizar varios análisis.

- *Citología o papanicolaou* (Pap smear). Las células de su cuello uterino se analizarán en el microscopio para ver si son normales. Este es el método que se utiliza para detectar el cáncer de cuello uterino. En caso de que los resultados indiquen células anormales, hay que hacer un seguimiento y empezar el tratamiento adecuado.

- *Gonorrea*. Es una enfermedad que se transmite sexualmente. Cuando hay gonorrea, es necesario tratar a la madre para evitar que el bebé desarrolle una infección en los ojos o una neumonía.

- *Clamidia*. Se transmite sexualmente y, al igual que la gonorrea, necesita un tratamiento para evitar infecciones de los ojos o neumonía en el bebé.

• *Herpes genital.* En estos exámenes no se suelen incluir pruebas para saber si hay herpes genital (el herpes sólo se ve si está activo). Pero si usted sabe o sospecha que puede tener esta enfermedad, es importante que se lo diga a su doctor. En caso de que el herpes esté activo en el momento del parto, puede infectar al recién nacido en el paso por el canal vaginal y causar graves daños a su sistema nervioso. Pero si su doctor conoce su situación y comprueba con regularidad el estado de su herpes, los riesgos son menores.

El primer sonograma

A veces, el doctor tiene un aparato para hacer sonogramas en su propio consultorio y puede hacerle uno en esta visita, dependiendo de cuántas semanas de embarazo tenga. Intente ir con su pareja a este sonograma. Ver por primera vez el corazón de su bebé latiendo es una experiencia emocionante. Todavía es pronto para saber el sexo del bebé; para eso tendrá que esperar hasta las 18 ó 20 semanas, cuando se pueda ver con más claridad.

Lo primero que el doctor o técnico buscará en este sonograma es si existe un saco amniótico o más de uno, si ya existe el latido del corazón y dónde se ha implantado la placenta. Lo normal es que esté en la mitad superior del útero o matriz, pero a veces puede estar en otros lugares donde puede causar problemas como:

• *Embarazo ectópico o extrauterino.* En ocasiones el óvulo fecundado comienza a viajar desde la trompa de Falopio hasta la pared del útero, pero se queda atascado en su recorrido y continua creciendo en la trompa, con el peligro que esto supone. Las trompas de Falopio son los tubos estrechos que unen los ovarios con el útero (ver página 157) y si ha habido alguna infección, cirugía o endometriosis, puede haber tejido cicatrizado que impida el paso del embrión. En la endometriosis, el tejido que recubre la matriz aparece en otras partes como en las trompas, creando obstrucciones. Otras veces, este tipo de embarazos se produce por causas desconocidas.

Cuando el embrión empieza a crecer, literalmente revienta la trompa y produce una hemorragia interna que puede ser muy grave o incluso fatal para la madre. El embarazo ectópico también puede ocurrir en un ovario, en el cuello del útero o incluso en el abdomen.

Los embarazos extrauterinos generalmente se detectan por el dolor que producen. Es un dolor agudo y pulsante en el lado derecho, o en el izquierdo de la parte baja del abdomen, parecido a los calambres menstruales, que aparece y desaparece mientras la trompa intenta expulsar el embrión. A veces este dolor se siente también en el hombro que corresponda con el lado en el que está el embarazo o puede ser como una presión en el recto o incluso retortijones o torzones en el intestino. Además del dolor, otros síntomas de embarazo ectópico son el sangrado y la bajada de la presión sanguínea con pulso rápido.

Afortunadamente, los embarazos extrauterinos son poco frecuentes (alrededor de 1 de cada 100 embarazos), pero hay algunas condiciones que favorecen su aparición:

- Infecciones por enfermedades venéreas (clamidia, gonorrea, enfermedad pélvica inflamatoria)
- Infecciones cuando utilizaba un dispositivo intrauterino como anticonceptivo (DIU)
- Cirugías
- Endometriosis
- Embarazos extrauterinos en el pasado

Además del sonograma, para confirmar los embarazos de este tipo se hace un análisis de sangre para saber si el nivel hormonal es el de un embarazo. Cuando se detecta un embarazo extrauterino, se hace una intervención por laparoscopia para reparar la trompa de Falopio. Mediante unos pequeños cortes se introduce una cámara e instrumentos quirúrgicos para limpiar y coser la rotura.

- *Placenta previa.* Una de las cosas que determina el sonograma es dónde está situada la placenta. Se dice que hay placenta previa cuando esta se ha situado en un punto muy bajo del útero, obstruyendo parcial o totalmente el cuello uterino. No se sabe por qué ocurre esto, pero es más frecuente en mujeres que han tenido cesáreas, varios embarazos, en las que tienen más de un bebé y en las de más de 35 años. Se trata de una condición grave que requiere mucha vigilancia. Es muy posible que le recomienden reposo.

Las buenas noticias son que el 90% de las placentas previas detectadas en las etapas iniciales del embarazo se solucionan por sí mismas antes del parto. Pero si este no es el caso y la placenta queda recubriendo totalmente la entrada del útero, existe el riesgo de que se rompa con las contracciones, por lo que será necesaria mucha vigilancia y una cesárea.

- *Fibromas*. Otra de las cosas que le pueden comunicar después de su primer sonograma es que tiene uno o varios fibromas o miomas. Un fibroma es simplemente un tumor benigno que aparece en el útero. El único problema es que la placenta se implante en un fibroma, porque el bebé no puede recibir la nutrición adecuada a través de este tumor. Si son muy grandes, pueden obstruir el paso del bebé durante el nacimiento, pero generalmente los fibromas no presentan ningún problema. Los fibromas crecen con el estrógeno y a menudo aumentan de tamaño porque durante el embarazo aumenta la producción de esta hormona y de riego sanguíneo. A veces, pueden ser dolorosos o sentirse como un bulto a través de la piel del abdomen en los últimos meses del embarazo, pero suelen volver a su tamaño normal después del parto.

- *Mola hidatidiforme*. Es también un tumor benigno y bastante raro que se produce en la placenta. Es un embarazo que no llega a organizarse. El tejido que recubre el útero se ve como un racimo de uvas. A veces, estos tumores producen muchas náuseas porque segregan elevadas dosis de la hormona BHCG. Se detecta por medio de ultrasonido y se elimina por medio de succión.

- *Quiste de cuerpo lúteo*. Este es un tipo de quiste que aparece con cierta frecuencia en el ovario durante el embarazo y que no suele tener mayor importancia. El cuerpo lúteo es la envoltura en la que se encontraba el óvulo antes de salir del ovario.

EMOCIONES

Durante este mes tendrá la oportunidad de comprobar lo amplio y variado que puede ser el rango de sus emociones, un fenómeno que probablemente llamará la atención de su pareja. O en otras palabras, en menos de 30 segundos podrá ir de la risa al llanto y de ahí a la exasperación, pasando por la cólera. Todo porque su esposo comentó durante el desayuno que el día se presentaba soleado.

No, no está perdiendo el juicio, son los conocidos "cambios de humor" del embarazo, una interesante combinación entre las hormonas que hay ahora en su cuerpo y los sentimientos que haya despertado su embarazo. El resultado es algo así como un síndrome premenstrual multiplicado por cien.

Es posible que un minuto se sienta alegre y radiante de felicidad y al siguiente muy irritable y que todo le moleste, al mismo tiempo que la más mínima muestra de cariño o de ternura la haga llorar. Si además está experimentando náuseas y se siente muy fatigada, la sensación puede ser de completo desbordamiento, sobre todo si este es su primer embarazo. Pero todo esto pasará. Para el final del tercer mes, la mayoría de las mujeres que padecen náuseas empiezan a encontrarse mucho mejor y los cambios de humor también disminuyen.

Otro de los síntomas en estos primeros meses es el despiste. Puede que se le olviden las cosas, que cometa errores muy obvios en su trabajo o que no se acuerde de la conversación que mantuvo hace cinco minutos. Es normal prestarle menos atención al mundo que la rodea en medio de todos estos cambios físicos y emocionales.

No hay ninguna cura para todas estas emociones y sensaciones, pero estar descansada ayuda a que mejoren. Recuérdese a sí misma con frecuencia que todo esto pasará pronto.

El bebé

Semana 5

Las células del embrión, como se denomina en esta etapa, han empezado a tomar forma. El futuro bebé parece un minúsculo frijol con miles de células organizadas en tres capas. De la capa externa surgirá la columna vertebral, el cerebro y los nervios. La capa intermedia creará los huesos y los músculos y la interna será responsable de formar los pulmones, el intestino y otros órganos internos.

Semana 6

En la sexta semana, el embrión está ya formado por millones de células. Con solo 1/4 de pulgada de largo (seis milímetros), tiene ya un diminuto corazón del tamaño de la punta de un lápiz, que está bombeando sangre. La cabeza se está formando y se puede distinguir el principio de la columna vertebral. El cordón umbilical y los ojos ya han aparecido.

Semana 7

Para la séptima semana se pueden ver rasgos del rostro, como la nariz y la boca. Los ojos se han definido más. El embrión también tiene ya brazos y piernas y se están empezando a formar los dedos de la mano y algunos órganos internos como los intestinos y los bronquios.

Semana 8

Las vértebras, las costillas y los dientes han surgido, así como los músculos del abdomen, las capas de la piel con poros incluidos y hasta un principio de vello. Los intestinos están dentro del cordón umbilical. El corazón late a gran velocidad, cerca de 190 a 200 latidos por minuto y el embrión, que no mide más de media pulgada (un poco más de un centímetro), se mueve constantemente.

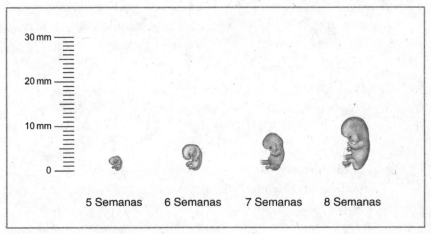

Feto a las 5, 6, 7 y 8 semanas (tamaño real)

PARA EL PAPÁ

Aunque ya sepa que su compañera está embarazada, el hecho de que va a tener un bebé puede ser todavía sólo una idea abstracta para usted y no una realidad, como lo empieza a ser para su compañera. Es muy posible que le desconcierten los cambios de humor de su esposa, que se sienta abandonado y frustrado porque, debido a su fatiga, ella no pueda cuidar de usted como antes o porque no quiera hacer el amor y que, además de todo eso, se vea impotente ante las náuseas y malestares físicos de su pareja.

El segundo mes del embarazo puede ser un poco difícil tanto para ella —por las molestias por la que esta pasando— como para usted, porque tiene que vivir con una persona que está cambiando. Algunas cosas que debe considerar son:

- Las náuseas, la fatiga y los cambios emocionales que su esposa siente no son psicológicos; son muy reales.. Se deben al enorme incremento hormonal en estas primeras semanas y no hay nada que ella pueda hacer para controlarlos.

- Lo que le está ocurriendo a su esposa no es culpa de usted y no hay nada que pueda hacer para arreglarlo. A veces, los hombres tienen la necesidad de "arreglar" cosas o situaciones para que todo vuelva a estar bien, pero en este caso, la única herramienta que tiene a su disposición es ser comprensivo y cariñoso y dejar que la naturaleza siga su curso.

En el lado práctico hay ciertas medidas que puede adoptar que ayudarán a su esposa a sobrellevar estas semanas si está teniendo muchas náuseas.

- Su compañera puede estar muy sensible a ciertos olores. La loción que usted usa, que siempre le gustó, puede ahora provocarle otra reacción. Si fuma, el olor de sus cigarrillos le sentará mal. Intente evitar los olores que puedan molestarla, porque estos le producirán náuseas.

- El cuerpo de su esposa está haciendo ahora un gran esfuerzo para crear la placenta y las estructuras básicas del bebé. Esto consume mucha energía y es por eso que ella está tan fatigada. Ayúdela a que descanse. Cocine para ella u ordene comida sana para que no tenga que cocinar. Anímela a que beba muchos líquidos y a que tome sus vitaminas prenatales, si las puede tolerar.

- Es posible que su pareja no quiera hacer el amor porque se siente mal físicamente o porque simplemente no le apetece. Los deseos sexuales de la mujer embarazada pueden cambian con los meses a medida que varían sus niveles hormonales. Sea paciente porque puede que en unas semanas su pasión llegue a niveles desconocidos.

- Intente ser comprensivo con los cambios de humor y no se los tome a pecho. Es un estado de desequilibrio pasajero producido por una sobredosis de hormonas. Recuerde que al final del mismo tendrá un bebé.

- No se alarme si descubre que está teniendo náuseas y mareos al igual que su esposa o si está engordando. No está embarazado, pero estos síntomas son algo tan común en los esposos de mujeres embarazadas que hasta tienen un nombre: *Couvade*. Los psicólogos consideran que es una forma que tienen algunos hombres de compartir las penalidades del embarazo de sus compañeras.

- Si tienen un gato, por favor encárguese usted de limpiar la caja donde hace sus necesidades. Hay una infección que se llama toxoplasmosis, que puede afectar seriamente al bebé y que se contagia a través de las heces fecales de estos animales.

En este mes es cuando realizarán su primera cita prenatal. Dos cosas que debe recordar son:

- Intente acompañarla a las visitas prenatales, a pesar de que vayan otros miembros de la familia. Ella se lo agradecerá y usted podrá participar más de cerca en el embarazo, hacer preguntas y tomar decisiones.

- Asegúrese de que el doctor también le agrade a usted. Si no le gusta, no van a establecer una buena relación y esto es muy importante para eliminar tensiones tanto durante el embarazo, como en el parto.

Y sobre todo, tómese este mes con calma. En unas semanas, cuando la crisis hormonal pase, verá todo de otro color.

EL TERCER MES
Semanas 9 a la 12

Al final de este mes, las hormonas del embarazo se empiezan a relajar un poco, lo que significa que si está sufriendo muchas náuseas y mareos, en las próximas semanas empezará a encontrarse mejor. También es posible que para finales de este mes le resulte difícil abrocharse los pantalones. Su

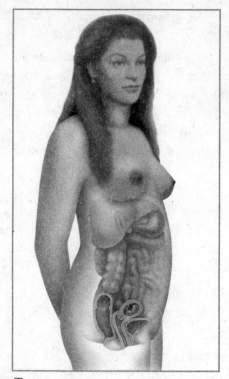

Tercer mes

bebé va a completar las etapas más críticas de su desarrollo y pronto empezará a aumentar de peso.

HINCHAZÓN

Su vientre no ha crecido todavía, pero usted sí. La sensación de "estar hinchada" es común en estas semanas y se debe al efecto de las hormonas en su intestino: por un lado están más relajados y por el otro trabajan más despacio de lo habitual, con la consiguiente acumulación de gases y demás sustancias. En la página 162 encontrará algunos consejos que le ayudarán a combatir el estreñimiento y los gases.

Sin embargo la única verdadera cura para esta molestia es el tiempo. A medida que pasen los días, su vientre aumentará de tamaño y la sensación de hinchazón disminuirá. Si lleva ropas sueltas en estas semanas se sentirá más cómoda.

AUMENTO O DISMINUCIÓN DE PESO

El Colegio Americano de Obstetras y Ginecólogos recomienda aumentar entre tres y cuatro libras en el primer trimestre, pero puede que su situación sea diferente.

Si ha estado experimentando muchas náuseas y vómitos, es posible que incluso haya perdido peso. No debe preocuparse demasiado por esto ya que por el momento, el feto tiene reservas suficientes para sobrevivir.

También es posible que se le haya despertado el apetito y esté aumentando rápidamente. Lo mejor es aumentar de peso gradualmente; en los primeros meses, el feto todavía no pesa mucho y eso quiere decir que el exceso de libras que aumente será en forma de grasa, no por el crecimiento del bebé.

ARDOR O ACIDEZ EN EL ESTÓMAGO

La sensación de tener un fósforo prendido en la boca del estómago también forma parte de este periodo, y ya sabe quiénes son las culpables, una vez más: las hormonas del embarazo.

Las hormonas hacen que un anillo que comunica el estómago con el esófago se relaje. Como consecuencia, los ácidos de la digestión, que son muy fuertes, salen del estómago hacia el esófago y provocan esa sensación de ardor.

En los últimos meses, los ácidos salen por la presión que provoca el útero sobre el estómago. Medidas simples como no hacer comidas fuertes o pesadas, dormir con el torso un poco elevado, o no agacharse por la cintura pueden ayudarle. También hay algunas medicinas que quizás le alivien. Su doctor puede recetárselas.

SANGRADO

A veces, durante las primeras semanas puede haber un ligero sangrado o manchado de color rojo o rosado, que aunque puede asustarla, no tiene mayor importancia. Es un sangrado leve y puede aparecer por las siguientes causas:

- *Implantación.* Unos ocho o diez días después de la fecundación, cuando el óvulo fecundado se implanta en la pared del útero.

- *Después de un examen médico.* El flujo de sangre ha aumentado en el cuello del útero y es posible que tras un reconocimiento se rompan algunos capilares.

- *Después de hacer el amor.* Hay más riego sanguíneo en la zona. El pene puede llegar al cuello del útero y provocar este sangrado.

A pesar de que sangrar un poco es normal, siempre que esto le ocurra, debe hablar con su doctor. Pero hay otro tipo de sangrado que sí puede ser peligroso. Si observa cualquiera de lo siguientes síntomas, debe ponerse en contacto inmediatamente con su doctor o ir a un hospital.

- *Sangrado abundante o coágulos.* Más de una compresa por hora o sangrado ligero constante por un día.

- *Sangrado acompañado por dolores abdominales o dolor persistente en un lado del abdomen o en un hombro.* Puede ser un embarazo ectópico o extrauterino (ver página 171).

- *Aparición de materia de color gris o rosado.* Debe guardarla en una bolsa de plástico y llevarla a su obstetra/ginecólogo(a) para que pueda determinar si se trata de un posible aborto espontáneo.

Infecciones de orina

Las infecciones de orina durante el embarazo son bastante frecuentes. Una infección de orina se produce cuando las bacterias que viven en la piel de la abertura por donde usted orina llegan hasta la vejiga o incluso hasta el riñón. Las bacterias pueden entrar con más facilidad debido al relajamiento de los tejidos por las hormonas del embarazo y al cambio de posición en los conductos por los que fluye la orina a causa el crecimiento del útero.

Hay que tratar inmediatamente las infecciones de orina durante el embarazo porque pueden afectar el útero y producir contracciones que resulten en un parto prematuro. Algunas infecciones de orina no tienen síntomas, pero los más comunes son:

- Ardor o dolor cuando se orina, tanto en la vejiga como en el conducto de salida de la orina (uretra).

- Necesidad constante de orinar, aunque no haya orina.

- Orina turbia, lechosa, con sangre o con mal olor.
- Fiebre, vómitos o dolor en los riñones.

Las infecciones de orina durante el embarazo se tratan con antibióticos que no afectan al feto. Una vez que se ha tenido una infección, existe la posibilidad de que ésta se repita, por lo que seguramente le harán varias pruebas en los meses siguientes para asegurarse de que las bacterias no han vuelto a aparecer.

Una forma de prevenir estas infecciones es beber mucho jugo de arándano (*cranberry juice*). Según demostró un reciente estudio, beber este jugo de forma regular evita que las mujeres desarrollen infecciones urinarias. El agua ayuda también.

SEXO

Todos los cambios por los que está pasando en estas semanas pueden afectar las relaciones sexuales con su pareja, pero quizás para darle una sorpresa. Hay mujeres que durante el embarazo experimentan muchos más deseos sexuales de lo normal y disfrutan del sexo durante los nueve meses.

Sin embargo, en las primeras semanas lo más normal es lo contrario. Si se ha sentido con muchas náuseas y muy fatigada, es muy posible que en lo último que esté pensando sea en una noche de pasión con su pareja.

A veces es a su propio compañero a quien le resulta difícil tener relaciones sexuales, por temor a dañar al feto. De hecho este es uno de los miedos más comunes en los futuros padres. Pero si el embarazo es normal y sin complicaciones, no hay ninguna razón para privarse de esta experiencia. Hay sólo algunas situaciones en las que el doctor puede recomendar abstenerse:

- Abortos espontáneos anteriores
- Placenta previa
- Historia de partos prematuros
- Embarazo con más de un feto
- Infección genital

Aunque no pueda tener relaciones sexuales con penetración, no hay nada que les impida sentirse románticos, acariciarse y practicar juegos sexuales. Su doctor le dirá si es necesario que evite tener orgasmos por las contracciones que se producen en el útero.

El anuncio

Quizás ya no quede un solo familiar que no esté enterado de su embarazo, pero también es posible que usted y su pareja hayan estado esperando para el anuncio, especialmente si anteriormente ha habido un aborto espontáneo. Para finales de este mes, el embarazo está bastante consolidado y es un buen momento para anunciarlo.

Piense en cómo se siente emocionalmente para escoger el tipo de anuncio. Si todavía está muy sensible o irritable, quizás sea mejor anunciarlo poco a poco en privado a sus familiares. Otra posibilidad es la gran comida familiar.

En caso de que tenga otros hijos pequeños, seguro que ya han notado que "mami está diferente". Explíqueles con palabras que puedan entender que van a tener un bebé, que mamá se siente un poco cansada y que va a necesitar ayuda. Pero recuerde que el concepto que los niños tienen del tiempo es diferente al nuestro y para ellos seis meses o nueve meses no tienen mucho sentido. Una sugerencia es decirles que el bebé llegará cuando nieve otra vez o cuando vayan a la playa o cualquier otro evento que ocurra alrededor de la fecha del parto.

Darle la buena nueva a su supervisor o supervisora puede ser un poco más complicado. Quizás estén pasando las semanas y no encuentre nunca el momento adecuado. Sin embargo, hay varias razones para decirlo antes de que se note:

- Es mucho mejor que su jefe se entere por usted misma que por un tercero.
- Si se lo dice con varios meses de anticipación demostrará buena fe, porque a su supervisor le dará tiempo de planear quién la sustituirá.
- En caso de que desee volver al trabajo, le conviene mostrar que le interesa el bien de la compañía. Puede incluso ayudar a buscar a un sustituto para su puesto de trabajo.

Por ley, usted no puede ser despedida simplemente por estar embarazada. Además, si tiene dificultades para realizar ciertas tareas, debe ser tratada igual que otro trabajador con una enfermedad temporal. Dependiendo de las características de su compañía y del estado en donde viva, puede no tener derecho a baja por maternidad (ver página 30).

ROPA DE MATERNIDAD

Para finales de este mes su cuerpo estará definitivamente cambiando y es posible que se le esté haciendo difícil encontrar algo que ponerse. Quizás ahora le baste con dejarse desabrochado el botón del pantalón o pueda pedirle prestado algo a su pareja, pero dentro de poco, tendrá que comprar algo nuevo para acomodar su figura. Tengo amigas que están deseando ir a una tienda de ropa para embarazadas y otras que prefieren usar algo de una talla mayor hasta que ya no haya forma de esconder el vientre.

No tiene que gastar mucho dinero si no quiere, a no ser que vaya a tener gemelos, en cuyo caso hay pocas opciones para estar cómoda que no sean ropa especial. Pero algunos trucos que puede usar en los primeros meses son:

- Si los pantalones no le cierran, enganche una liga en el botón, pásela por el ojal y abróchela en el botón. Tendrá que usar una camisa larga para tapar el apaño.
- Pídale prestadas a su pareja camisas o playeras o incluso pantalones.
- Utilice pantalones elásticos. Son baratos y se acomodan a los diferentes meses.
- Pídale prestada ropa a sus amigas o familiares que ya estuvieron embarazadas.

Si desea ir de compras, afortunadamente la ropa de maternidad ha cambiado en los últimos años y encontrará todo tipo de estilos para elegir, desde los más modernos hasta los más conservadores. Casi todas las grandes cadenas de ropa cuentan con una sección para maternidad. Estas son algunas de las cosas que utilizará.

Ropa interior

Hay pocas cosas en el idioma español que reciban tantos nombres diferentes como los *panties*. Según el país se las conoce como calzones, chones, pantaletas, trusas, bombachas o bragas, pero a pesar de tanta variedad hay algo en lo que la mayoría de las mujeres estamos de acuerdo: los *panties* ajustados pueden ser muy incómodos, especialmente durante el embarazo.

El vientre y los pechos son los primeros en aumentar, así que es posible que lo primero que note sea que su ropa interior le queda apretada. Los *panties* del tipo que llevaban nuestras abuelas suelen ser muy cómodos durante el embarazo porque recogen todo el vientre. Pero si esto es demasiado *retro* para usted, quizás pueda utilizar los de tipo bikini, que dejan el vientre al descubierto.

Sus pechos van a continuar creciendo durante el embarazo, sobre todo al final. Los brasieres o sostenes de maternidad tienen varias filas de enganches para ir agrandándolos a medida que pasan los meses. No son muy sexy, pero proporcionan una buena sujeción. Si sus pechos están muy sensibles, puede probar a dormir con uno por la noche para que estén sujetos.

Zapatos

Los zapatos cómodos son una necesidad durante el embarazo. Es muy posible que se le hinchen los pies a medida que pasan los meses y que le aumente el tamaño entre medio y un número. Los zapatos que no llevan cintas ni hebillas que abrochar se agradecen en los últimos meses del embarazo, cuando agacharse es toda una maniobra. El zapato con poco tacón también es recomendable porque a medida que le crece el vientre, su centro de gravedad va cambiando, y andar con tacones se hace complicado.

SU CITA PRENATAL

Al igual que en su primera cita, le darán el vasito para orinar, le tomarán la presión sanguínea y comprobarán si está ganando peso. En su vasito de orina pondrán unas tiras reactivas para comprobar si hay azúcar o proteína.

También es posible que escuchen el latido del corazón del bebé, con un aparatito que se pone en su vientre y que amplifica el sonido del corazón (late mucho más rápido que el suyo). Otra cosa que se hace en cada visita es medir el tamaño de su vientre con una pequeña cinta métrica para ir siguiendo el crecimiento. Ya verá cómo aumentan las pulgadas a medida que pasan los meses.

En esta visita quizás le ofrezcan realizar una prueba genética que se llama análisis de vellosidades coriónicas (*Chorionic villus sampling*, ver página 136). Esta prueba se realiza entre las 10 y las 12 semanas de embarazo y las razones por las que se la pueden estar ofreciendo son:

- Una ecografía encontró algo anormal
- Ha tenido otros bebés con problemas genéticos
- Hay una enfermedad genética hereditaria en la familia
- Tiene más de 35 años

Hay dos pruebas de posibilidades o *screening*, que cada vez se están usando más, y que se pueden hacer antes del análisis de vellosidades coriónicas (translucencia nucal y Pappa-A y BHCG libre, ver página 130). Sin embargo, estas pruebas solamente determinan posibilidades nada más. La confirmación de si hay una anormalidad sólo se obtiene mediante una prueba genética como el análisis de vellosidades coriónicas o la amniocentesis.

Antes de su cita prenatal, le recomiendo que escriba todas sus preguntas para llevárselas a la consulta. Pregunte hasta quedar satisfecha. Recuerde que usted es el cliente.

EMOCIONES

Es posible que las hormonas del embarazo hayan empezado a darle un respiro, tanto física como emocionalmente. Los cambios de humor y la irritabilidad suelen disminuir para finales de este mes. Pero también es posible que este no sea el caso. Las náuseas continuas durante todas estas semanas, y sus cambiantes estados emocionales, pueden hacer que se pregunte cómo va a sobrevivir otros seis meses en estas condiciones.

Hay mujeres que tardan unas semanas más en empezar a sentirse mejor y hay un muy pequeño porcentaje que sigue pasándolo mal durante todo el embarazo. También puede que esté entre las afortunadas que no han experimentado nada de lo anterior y se sienta mejor que nunca. O quizás, como les sucede a otras mujeres, finalmente se sienta mejor, pero esté empezando a preocuparse por otras cosas.

Ahora que el embarazo está más establecido, habrá entrado en la fase de *sentirse* embarazada. Todavía no se *ve* embarazada porque el vientre no está aún muy abultado, pero ya siente que el bebé es una realidad dentro de usted. Por eso, es común empezar ahora a enfocarse en el bienestar del bebé y en el progreso del embarazo.

Una de las preocupaciones más comunes durante este trimestre es si tendrá riesgo de tener un aborto, especialmente si esto ocurrió antes. Pero a medida que pasan los días esta posibilidad va disminuyendo ya que la mayoría de los abortos espontáneos se producen en las primeras semanas del embarazo.

También puede que esté preocupada por cómo le afectará a su bebé algo que comió, tocó o hizo. No se deje intimidar por todos esos mitos tan variados que tenemos en nuestra cultura. En el pasado sirvieron para explicar ciertos defectos de nacimiento, manchas o comportamientos en el bebé que entonces no tenían explicación. Hoy en día ya sabemos de donde vienen las manchas en la cara o el labio leporino (vea el Capítulo 12 sobre creencias populares del embarazo).

Durante este periodo también es posible que se muestre más introvertida, porque está a menudo pensando en el embarazo, en su bebé o incluso teniendo conversaciones con él o ella. Todo es parte del proceso de cambios emocionales por el que pasan las futuras mamás.

EL BEBÉ

Semana 9

Las células nerviosas del cerebro han comenzado a establecer sus primeras conexiones mientras se multiplican sin parar. Las orejas son dos botones a los lados de la cabeza. La estructura del ojo está más avanzada y ha aparecido la lengua. El embrión se sigue moviendo a sus anchas y ahora mide 1 pulgada (2.5 centímetros) desde la cabeza hasta los glúteos.

Semana 10

En esta semana el embrión se gradúa y pasa a ser un feto. La fase más crítica ha terminado. Ahora ya tiene formados todos los órganos principales y sólo le resta crecer y refinar las funciones de cada uno. Tiene una forma definitivamente humana con hombros, rodillas, codos y dedos en las manos y en los pies. Mide alrededor de 1 pulgada y media (4 centímetros).

Semana 11

Los dedos de las manos y de los pies ya están formados. Ahora empiezan a aparecer las uñas. La cabeza es un tercio de la longitud del feto y está enderezándose. Los párpados, que ya están presentes, se cierran y comienza a formarse el iris que le da color al ojo. A partir de ahora se inicia un periodo de rápido crecimiento. El feto mide 2 pulgadas y media (alrededor de 6 centímetros).

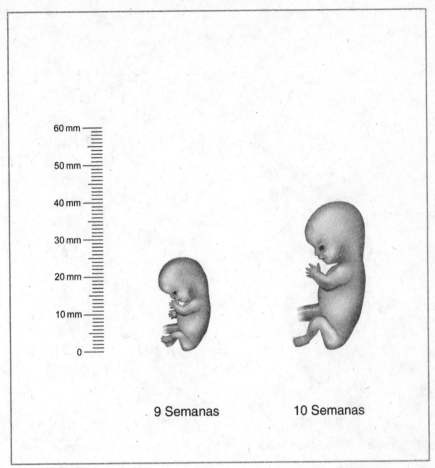

60 mm
50 mm
40 mm
30 mm
20 mm
10 mm
0

9 Semanas   10 Semanas

Feto a las 9 y 10 semanas (tamaño real)

Semana 12

La cantidad de líquido amniótico empieza a aumentar. El bebé puede ya orinar y sus intestinos se mueven. La orina va a parar al líquido amniótico que el bebé traga después. Los dedos de las manos y los pies están separados y los genitales están tomando forma masculina o femenina.

PARA EL PAPÁ

Si las semanas anteriores han sido difíciles para su pareja, seguramente habrán sido difíciles para usted también. Las náuseas, mareos, cambios de humor y demás pueden hacer que se pregunte, al igual

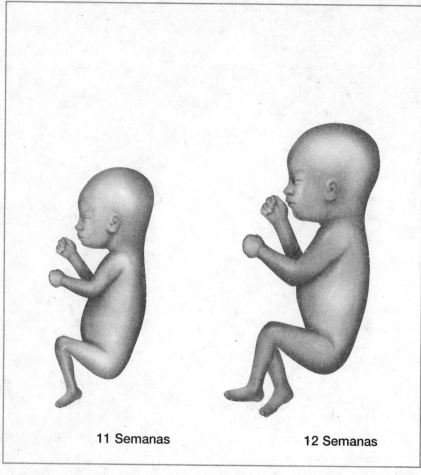

11 Semanas **12 Semanas**

Feto a las 11 y 12 semanas (tamaño real)

que su esposa, si usted va a poder sobrevivir el resto del embarazo en esas condiciones.

Afortunadamente, para el final de este mes hay grandes probabilidades de que las cosas empiecen a mejorar. Las hormonas comienzan a nivelarse, por lo que las náuseas y las emociones cambiantes mejorarán.

Durante este mes, seguramente notará a su compañera más distante y pensativa. También puede que esté teniendo una relación muy cercana con su madre o con otra mujer en su familia. Si, además, ella no tiene muchas ganas de hacer el amor, es posible que usted se sienta muy excluido e incluso resentido.

Esta actitud no significa que ella haya dejado de amarle. Después de la sorpresa inicial, el embarazo es ahora una realidad para su esposa, tanto en su cuerpo como en su mente, y sus pensamientos están a menudo con su bebé. Puede que hasta que tenga conversaciones internas con él o ella. Por otra parte, es muy normal, ahora que va a ser mamá, que se acerque más a su propia madre y se sienta más dependiente de ella. Si la relación con su suegra no es de las mejores, tenga un poco de paciencia. Es sólo una etapa y, dentro de poco, su esposa le necesitará más que nunca. En cualquier caso, recuerde que:

- La actitud de ensimismamiento es normal y no debe reaccionar distanciándose de su esposa, porque esto sólo empeoraría la situación.

- No le reproche su falta de atención porque no es una actitud intencional, es una parte sana y normal del embarazo.

- Déjele saber cómo se siente en forma calmada y amistosa. Quizás ella ni se haya dado cuenta de que le está prestando menos atención.

- Hable con otros padres que ya pasaron por esto o lo están pasando. Ayuda mucho saber que usted no es el único que lo está experimentando.

ABORTO ESPONTÁNEO

La gran mayoría de los abortos espontáneos se producen durante el primer trimestre y, de estos, la mitad se debe a anormalidades en los cromosomas. Las células no llegaron a organizarse para formar un feto o hubo errores graves en la formación que impidieron que el desarrollo siguiera adelante.

Los signos más comunes de que se ha producido o se va a producir un aborto son:

- Dolores abdominales y contracciones.
- Sangrado fuerte (una compresa por hora) o durante más un día.
- Aparición de materia gris o rosada.

Cuando hay dolores y sangrado, pero el cuello del útero no se ha dilatado y el doctor comprueba con un ultrasonido que el corazón del feto sigue latiendo, a veces se pueden tomar medidas para detener el aborto, como reposo en cama, restricción de las relaciones sexuales o medicación. Sin embargo, esto depende de la condición del feto, porque si hay un defecto grave, es muy posible que estas medidas no funcionen. La naturaleza seguirá su curso a pesar de todo.

Una vez que se han producido los síntomas de un aborto, su ginecólogo comprobará si la expulsión ha sido completa. En caso de que así sea, no se hace nada, ya que su organismo se recuperará por sí mismo. Pero si la expulsión no ha sido completa, existe el riesgo de que queden restos en el interior del útero que provoquen una infección y por ello se suele hacer un raspado, o D&C (*Dilation and Curetagge*), para eliminarlos. Después de un aborto espontáneo se puede analizar el material expulsado para determinar si ha sido por factores genéticos.

Si después de experimentar un aborto espontáneo, con o sin raspado a continuación, sigue sangrando excesivamente o siente dolor y tiene fiebre, debe ponerse inmediatamente en contacto con su doctor.

Su obstetra/ginecólogo(a) le indicará cuándo puede intentar concebir de nuevo, aunque si acaba de tener un aborto espontáneo, quizás no quiera saber nada de esto todavía.

Existe otra posibilidad en caso de que no haya infección o sangrado, y es dejar que el feto se reabsorba por sí mismo. El proceso en más lento, necesitará que se le haga un seguimiento de cómo está evolucionando y depende de los meses de embarazo tenga. Pero si su doctor lo aprueba y usted no quiere someterse a un raspado, es una opción menos traumática a considerar.

Hay dos cosas importantes que debe recordar después de haber pasado por un aborto espontáneo:

1. *No fue su culpa.* La mayoría de los abortos espontáneos en el primer trimestre se producen porque las células no han podido organizarse de la manera adecuada. Esto es algo mucho más normal de lo que usted cree. Si pregunta entre sus familiares y amigas descubrirá lo frecuente que es y cómo le ocurrió a una tía suya, a su prima, a su vecina o incluso a su propia mamá. Un aborto espontáneo no significa necesariamente que usted tenga problemas genéticos o de otro tipo, ni que vaya a tener abortos a partir de ahora. Es la forma en la que la naturaleza funciona. Crear un ser humano es muy difícil.

2. *Usted no hizo nada para provocarlo.* No le dé vueltas a la cabeza pensando en que si no hubiera levantado esas cajas o no hubiera comido eso que le sentó mal, habría prevenido el aborto. Si usted lleva una vida normal y sana, sin drogas ni alcohol (y no me refiero a unos tragos para celebrar un cumpleaños), pero ese aborto se produjo de todas formas, es por otros problemas que no tienen nada que ver con lo que usted hizo o comió.

Todo esto no quiere decir que no esté sintiendo un gran dolor por la pérdida de su embarazo. Aunque su vientre no estuviera todavía muy abultado, para usted ese bebé era una realidad como el sol que sale cada mañana. Sin embargo, puede que a otras personas que lo ven desde fuera, les sea difícil comprender estos sentimientos y consideren que a las dos semanas, como mucho, ya tiene que estar recuperada y pensando en su siguiente bebé.

Nhora Estella Saxon, madre de dos niñas, pasó por esta experiencia durante su segundo embarazo. Estuvo sangrando por varios días, pero en el sonograma que le hicieron todo parecía estar bien. Una noche, empezó a sentir dolores fuertes y fue a la sala de urgencias con su esposo, donde le confirmaron que había tenido un aborto.

"Me mandaron un calmante muy fuerte y pasé todo el fin de semana sangrando con una pena y un dolor muy grande. Era como una menstruación. El lunes llamamos al médico y fuimos y dijo que había que hacer un raspado, y qué tal el martes. Si no me hubieran conocido bien, me habrían puesto en una clínica de loca. No entendía cómo me podía hacer esperar, yo quería acabar con eso ya. El martes fui al hospital. Estaba desolada de tristeza. Cuando me desperté y me fui a la casa, vi toda la pendejada de bolsitas y demás y otra vez a llorar. Me tomé una semana libre y fue difícil, porque mucha gente no sabe y te pregunta, y cuando les dices, no saben qué decir. Unos te dicen que era lo mejor porque no estaba desarrollándose normalmente, otros que son designios de Dios y que hay que aceptarlos en vez de entenderlos. A mí se me hizo todo una pelota, ni siquiera podía hablar con mi esposo porque era demasiado triste, así que me fui a una psicóloga. Ahí comprendí que hay que aceptar que fue algo importante y no una pesadilla. Tengo los sonogramas, tengo todo. No hay que deshacerse de eso, sino aceptarlo. Vine a casa y les dije a todos: necesito hablar de que ese bebé existió y necesito hablar de cuando hubiera nacido y muchas cosas más, y no que todo el mundo salga corriendo cuando yo lo nombro. Fue difícil. Esperamos seis meses antes de intentar de nuevo, pero no quedaba embarazada. Era un sentimiento como de fracaso y de frustración, sobre todo fracaso, de pensar que algo pasó, no lo hice bien, no funcionó. Pero la psicóloga me dijo que había muchas mujeres con el mismo problema. Creo que en la mayoría de los casos no se ofrece la ayuda moral que necesita la persona para superar la pérdida de un bebé".

La pérdida de un bebé, incluso en las primeras semanas cuando el embarazo no es todavía muy evidente, es una pérdida muy real y hay que llorarla. Tómese el tiempo que necesite, hable de su dolor con su esposo, con su familia y con sus amistades. Explíqueles que al igual que cuando se pierde un ser querido, después de un aborto hay un proceso de duelo por el es necesario pasar. De la misma forma que hizo Nhora Estela, busque ayuda profesional si siente que la situación la está abrumando y no sabe qué hacer con todos esos sentimientos.

Y para el papá: su dolor es también muy real. Si se calla todos estos sentimientos, no le van a hacer ningún bien. Acabarán saliéndole por otro lado en forma de rabia, de agresividad o de distanciamiento de su esposa, refugiándose en el trabajo o yéndose con los amigos.

Hable de ello con su compañera o al menos comparta su experiencia con el esposo de alguna pareja que también haya pasado por la pérdida de un embarazo. Al igual que una herida física, estos sentimientos necesitan atención y tiempo para sanar.

8

※

El segundo trimestre

Y después de la tempestad . . . empezó a llegar la calma. Si ha tenido o sigue teniendo náuseas, se siente completamente exhausta y sus emociones han estado cambiado de la ira al llanto en más o menos una décima de segundo, puede que se sienta como un náufrago en una tormenta. Pero esta etapa del embarazo pasará pronto y es muy posible que en las próximas semanas comience a sentirse mucho mejor. Las hormonas del embarazo, responsables directas de todo este alboroto, van a empezar a nivelarse. Y si por el contrario, ha tenido la suerte de que le fuera bastante bien en los tres meses anteriores, es muy probable que ahora se sienta todavía mejor.

El segundo trimestre es un periodo muy agradable para la mayoría de las mujeres embarazadas: es cuando podrá sentir al bebé moverse por primera vez, aparece esa belleza especial del embarazo, aumenta la energía, disminuye el cansancio, el vientre todavía no está tan abultado como para producir molestias y las idas al cuarto de baño se reducen considerablemente.

Así pues, disfrute de las próximas semanas y celébrelo con su esposo: ¡ya han completado un tercio de su embarazo!

EL CUARTO MES
Semanas 13 a 16

Cuarto mes

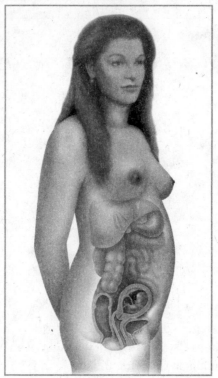

CAPRICHOS O ANTOJOS Y RECHAZOS

"Se me antojaba mucho el chocolate. Antes de estar embarazada, no; nunca quería chocolate".

—*Myriam Gayden*

"Solo quería comer cosas saladas como salami o aceitunas. Nada de dulce".

—*Laura Loustau*

"Quería hielo picado. Creí que me faltaba alguna vitamina porque le estaba siempre pidiendo a mi esposo que se detuviera en los lugares donde te puedes servirte hielo picado. Me gustaba lo crujiente que era".

—*Leticia Gutiérrez*

Los caprichos o antojos durante el embarazo pueden ser de lo más variado. No se sabe la causa exacta de por qué se producen, pero hay explicaciones de todo tipo:

- Sirven para compensar carencias en la alimentación de la madre.
- Son puramente psicológicos; un deseo de recibir atención.
- Si no se le dan a la embarazada sus antojos, el bebé nacerá con manchas.

La necesidad repentina de tomar un plato de ensalada fresca o uno de carne a la parrilla puede que tenga que ver con la primera razón. Despertar a su esposo a las tres de la mañana para que le traiga una barra de chocolate de la tienda parece que se debe más a los motivos en la segunda razón. Y tercera ya sólo se puede utilizar con parientes de las generaciones pasadas, porque hoy en día está probado que los antojos tienen poco que ver con las manchas.

Pero si tiene caprichos y alguien que le ayude a cumplirlos, ¿por qué no darse el gusto? Lo único que tiene que vigilar un poco es el peso, porque los antojos frecuentes de dulces y de comidas con mucha grasa pueden hacer que las libras se acumulen rápidamente. A menudo es posible sustituir un antojo por otro similar. En vez de una nieve (un helado), quizás pueda usar yogur helado, con menos azúcar y menos calorías. O si quiere algo crujiente, como unos churros, quizás pueda recurrir a las galletitas sin grasa.

Otro fenómeno parecido a los antojos, pero más serio, se llama "pica", en el que la embarazada tiene un fuerte deseo de comer tierra, ceniza, hielo, jabón, yeso o granos de café entre otras cosas. Algunas de estas sustancias pueden contener químicos tóxicos para el bebé. Hable con su doctor si tiene este tipo de antojos, porque a veces indican que hay un problema físico o psíquico que se puede tratar.

De igual forma, es posible que en estos meses no pueda soportar la presencia de alimentos que antes sí le gustaban. Todo esto es normal y, en las próximas semanas, o después de que nazca su bebé, recuperará sus gustos habituales.

MANCHAS EN LA PIEL

Una de las hormonas que aumenta durante el embarazo es la hormona estimulante de los melanocitos (HEM). Los melanocitos son unas células que hay en la piel y, según la concentración que haya de ellas, la piel aparece más clara o más oscura. Algunos de los cambios que notará durante el embarazo se deben a la acción de esta hormona. Los más comunes son:

- Cloasma o máscara de la embarazada. Son unos parches de color marrón claro que aparecen en la cara, generalmente en las mejillas y en la frente.
- Oscurecimiento de lunares existentes.
- Línea *nigra*. Una línea de color oscuro en el abdomen que va desde el pubis hasta el ombligo y a veces más arriba.
- Oscurecimiento de las aureolas de los pezones.

Hay otras alteraciones en la piel que se deben al incremento de los estrógenos:

- Varices en las piernas.
- Venas que ahora son visibles a través de la piel.
- Venitas rojas o púrpuras, con pequeñas ramificaciones (araña vascular).

A veces también aparecen unas pequeñas verruguitas en el cuello, párpados y otros lugares. Aunque no se sabe muy bien qué es lo que produce este crecimiento, no tienen mayor importancia.

Estrías

Son esas marcas entre rosadas, púrpuras y nacaradas que salen en el vientre porque la piel se estira demasiado. Las estrías suelen presentarse en la parte lateral baja del vientre. Yo estaba muy feliz en mi primer embarazo pensando que no me habían salido, porque lo único que veía era la parte de arriba de mi panza, hasta que un día se me ocurrió agarrar un espejo...

En teoría, si utiliza a diario alguna crema esto puede ayudar a que la piel del abdomen tenga más elasticidad, pero no hay ninguna receta milagrosa para evitarlas. Pueden mejorar un poco su aspecto, pero suelen ser un recuerdo permanente del embarazo.

ACNÉ

Es un cambio común en la piel durante el embarazo. Las hormonas hacen que haya más grasa en la piel y los poros se pueden taponar, algo similar a lo que ocurre en la adolescencia. Sin embargo, hay que tener mucho cuidado con los tratamientos para el acné durante el embarazo (como Retin-A y Accutane) porque producen defectos en el feto.

Algo que también tiene que tener en cuenta es la composición de algunas cremas de belleza (ver página 8).

CAMBIOS EN EL CABELLO, VELLO Y UÑAS

"Mi cabello se volvió mucho más manejable y hermoso. ¡Sin la barriga tan grande, sería perfecto!"

—*Gloria Villalobos*

Una ventaja del aumento en el nivel de hormonas durante el embarazo es que estas hacen crecer el cabello, retrasan su caída y fortalecen las uñas. Pero esta estimulación hormonal también hace que aparezca vello en lugares que antes no había. Una cosa por la otra.

Durante el embarazo, tiene que tener precaución con los productos químicos que utilice en tratamientos de belleza. Se desconoce el efecto que puedan tener en el bebé las cremas depilatorias o los tintes para aclarar el vello. Una pequeña cantidad de los tintes y permanentes para el cabello se absorbe a través de la piel y pueden contener plomo (ver página 268).

Las uñas también se benefician de los niveles hormonales y a menudo crecen más fuertes y más rápido. Las manicuras y pedicuras no tienen contraindicaciones. Solamente procure que el salón esté ventilado para no tener que respirar los fuertes productos químicos que se utilizan a menudo. Con respecto a las uñas artificiales o acrílicas, no hay investigaciones sobre sus efectos en el feto, pero al igual que con todos los químicos fuertes, es mejor ser prudente.

ENCÍAS SANGRANTES

El volumen de su sangre ha aumentado bastante en las últimas semanas y las famosas hormonas del embarazo hacen que sus tejidos se vuelvan más blandos y sensibles. Este es el motivo por el que los vasos capilares de las encías sangran con facilidad al cepillarse los dientes. Además, si está haciendo muchas comidas pequeñas durante el día sin cepillarse los dientes después, esto puede también contribuir a que le sangren. Esta irritación de las encías se llama gingivitis del embarazo. No es grave y mejora cepillándose los dientes más a menudo y utilizando hilo dental y un enjuague bucal después de cada comida.

Puede que en las encías le aparezcan unas vesículas de color morado que sangran con facilidad. A pesar de su aspecto, no tiene que preocuparse porque esto es común en las mujeres embarazadas, pero no representa ningún peligro ni para usted ni para su bebé. Por lo general, desaparecen después del parto.

Enfermedad periodontal

Hay otro problema en las encías que es un poco más serio. Se llama periodontitis, enfermedad periodontal o, comúnmente, piorrea. Aparece cuando restos de comida se adhieren a los dientes debajo de las encías y se convierten en sarro. El sarro es una placa de bacterias que inflama las encías y hace que sangren. Si la enfermedad no se trata, la encía va retrayéndose, el diente queda suelto y finalmente se cae.

El peligro de este problema dental durante el embarazo es que puede afectar al feto. Un estudio demostró que las mujeres embarazadas que padecen esta enfermedad tienen un índice más alto de partos prematuros. Análisis realizados durante el estudio indicaron que las bacterias en la boca de la madre le llegan al bebé.

Si usted tenía problemas con las encías antes de quedarse embarazada, es muy posible que empeoren durante el embarazo. Si se encuentra en esta situación, es recomendable que visite al dentista durante este trimestre.

Hemorragias nasales y congestión

La nariz sangra durante el embarazo por el mismo motivo que las encías. Hay un aumento en el volumen de la sangre, y el tejido interno de la nariz está más sensible de lo normal. En los climas fríos o secos, los cambios de temperatura o la falta de humedad pueden provocar estas pequeñas hemorragias nasales. Aplicar con el dedo un poco de aceite de oliva o vaselina en el interior de la nariz o utilizar gotas salinas puede ayudarle a suavizar el tejido interno. Pero si sangra por la nariz de forma muy frecuente o abundante, hable con su doctor, porque esto puede ser un síntoma de presión sanguínea alta.

Para controlar una hemorragia nasal, échese hacia delante y tápese la nariz durante 15 minutos con los dedos pulgar e índice, como si se fuera a tirar a una piscina. Si siente que está tragando bastante sangre y que la hemorragia no se detiene, debe llamar a su doctor o ir a un hospital.

FLUJO VAGINAL

Un aumento del flujo vaginal durante el embarazo es algo normal. Suele tener un color blanco o un poco amarillento y puede ser denso o fluido. Se conoce como leucorrea y se produce a consecuencia de los cambios hormonales.

Los jabones, duchas vaginales y demás no sirven para remediarlo porque el flujo se va a seguir produciendo de todas formas. Además, hay que tener cuidado con el uso de jabones fuertes porque pueden ser irritantes. Pregúntele a su obstetra/ginecólogo(a) ya que no todos los doctores están de acuerdo con las duchas vaginales durante el embarazo. Usar ropa interior de algodón, cambiarse con frecuencia o utilizar toallitas sanitarias para el flujo puede ayudarle.

Si el flujo es blanco y no huele mal, todo está bien. Pero si observa que huele mal, tiene un tono verde amarillento o es amarillo o blanco, pero se asemeja al requesón, debe hablar con su doctor porque es posible que haya desarrollado una infección. Las infecciones por hongos durante el embarazo son comunes y se tratan con facilidad (ver página 268).

MAREOS

Uno de los momentos en los que es más fácil marearse es al levantarse después de estar acostada o sentada. La sangre, literalmente, se le baja a los pies por el efecto de la gravedad, y debido a que las venas y arterias se relajan durante el embarazo, el cuerpo tarda un poco en restablecer la circulación al cerebro. Además, a medida que pasan los meses, el útero hace presión sobre algunas de las arterias principales de la madre y puede limitar el flujo de sangre y, por lo tanto, de oxígeno, al cerebro. Pararse o levantarse despacio le da tiempo al sistema circulatorio a volver a enviar la sangre al cerebro. En caso de que le dé un mareo fuerte, pruebe a acostarse con los pies más altos que la cabeza.

La otra causa común de los mareos es que el azúcar o glucosa en la sangre haya bajado demasiado. Hacer varias comidas pequeñas durante el día le ayudará a mantener constante el nivel de azúcar en su sangre y a evitar mareos. Lleve en el bolso o en el automóvil galletitas, nueces o fruta seca para tomar en caso de que se maree. Si es diabética y esto le está ocurriendo a menudo, debe hablar con su doctor.

POSTURA PARA DORMIR

En este mes puede que ya le esté resultando difícil encontrar una postura que le acomode en la cama. Si le gustaba dormir boca abajo, quizás lo empiece a notar molesto, y a medida que pasen los meses, imposible. La postura que se recomienda para dormir durante el embarazo es sobre el lado izquierdo. Esto es porque echada de espaldas todo el peso del útero descansa sobre la aorta y la vena cava inferior, dos conductos sanguíneos muy importantes. Esta compresión podría reducir su riego sanguíneo y el del bebé.

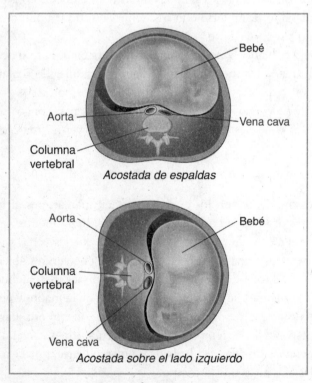

Compresión de la vena cava acostada

Pero esta observación científica no tiene por qué quitarle el sueño, como no se lo ha quitado a millones de mujeres que durmieron durante meses boca arriba, antes de que se descubriera este hecho, y tuvieron bebés sanos. Es decir, es recomendable dormir sobre el lado izquierdo, pero si usted se siente muy incómoda en esa postura, no se sienta culpable cada vez que se despierte boca arriba. No se angustie y duerma como se sienta más cómoda. Su cuerpo es muy sabio y le hará saber cuándo tiene que cambiar. Sin embargo, hay ocasiones en las que sí se recomienda evitar lo más posible estar acostada de espaldas y es cuando hay hipertensión, retraso en el crecimiento del bebé o problemas en el funcionamiento de los riñones.

La postura que muchas embarazadas adoptan para dormir sobre el lado izquierdo es con una almohada entre las piernas y apoyando el brazo derecho encima de la almohada. En las tiendas para futuras mamás y también en Internet encontrará todo tipo de almohadas para dormir en esta posición. Y, si consigue acostumbrarse a esta forma de dormir, puede que ya no cambie, como me ocurrió a mí.

Posición para dormir

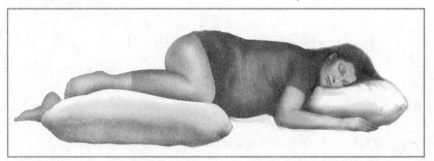

Siguen las náuseas

A pesar de que finalmente llegaron las prometidas 12 semanas, quizás usted siga teniendo las mismas náuseas que al principio. A veces no es exactamente en la semana número 13 cuando se empezará a sentir mejor, sino un poco más tarde. Desgraciadamente, hay ciertas mujeres en las que las náuseas no mejoran aunque pasen las semanas y hay un pequeño grupo en el que incluso empeoran. Si usted es de origen mexicano, no está de más que le revisen la vesícula, porque existe una posibilidad de que este órgano tenga algo que ver con las náuseas (ver página 96). Estar embarazada de más de un bebé también puede ser una causa, ya que tendrá niveles hormonales más elevados.

Si las náuseas le están impidiendo funcionar normalmente, su doctor puede recetarle algún medicamento para mejorarlas. Es muy pesado y desagradable tener que vivir así día tras día, pero por difícil que parezca, es posible sobrevivir un embarazo con náuseas constantes.

"Tuve muchas náuseas en el primer embarazo, pero pensé: no hay problema, seguro que puedo manejarlo otra vez, pero esta va a ser la última vez. Pero en el segundo embarazo, después de los primeros meses, las náuseas volvieron y fueron peores que la primera vez. Encima ahora tenía a otro bebé. No podía aguantar nada en el estómago, ni siquiera agua, nada, nada. Me deshidraté como tres veces. Finalmente, como al octavo mes empezaron a mejorar".

—*Leticia Gutiérrez*

Si sus vómitos son constantes y no puede tolerar ningún líquido, debe hablar con su doctor. Hay una enfermedad que aparece durante el embarazo que se llama hiperémesis gravidarum y que a veces requiere hospitalización.

HIPERÉMESIS GRAVIDARUM

Es una enfermedad bastante rara de la que todavía no se conocen las causas con exactitud. En vez de mejorar, los vómitos y náuseas del embarazo empeoran cada vez más. Como consecuencia de los vómitos constantes, la madre puede deshidratarse, perder minerales y perder peso. Cuando el cuerpo no tiene de qué alimentarse, recurre a las grasas almacenadas. El proceso de quema de las grasas produce una sustancia denominada acetona, que puede dañar al bebé.

Generalmente, cuando una mujer embarazada está vomitando más de tres veces al día todos los días y no puede retener líquidos, es necesario que ingrese en el hospital para hidratarla a través de un catéter intravenoso. A veces, los síntomas mejoran pero vuelven a aparecer más adelante y es necesario ingresar de nuevo en el hospital.

Cada caso de esta enfermedad es diferente. Hay mujeres que responden al tratamiento con vitamina B y otras en las que hay un problema de tiroides u otro tipo de trastornos hormonales. Las mujeres embarazadas con más de un bebé, obesas, en su primer embarazo o con historial anterior de hiperémesis gravidarum tienen más posibilidades de que aparezca esta enfermedad.

VIOLENCIA DOMÉSTICA

La violencia física y verbal contra las mujeres no distingue entre clases sociales, culturas ni edades. Es una plaga que afecta a millones de mujeres en el mundo y hay ocasiones en las que existen más riesgos de sufrir estos abusos. El embarazo, así como tener entre 19 y 29 años de edad, son situaciones en las que la violencia domestica empeora, o aparece por primera vez.

En Estados Unidos se calcula que hasta dos de cada diez mujeres embarazadas sufren abusos físicos o verbales por parte de sus compañeros o esposos. Las cifras son probablemente mucho mayores, ya que una gran parte de estos casos no se reportan. Un embarazo no deseado y el uso de alcohol o drogas incrementan todavía más las posibilidades de sufrir violencia doméstica.

Los riesgos de las mujeres que son víctimas de abusos físicos y verbales durante el embarazo incluyen: abortos espontáneos, partos prematuros o bebés que nacen muertos, con bajo peso y con heridas, incluyendo fracturas. Los golpes pueden separar la placenta del útero o dañar órganos internos de la madre. Las anemias, infecciones y sangrado son también más altas para las mujeres maltratadas física o verbalmente.

Una mujer embarazada se siente vulnerable y dependiente de su compañero y a veces puede justificar lo que está ocurriendo o incluso pensar que no se trata realmente de violencia doméstica. La violencia doméstica no se limita a golpes, patadas o violación. También incluye gritos, insultos, críticas, celos exagerados, control, aislamiento o cualquier otra actitud que le haga sentir temor de su compañero o esposo.

Algo muy importante que debe recordar es que no hay **nada** que justifique la violencia doméstica. Usted no "se merece" el abuso, no lo ha provocado ni tiene la culpa de que esté ocurriendo.

El embarazo representa una época de cambios y ajustes por la que pasan la mayoría de las parejas. Hay hombres que se sienten celosos del bebé en camino, que resienten el cambio en el deseo sexual de su compañera o que detestan la figura de una mujer embarazada. Ninguna de estas razones, ni ninguna otra cosa que esté creando ansiedad en su esposo, es motivo que justifique la violencia física o verbal. Los problemas se resuelven hablando o tomando medidas, pero no a golpes.

Los hombres que maltratan no se limitan a sus esposas. Los recién nacidos y otros niños de la familia también sufren las consecuencias de estos maltratos, muchas veces de por vida.

La vulnerabilidad que siente una mujer embarazada puede hacerle pensar que no hay otra opción más que aguantar, porque no tiene ningún lugar adónde ir, y callar, por lo que pueda decir la gente.

Lo cierto es que hay opciones y ayuda disponible sin tener que hacer pública su situación. La Línea Nacional sobre la Violencia Doméstica (1-800-799-SAFE) cuenta con operadoras que hablan tanto inglés como español, y que atienden llamadas confidencialmente las 24 horas del día. Aquí le pueden proporcionar los datos de organizaciones que le ayudarán de forma gratuita y sin preguntar por su situación legal en el país. Encontrará desde refugios que le darán cobijo para que pueda abandonar la casa inmediatamente, hasta grupos de apoyo donde conocerá a otras mujeres en su mismo caso y que le podrán hablar de lo que hicieron para salir de esa situación.

EMOCIONES

Si sus hormonas han comenzado a estabilizarse, sentirá un gran alivio (y su esposo también). Notará que sus cambios de humor están disminuyendo y que empieza a reaccionar a lo que le rodea como antes de quedar embarazada.

Sin embargo, el cambio que está experimentando su cuerpo puede estar produciéndole nuevas emociones. Su vientre ha empezado a crecer, pero quizás esté en esa etapa en la que no se sabe si le sobran unas libras o es que está esperando un bebé. La ropa de embarazada le queda grande, pero la suya le está pequeña y la gente no se atreve a preguntar, no vaya a ser que no esté embarazada.

> "Estaba en una etapa en la que no me servía la ropa de embarazo, pero tampoco la mía. Empecé a engordar y me deprimí a pesar de que sabía que era pasajero. No me gustaba la ropa de embarazo y no la usé hasta que no me quedó más remedio. Me la pasaba mirando la ropa de `las flacas'".
>
> —*Ana Miriam La Salle*

No se preocupe: es un periodo que no va a durar mucho porque en unas semanas no habrá dudas de por qué no le cierran los pantalones.

Esta etapa, en la que se va a despedir por unos meses de su cuerpo tal y como lo ha conocido hasta ahora, puede traerle emociones contradictorias. Por un lado, puede que le guste mucho la idea del embarazo y de ver su vientre crecer, pero por el otro, puede que tenga dudas con respecto a si este cambio le va a hacer perder su atractivo femenino o si su nueva silueta le va a gustar a su compañero. Incluso es posible que sólo pensar en estos cambios la ponga de muy mal humor. Tenga paciencia porque en unas semanas todo va a definirse mejor.

Su cita prenatal

En esta cita se repetirán todas las rutinas que ya conoce: presión arterial, peso, orinar en el vasito, medir el tamaño de su útero, comprobar si está reteniendo agua y la mejor de todas: escuchar el corazón del bebé.

Además, su doctor le ofrecerá una prueba de *screening* para determinar las probabilidades que existen de que su bebé tenga algún problema genético (ver página 129).

El bebé

Semana 13
El tercer trimestre es uno de los periodos de crecimiento más rápidos del bebé. Ahora mismo mide 3 pulgadas (unos 7.5 centímetros) y pesa alrededor de media onza (15 gramos). La placenta está proporcionando nutrición activamente. Las orejas y los ojos se han situado en una posición más normal y han aparecido las cuerdas vocales. Los intestinos estaban hasta ahora dentro del cordón umbilical, pero en esta semana se están moviendo hacia el interior del abdomen.

Semana 14
La placenta es ahora la fuente principal de alimento del bebé. El hígado y el páncreas ya están funcionando. A partir de ahora, la cabeza crece más despacio y ya no descansará tanto en el pecho porque el cuello se está haciendo más largo. El bebé puede abrir y cerrar los dedos de la mano y ha comenzado a practicar los movimientos de respiración. Mide 3 pulgadas y media (casi 9 centímetros).

Semana 15

Los huesos del bebé se están endureciendo y por eso ahora absorbe calcio con gran rapidez. Los huesecillos del oído han aparecido y es posible que pueda ya percibir algún sonido. La piel es muy fina y está recubierta con un vello denominado lanugo. Sonogramas hechos en esta semana pueden mostrar al bebé chupándose el pulgar; está entrenándose para cuando tenga que succionar para alimentarse. El bebé mide 4 pulgadas y media (más de 11 centímetros) y pesa casi dos onzas (unos 57 gramos).

Semana 16

Si está interesada en saber cuál es el sexo de su bebé, es posible descubrirlo en esta semana con un sonograma, siempre que él/ella esté en una postura que permita verlo. Los órganos sexuales están lo suficientemente formados como para distinguirlos. Mide ya 5 pulgadas y media (casi 14 centímetros) y pesa casi 3 onzas (más de 85 gramos). A partir de esta semana, algunas madres pueden ya sentir los movimientos del bebé.

PARA EL PAPÁ

La figura de su esposa

Déjeme contarle un pequeño secreto para que haya armonía en su hogar durante este mes: **no** se le ocurra comentarle a su esposa que la ve más gorda ni hacerle bromas con eso... aunque sea totalmente cierto. Con toda seguridad, ella ya lo habrá notado, pero está en esa fase donde no se sabe muy bien si es que está ganando peso o está embarazada. El hecho de que su ropa normal le quede ajustada puede ponerla de mal humor. Asegúrele que la ve más bella que nunca, acaríciele el vientre y cuídela.

Antojos y caprichos

Después del ensimismamiento de las semanas anteriores, ahora comienza una etapa en la que su compañera va a empezar a necesitarlo mucho. Una de las cosas que puede estar pasando por la mente de su esposa es si usted la seguirá queriendo cuando empiece a ganar una libra detrás de otra. Es en esta época, y puede que antes, es cuando empiezan a aparecer todos esos antojos por extrañas combinaciones de alimentos.

   Hay teorías que consideran que son deficiencias en la nutrición, y otras que dicen que es una forma que las mujeres embarazadas tienen de determinar si sus esposos realmente las siguen queriendo. En cualquier caso, tenga bien ubicadas todas las tiendas que no cierran de noche en su barrio. Ella está ahora muy sensible hacia su comportamiento y los pequeños detalles se aprecian mucho más. Además de las expediciones para encontrar dulce de guayaba a la una de la madrugada, le dará muchos puntos a su favor aparecer en la casa con un ramo de flores, una tarjeta romántica o simplemente preparar la cena o pasar la aspiradora sin que ella se lo pida.

Preocupación financiera

La idea de que va a tener un bebé puede haber despertado su instinto de proveedor y protector de la familia. Quizás esté preocupado con los gastos que trae un bebé, la seguridad en su trabajo o cómo le van a hacer si su esposa deja de trabajar. Una reacción normal de muchos hombres ante las preocupaciones es distanciarse. Eso puede traducirse en buscar otro trabajo para mejorar sus finanzas, pasar más tiempo con sus amigos o simplemente estar más distante con su esposa. Aunque es una reacción normal ante la presión, su esposa puede estar ahora más sensible hacia su actitud y sentirse abandonada. Una forma de evitar esto es hablarle de sus preocupaciones y planear juntos qué medidas pueden tomar con respecto a su situación económica. Algunas de los puntos de los que pueden hablar son:

- *¿Dejará su esposa de trabajar?* Calcule cuánto les costará contratar a alguien para que atienda al bebé. A veces, lo que se paga por el cuidado no compensa con el dinero que puede estar ganando su esposa. También puede que esto sea cierto, pero que su esposa no quiera abandonar su profesión.

- *¿Dejará usted de trabajar?* No es una opción muy común entre familias latinas que sea el padre quien esté en la casa planchando y cuidando del bebé, pero en nuestros tiempos, si su esposa está ganando más dinero que usted, ¿por qué no?

- *¿Quién cuidará del bebé?* Los abuelos son una bendición en estos casos. Si viven cerca tendrán que pensar dónde cuidarán al bebé, en su casa o en la de ellos. Piense en qué tan protegida contra niños estará la casa de los abuelos. Pero si viven lejos, quizás sea una posibilidad el traer a una abuela durante un tiempo a vivir con ustedes.

EL QUINTO MES
Semanas 17 a 20

Quinto mes

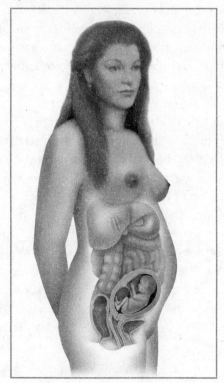

Cambios en el rostro

La famosa belleza radiante de la embarazada aparece en estos meses. No se debe solo a la alegría de estar esperando un bebé, sino al hecho de que el volumen de su sangre ha aumentado y ahora tiene un rubor natural en sus mejillas que le da muy buen aspecto. Aunque usted no haya notado nada, es posible que los que le rodean le comenten lo bella que está.

Hay otro tipo de cambio en el rostro durante el embarazo que no es tan común. Una de mis primas sufre una curiosa transformación cuando está embarazada, se le ensancha la nariz y parece otra persona. A su mamá, mi tía, también le ocurría lo mismo durante sus embarazos. Estos cambios se deben al efecto de las hormonas sobre sus tejidos. Después del parto, todo vuelve a la normalidad.

Pero no debe confundir estos cambios normales con la retención de líquido en la cara, que suele ser un síntoma de preeclampsia (ver página 91).

Picazón en el abdomen

La piel de su abdomen está trabajando horas extra para acomodar el nuevo volumen. Al estirarse se produce sequedad y esto es lo que da la picazón. Aplicar aceite de oliva o una crema nutritiva puede aliviarle. Sin embargo, la única cura definitiva es el parto, porque su piel se va a seguir estirando a medida que pasan los meses.

Pero si observa que la picazón aumenta o que le está afectando otras partes del cuerpo, hable con su doctor porque puede deberse a otras razones (ver página 237).

Movimiento fetal

En este mes es cuando las futuras madres suelen sentir por primera vez a su bebé moviéndose en el vientre. El bebé sigue flotando y tiene amplio espacio, pero ahora que ha crecido más, puede rozar las paredes del útero por dentro. Si no lo ha sentido nunca antes, quizás no reconozca esta sensación, ya que a veces no es tan clara como una patada. Lo que puede estar sintiendo es:

- *Aleteo:* es una sensación como de mariposas en el vientre. Algo muy suave que le roza por dentro durante unos momentos.
- *Burbujas:* algo así como una pequeña cascada de burbujas rozándole, o como si una burbuja reventará.
- *Golpecitos:* parecido a alguien llamando a la puerta muy suavemente. Son golpecitos rítmicos, diferentes de un movimiento del intestino.
- *Movimiento involuntario:* similar a lo que siente cuando a veces se mueve un músculo del cuerpo de forma involuntaria durante unos segundos.

Estos son sólo algunos ejemplos porque hay muchas otras formas de percibir estas sensaciones.

"La primera vez que lo sentí estaba acostada. Era como un pescado que estaba en el agua. Así como si estuviera aleteando".

—*Laura Loustau*

"Es un movimiento raro. Como cuando alguien tiene mucha hambre y se le mueven las tripas. Como unos gases adentro".

—*María Teresa Díaz-Blanco*

Puede sentir estos movimientos desde la semana 16 más o menos, aunque hay mujeres que los notan más tarde o más temprano, si éste no es su primer embarazo. A partir de la semana 22 se perciben de forma muy clara. Si para entonces todavía no ha notado nada, debe hablar con su doctor.

A medida que pasen las semanas, sentirá los movimientos de su bebé más claramente. Los primeros no tienen un patrón determinado, pueden ocurrir a cualquier hora del día o de la noche. Más adelante, el bebé establecerá un ritmo de sueño. Por ejemplo, cuando se vaya a dormir, es común que el bebé esté más activo porque él o ella ya no está "acunado" por sus movimientos cuando usted camina o se mueve. A veces, una media hora después de comer, se mueven más porque reciben una dosis de energía con la glucosa que les llega a través de su sangre.

En los últimos meses del embarazo, al bebé ya no le queda mucho sitio para moverse y percibirá un cambio en cómo se mueve. Una buena forma de comprobar que todo está bien es realizar conteos de movimientos fetales (ver página 139). No se asuste si deja de sentirlos durante un rato. A veces están dormidos o se ponen un poco perezosos, pero si nota algo anormal, debe hablar con el doctor enseguida.

Congestión nasal

Una de las partes de su cuerpo que está recibiendo más sangre de lo normal durante el embarazo es su nariz. Este aumento en el riesgo, junto con el elevado nivel hormonal, hace que el interior de la nariz se ablande y se irrite causando sangrado (ver página 198) y un incremento de la mucosidad. Al igual que con otras molestias del embarazo, no hay un remedio definitivo para esta situación, pero puede encontrar alivio temporal en las gotas salinas. Si vive en un clima muy seco, o tiene calefacción dentro de la casa, pruebe a utilizar un aparato para humidificar el ambiente. Unas gotas de esencia de eucalipto en el agua del humidificador también pueden ayudarle.

CONSEJOS DE FAMILIARES Y EXTRAÑOS
SOBRE SU EMBARAZO

En la cultura latina, el embarazo es tradicionalmente cosa de familia. Casi siempre hay un ejército de tías, primas y otros parientes dispuestos a cuidar a la embarazada, ayudarle con las tareas domésticas o con los otros niños. Claro que junto con todas esas atenciones, a veces también vienen numerosos consejos, indicaciones y recetas sobre qué es lo que debe y no debe hacer durante su embarazo. En ocasiones, se le puede hacer difícil manejar estas observaciones, especialmente si usted está más conectada con la cultura moderna estadounidense que sus familiares. ¿Cómo convencer a la tía Lupita de que aunque coma carne, el bebé no le va a salir cabezón, o que porque levante las manos por arriba de la cabeza, al niño no se le va a enredar el cordón en el cuello? El folclore latino con respecto a los mitos del embarazo es muy variado. En el Capítulo 12 encontrará algunos ejemplos.

Una forma de verlo es que esos comentarios vienen del deseo de ayudar, no de ponerla nerviosa (aunque a veces lo consigan). Pídale a su tía, su madre o su abuela que le hable de otras creencias antiguas y de cómo fueron sus embarazos. Así le estará dando a sus familiares el reconocimiento que desean. Después, explíqueles con cariño que usted y su esposo, con el apoyo de su doctor o doctora, están haciendo las cosas de otra manera.

También notará que no sólo sus familiares tienen cosas que decir sobre su embarazo, sino muchas otras personas que nunca ha visto en su vida: gente en el elevador, en el supermercado, en el cine... su índice de popularidad aumentará con el tamaño de su vientre. No hay muchas formas de evitar esta atención, pero tampoco tiene que aguantar historias interminables o desagradables por buena educación. Agradézcale el interés a su interlocutor, dé media vuelta y desaparezca si puede.

Por encima de todo, no se deje asustar por todas las creencias populares, latinas o no, de lo que le puede pasar a su bebé si no hace esto o aquello. Ya tiene bastante con sus hormonas como para añadir más sobrecarga a su sistema nervioso. La mayoría de los mitos del embarazo sirvieron en el pasado para explicar cosas que entonces no tenían explicación.

Depresión durante el embarazo

Es difícil reconocer que existe depresión en el primer trimestre, ya que sus síntomas son muy similares a los del embarazo (ver página 111). Pero si en este mes se siente emocionalmente desbordada, sin ninguna ilusión por estar esperando un bebé, con ataques de ansiedad o pánico o cualquier otro síntoma inusual, no haga caso de quien le diga que "es parte del embarazo". Hable con su doctor sobre la posibilidad de estar sufriendo una depresión, especialmente si la ha padecido anteriormente. La depresión es una enfermedad muy común entre las latinas y a menudo empeora durante el embarazo, pero puede ser tratada.

No debe sentirse avergonzada por no estar experimentando todos los sentimientos de alegría que se supone que una mujer embarazada tiene que sentir. Los grandes cambios hormonales de este periodo pueden afectar la química de su cerebro y provocar una depresión.

Es importante tratar esta enfermedad cuando aparece, porque esto aumenta las posibilidades de sufrirla después de dar a luz, cuando el nivel hormonal cambia de nuevo. Su bebé va a necesitar toda su energía y su atención cuando nazca.

Cuello uterino incompetente

El cuello uterino, o *cervix* en inglés, es la abertura del útero que se comunica con la vagina. Es la parte que se dilata durante el parto para dar paso al bebé. En ocasiones, este tejido está debilitado y no puede aguantar el peso del bebé. En el tercer trimestre se abre antes de tiempo, el saco amniótico sobresale y puede ocurrir un aborto espontáneo. El *cervix* incompetente no produce contracciones, aunque se produzca un aborto.

Las causas de esta condición pueden ser desgarros severos en partos anteriores, cirugías o abortos que no se realizaron adecuadamente, problemas genéticos o simplemente deberse a causas desconocidas.

El procedimiento que se aplica más a menudo para corregir este problema se llama cerclaje y consiste en coser el cuello del útero para mantenerlo cerrado hasta que se complete el embarazo. Es común que en estos casos haya que reposar y abstenerse de tener relaciones sexuales.

DÓNDE DAR A LUZ

Si todavía no ha decidido el tipo de parto que quiere tener, este es un buen momento para empezar a tomar una decisión. A continuación encontrará las opciones entre las que puede elegir hoy en día. (Para tener una idea de los costos y la cobertura de los distintos tipos de seguro médico ver Capítulo 2).

Parto en el hospital

De las más de 10.000 mujeres que dan a luz cada día en Estados Unidos, el 99 por ciento lo hacen en hospitales. El hospital es el lugar donde debe tener a su bebé en caso de que:

- Su embarazo esté presentando alguna complicación
- Su embarazo sea normal pero no quiera correr riesgos si usted o su bebé requieren atención urgente
- Quiera utilizar medicamentos o anestesia epidural para calmar los dolores del parto

La mayoría de los hospitales tienen una serie de normas y tecnología parecidas para atender a una mujer que va a dar a luz, pero hay algunos que ofrecen opciones más sofisticadas. Según las opciones que le permita su seguro, su bolsillo o el área en la que viva, quizás tenga varios hospitales entre los que elegir.

Los hospitales ofrecen visitas previas a los futuros padres para que se den una idea de sus instalaciones y servicios. La siguiente lista le da una idea de qué preguntar en su visita:

ATENCIÓN PERSONAL

- *¿Hay un obstetra/ginecólogo(a) siempre en el hospital?* En caso de que su doctor no pueda llegar a tiempo, o de que haya alguna complicación inesperada, es importante saber quién se hará cargo de usted.
- *¿Qué apoyo proporcionan las enfermeras durante el parto?* Su doctor probablemente sólo estará con usted al final del parto, cuando el bebé vaya a nacer. Eso quiere decir que la mayor parte de su trabajo de parto lo hará con las enfermeras o parteras que haya en el hospital. Pregunte si la ayudarán con técnicas de respiración y relajación y cuántas pacientes tiene cada enfermera a su cargo. Si le toca un día

en el que haya muchas mujeres dando a luz, puede que vea muy poco a su enfermera. Observe si le gusta la actitud y el trato que le dan, si contestan a sus preguntas y si hay personas que hablan español.

- *¿Estaré en la misma habitación durante todo el parto? ¿Cuántas habitaciones hay disponibles?* Antes, el trabajo de parto ocurría en una sala, el parto en otra y la recuperación en otra diferente. Hoy en día, se tiende a que todo ocurra en una sola. Estas habitaciones están decoradas de forma más familiar y la cama tiene varios módulos y posiciones para permitirle estar incorporada mientras puja. Sin embargo, en algunos hospitales hay un número limitado de habitaciones de este tipo. Pregunte qué es lo que ocurre cuando hay más mujeres de parto que habitaciones.

- *¿Hay un intérprete disponible?* Los hospitales que reciben fondos federales están obligados a tener intérpretes, pero si en su área hay muchos latinos es posible que tengan intérpretes de todas formas. Pregunte si habrá uno disponible durante el parto y a qué horas.

- *¿Respetará el hospital su deseo de amamantar desde el principio?* En algunos hospitales le dan al bebé un biberón poco después de nacer.

ATENCIÓN AL BEBÉ

- *¿Qué tan pronto podrá tener al bebé con usted y amamantarlo? ¿Estará en la misma habitación?* La norma hoy en día es dejar al bebé con la madre en una cuna dentro de la misma habitación, pero hay algunos hospitales en los que esto no es así. Pregunte qué es exactamente lo que ocurre con el bebé una vez que nace. ¿Se lo dan inmediatamente para que lo abrace? ¿Se lo llevan para hacerle un chequeo? ¿Dormirá en una sala diferente o estará con usted?

- *¿Tiene el hospital una unidad de neonatología? ¿De qué nivel?* Las unidades neonatales son las áreas del hospital dónde atienden a los bebés recién nacidos. Están clasificadas en tres niveles, dependiendo del tipo de atención que proporcionan. Las unidades neonatales de nivel 3 son las que cuentan con el equipo médico más sofisticado para atender a su bebé.

- *¿Hay un pediatra en el hospital en todo momento?* Hay hospitales que tienen permanentemente a un pediatra neonatólogo (especializado en bebés recién nacidos). Sin embargo hay otros en los que les llaman cuando hay una urgencia, es decir, no están disponibles de inmediato.

- *¿Tienen a una consultora de lactancia?* Son profesionales que le ayudarán a iniciar la lactancia de su bebé de forma correcta y que contestarán a todas sus preguntas.

ANESTESIA

- *¿Hay un anestesista en el hospital en todo momento?* En algunos hospitales, los anestesistas no están presentes las 24 horas, les llaman cuando es necesario. Esto significa que tendrá que esperar hasta que llegue.

MOVILIDAD

- *¿Qué tipo de catéter intravenoso utilizan?* Un catéter es un tubito muy fino que le insertarán en una vena de la mano para proporcionarle medicación o anestesia en caso de que la necesite. Algunos hospitales utilizan el catéter tradicional que está unido a un tubo fino y largo que va a parar a un gotero. Si quiere caminar, tendrá que llevarse el gotero con usted (tiene ruedas). Otros hospitales proporcionan la opción de un catéter con anticoagulante (*heparine-lock*). Le dejan el catéter en la mano, pero se puede mover libremente.

- *¿Hay dispositivos de telemetría fetal?* El monitor fetal es un aparato que sirve para medir sus contracciones y los latidos del corazón del bebé. El monitor fetal tradicional es un cinturón con dos bandas que se colocan sobre el vientre y que está conectado a una computadora donde se registran las contracciones (ver página 140). Cuando el cinturón está puesto, hay que estar en la cama. Los dispositivos de telemetría fetal registran las contracciones y el corazón de su bebé a distancia. Llevará un aparato en el vientre para medirlas, pero no tendrá que estar en la cama. Es parecido al control remoto de un televisor, donde la señal se envía por el aire. Este sistema no es todavía muy común, y a veces no funciona a la perfección. En caso de que no tengan este sistema y para usted sea importante moverse, pregunte cada cuánto tiempo tienen que medir sus contracciones. A veces, sólo lo hacen cada hora o cada dos horas y entre medias podrá caminar si lo desea.

ACOMPAÑANTES Y FAMILIARES

- *¿Puede estar su esposo u otro familiar con usted en todo momento, incluso durante una cesárea?* Casi todos los hospitales permiten hoy en día que su compañero esté con usted incluso en la sala de operaciones. Pero no está de más preguntar.

- *¿Cuántos familiares pueden estar conmigo durante el parto? ¿Pueden estar presentes mis otros hijos?* Ciertos hospitales ponen restricciones al número de visitantes y algunos no permiten niños.

- *¿Puede mi acompañante quedarse por la noche en mi habitación?* Algunos hospitales proporcionan incluso una cama para su esposo o para un familiar que la acompañe. En otros, es sólo un sofá o un sillón, pero permiten que alguien se quede con usted de todas formas.

- *¿Se pueden tomar videos?* En algunos lugares no permiten la filmación de partos.

Centro de alumbramiento (*Birthing center*)

En la mayoría de los estados, para poder dar a luz en un centro de partos necesita que un obstetra/ginecólogo(a) confirme que su embarazo no presenta riesgos. Las parteras de los centros de alumbramiento deben estar certificadas o licenciadas y trabajar bajo la supervisión de un doctor, que generalmente es el que interviene si hay una complicación. Si usted o su bebé necesitan asistencia urgente durante el parto serán transportados a un hospital.

En un centro de alumbramiento no se administra anestesia epidural, ni se realizan procedimientos médicos. Se utilizan masajes, cambio de posición o baños templados para calmar el dolor. No hay restricciones para caminar porque no estará conectada a ningún aparato.

Los servicios que ofrecen varían mucho dependiendo de cada estado y de cada centro, pero en su mayoría encontrará:

- *Tina para partos:* puede ser una bañera grande tipo *jacuzzi*, una más pequeña, o bien, una plegable que se monta sólo para eso. La idea es que el agua templada ayuda a aliviar el dolor de las contracciones y hace que el paso del útero al ambiente exterior sea menos traumático para el bebé.

- *Estetoscopio o Doppler:* es un aparato que sirve para oír los latidos del corazón. La partera lo aplicará a su vientre para saber si el corazón del bebé esta latiendo como debe.

- *Oxígeno:* algunos centros disponen de mascarillas para ayudar a darle oxígeno durante el parto.

- *Sala para la familia:* puede traer su propia comida y acomodar a sus familiares en las salas del centro para que la acompañen durante el parto.

Algunas de las preguntas que puede hacer son:

- *¿Están las parteras certificadas o licenciadas?* Una partera certificada o licenciada ha realizado estudios para obtener su título y está respaldada por un doctor. Las parteras sin certificación ni licencia, o *lay midwives*, no tienen el apoyo de un doctor (ver página 154).

- *¿Qué métodos utilizan para controlar el dolor? ¿Qué ocurre si no lo puedo soportar?* Hay partos en los que la posición del bebé no es la normal y el dolor puede ser muy fuerte. Si se encuentra en un caso así, puede pedir que la lleven al hospital, pero si su seguro está cubriendo su parto en el centro, consulte antes si está situación está cubierta. A veces, el dolor de parto no se considera una emergencia médica y no se cubre.

- *¿Cuál es el procedimiento si hay una emergencia? ¿Quién la llevará al hospital?* Puede que tenga que ir en su propio vehículo, que venga una ambulancia o que respondan los bomberos.

- *¿A qué distancia está el hospital donde irá en caso de emergencia? ¿Cuánto se tarda en llegar?* Calcule el itinerario con tráfico.

- *¿Quién me atenderá en el hospital?* Es posible que la partera del centro la acompañe, pero no será ella quien le proporcione la atención médica.

Centro de parto natural dentro de un hospital

Es una posibilidad que ha surgido en los últimos años, ya que los hospitales quieren complacer a aquellas mujeres que desean tener partos más naturales. Estos centros generalmente están dentro de la planta de maternidad del hospital. Son salas en las que puede haber una tina, o la posibilidad de rentarla, y donde los partos son atendidos por parteras o incluso por doctores. Como están dentro del hospital, hay acceso inmediato a la atención médica urgente en caso necesario.

Parto en casa

Probablemente su abuela, al igual que la mía, o incluso puede que su mamá, vinieran al mundo en su casa asistidas por una partera. Entonces no había muchas más opciones y los índices de mortalidad, tanto para la madre como para el bebé, eran altos. La mayoría de los partos en casa se atienden hoy en día por parteras licenciadas o certificadas con la aprobación de un doctor. En este caso, la situación es muy parecida a la de un centro de alumbramiento, donde las parteras licenciadas o certificadas sólo pueden atender a mujeres con embarazos sin riesgos, o perderían su licencia. La ventaja de este tipo de parto es que está en su casa, con sus comodidades. La desventaja es que en caso de que haya problemas inesperados, tardará tiempo en llegar a un hospital. Dar a luz en la casa es algo arriesgado. Un reciente estudio mostró que, incluso en embarazos sin complicaciones, esta opción presenta más riesgos para la madre y para el bebé.

Elegir dónde tener a su bebé es algo muy personal. Hay mujeres que se sienten más seguras en un hospital, y otras que consideran que las intervenciones de un hospital son innecesarias y que en vez de ayudar, pueden causar más problemas, como una cesárea. Otras prefieren una cesárea porque elimina ciertos riesgos, así como los dolores del parto en sí.

Lo que le recomiendo es que analice primero el estado de su embarazo y sus prioridades. Si está teniendo algún problema médico, como diabetes, presión sanguínea alta o cualquier otra situación en la que se pudiera presentar una emergencia inesperada, el único lugar donde podrá contar con la atención médica adecuada es en un hospital.

Hay otras ocasiones en las que, a pesar de que teóricamente todo está bien, algo puede salir mal y un parto normal se convierte en una situación de emergencia, tanto en hospitales como en un centro de alumbramiento o en su casa con una partera. La diferencia es que, por ejemplo, si el bebé está teniendo problemas para que le llegue oxígeno de la placenta, o ha dejado de respirar, en un hospital se puede hacer una cesárea de emergencia y ayudarle de inmediato a respirar artificialmente. En un centro de partos o en su casa, por pronto que quiera llegar a un hospital y que la atiendan, habrán pasado como mínimo 15 minutos. Sólo se necesitan 7 minutos sin oxígeno para que un bebé sufra daños cerebrales o peor.

También hay que señalar que cuando las cosas van bien, las mujeres que tienen a sus bebés de forma natural en un centro de partos o en su casa se muestran muy satisfechas. Sandra Hernández tuvo a sus dos bebés en su casa.

"Yo tuve dos partos maravillosos. Me dieron un masaje en cada una de las contracciones y caminé por toda mi casa. No estuve ni una sola vez echada de espaldas. Tenía conmigo a mi mamá, a mi hermano y a mi esposo. No me gusta contar la historia de mis partos porque la gente me mira como si estuviera mintiendo. No grité ni una sola vez. Sentía las contracciones como un dolor de espalda que subía y bajaba. No me desgarré, ni me hicieron falta puntos. Tan pronto como mis bebés nacieron, los revisaron e inmediatamente les di pecho. Yo disfruté de mis partos. Realmente los disfruté. No puedo encontrar otra palabra para describirlo".

Afortunadamente, cada vez hay más opciones para probar partos naturales en hospitales donde tendrá la posibilidad de intentar un parto con ninguna o con las mínimas intervenciones posibles, pero contando con atención médica inmediata en caso necesario. En los centros de alumbramiento natural dentro del propio hospital, puede tener lo mejor de ambos mundos.

Otra opción es que la atienda una partera certificada. Las parteras tienen una filosofía del parto más natural. El uso de las parteras certificadas en hospitales para atender a partos se ha incrementado en un 95% en los últimos años.

Antes del parto, puede negociar previamente con su doctor para que no le pongan un catéter intravenoso que la obligue a estar en la cama y, además, tener un monitoreo de sus contracciones a intervalos para poder moverse. También puede optar por no utilizar anestesia epidural y tener los servicios de una *doula* que la ayudará a manejar el dolor (ver página 244).

Su cita prenatal

En esta cita, seguro que ya se sabe la rutina: orinar en el vasito para ver si tiene azúcar o proteína en la orina, toma de la presión arterial, comprobación de que no tiene hinchazón excesiva, peso, medición del útero y escuchar el corazón del bebé.

A partir de ahora, su peso aumentará más rápidamente. Lo que recomienda el Colegio Americano de Ginecólogos y Obstetras son de tres a cuatro libras por mes en este trimestre y el siguiente, pero esto depende de su doctor y de sus circunstancias personales.

En esta cita, su obstetra/ginecólogo(a) puede hablarle de realizar una amniocentesis (ver página 133).

Si no quiere hacerse una amniocentesis, otra forma de comprobar si el bebé está bien es por medio de un sonograma de nivel II (ver página 119), aunque este no ofrece la precisión de las pruebas genéticas.

En caso de que no se haga ninguna de estas pruebas, seguramente su doctor ordenará un sonograma normal entre la semana 18 y la 22 para asegurarse de que todo marcha bien. Este es el sonograma en el que, si lo desea, pueden decirle si está esperando un varón o una hembra, pero si no quiere conocer el sexo de su bebé, hágaselo saber con anticipación al técnico o al doctor porque a veces lo dicen sin preguntar.

Otra prueba genética que se realiza en algunos casos para descartar la presencia de ciertas enfermedades en el feto es la cordocentesis (ver página 136).

EMOCIONES

Los rápidos cambios de humor empiezan a desaparecer durante este mes aunque puede que todavía se sienta irritable en ocasiones o que se eche a llorar sin motivo. Pero, aparte de estos pequeños episodios, en general su humor se estará estabilizando.

Es muy posible que durante este mes sienta por primera vez moverse a su bebé dentro de usted. Esta sensación es la confirmación total de que su bebé está ahí. Sentir de esa forma la presencia de su bebé puede causar una gran alegría y conectarla mucho más con él o ella y también traer nuevas preocupaciones sobre todos los cambios que se avecinan.

Durante este mes y el siguiente puede que experimente una energía renovada y muchas ganas de "hacer cosas". Hay bastantes parejas que deciden cambiarse de casa o hacer renovaciones ante la llegada del bebé. Está muy bien participar en estos cambios, pero procure no extenuarse. Aunque se sienta mejor, recuerde que su cuerpo sigue trabajando al máximo para desarrollar a su bebé y no necesita que le añadan más tareas.

EL BEBÉ

Semana 17

En esta semana, su bebé está acumulando grasa y engordando por primera vez. Mueve las extremidades constantemente y ya hace muecas con la cara. Tiene el cuerpo recubierto de un vello que se llama lanugo y mide unas 6 pulgadas (15 centímetros).

Semana 18

El aparato digestivo está empezando a funcionar y a almacenar meconio en el intestino (heces fecales). Los huesos siguen endureciéndose y las piernas ya se han solidificado, aunque en muchas otras partes todavía tiene cartílago. Todavía dispone de mucho espacio en el útero, así que puede moverse a sus anchas y dar patadas para probar sus reflejos.

Semana 19

Las uñas están perfectamente formadas y el cabello está empezando a salir. El bebé continúa moviéndose libremente, y es posible que entre esta semana y la próxima sienta los movimientos por primera vez, si no los ha sentido antes. Ahora pesa 8 onzas (unos 227 gramos) y mide 6 pulgadas y media (más de 16 centímetros).

Semana 20

La piel del bebé está recubriéndose por una sustancia blanca con una textura parecida a la cera que se llama *vernix caseosa*. Es una mezcla de la grasa que sale de sus poros con células descamadas. La función de esta sustancia es proteger la delicada piel del bebé mientras flota en el líquido amniótico. El feto pesa ahora cerca de 10 onzas (283 gramos) y mide unas 7 pulgadas (17.5 centímetros).

PARA EL PAPÁ

¡Mi bebé está ahí!

Si ha tenido oportunidad de sentir alguna de las patadas de su bebé a través del vientre de su esposa, es muy posible que el embarazo haya tomado toda una nueva dimensión para usted. El bebé ya no es una idea sino una realidad. Este descubrimiento, como le ocurrió a su esposa hace unas semanas, puede traer toda una serie de emociones contradictorias, desde una alegría inmensa hasta pensar que no va ser un buen padre o que no está listo para criar a un bebé. Y, al igual que su esposa, es posible que esté a menudo sumido en sus propios pensamientos. Háblele a su compañera de lo que tiene en su mente, porque ella mejor que nadie le va a entender.

Conexión

Una forma de mantenerse conectado con su bebé y con su esposa es realizar juntos ciertas actividades. Por ejemplo, si le gusta el agua, nadar con su esposa o jugar en el agua es magnífico para el embarazo y también para su salud. También pueden crear juntos un álbum de recuerdos del embarazo o un video de cómo va aumentando el vientre de su esposa.

El parto

Este mes es un buen momento para discutir con su compañera dónde va a ser el parto, si no lo han decidido todavía. Es importante que usted piense dónde se va a sentir más cómodo. Quizás quiera ir a un hospital para asegurarse de que va a tener asistencia médica si la necesita, o bien que le guste más la idea de experimentar un parto natural (ver página 213). Piense bien dónde se va a sentir mejor y el nivel de participación que desea, y háblelo con su esposa.

EL SEXTO MES
Semanas 21 a 25

DOLOR DE ESPALDA

El aumento del tamaño de su vientre a medida que pasan los meses hace que usted se eche hacia atrás cuando camina o se mueve, para contrarrestar el peso y mantener su equilibrio. Eso hace que su columna vertebral se curve de forma inusual y que los músculos de su espalda estén en tensión. La consecuencia de esta postura suele ser dolor en la parte baja de la espalda. Las molestias en la espalda también se producen por el efecto que las hormonas del embarazo tienen en los músculos, ya que estos se relajan y no sostienen la columna vertebral como lo hacen normalmente.

El dolor de espalda es una de las quejas más comunes durante la se-

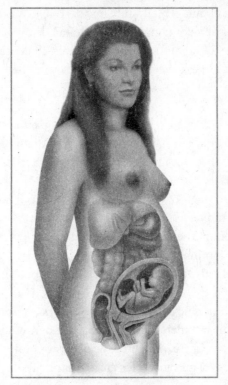

Sexto mes

gunda mitad del embarazo. Hay algunas cosas que puede hacer para aliviar el malestar.

- Dormir echada sobre el lado izquierdo con una almohada entre las piernas.

- Usar un colchón firme para dormir o poner una tabla debajo del que tiene.

- Utilizar zapatos con arco y poco tacón.

- No doblarse por la cintura para levantar a un niño o para levantar peso. Debe agacharse al nivel de lo que vaya a levantar, agarrarlo y pararse después con la espalda recta utilizando los músculos de sus piernas, no de su espalda.

- No permanecer mucho tiempo sentada. Levántese y camine cada 20 minutos. Utilice una almohada o almohadilla para darle soporte a la parte de la espalda que le duele.

- Si está en la cocina o realizando una actividad que requiera estar parado mucho tiempo, ponga un pie encima de una caja o de un taburete de unas diez o quince pulgadas (unos 25 centímetros) de alto e intercambie el peso de un lado a otro después de unos minutos.

La natación es uno de los mejores ejercicios para contrarrestar los dolores de espalda. También hay ciertos ejercicios durante el embarazo que le ayudarán a fortalecer los músculos de esa área y a reducir la tensión (ver página 60).

Debe tener precaución si va a un quiropráctico o *huesero*, ya que los ajustes que realizan pueden empeorar la situación en vez de mejorarla. Sus músculos y su columna se encuentran en una posición anormal, pero que es perfectamente normal para el embarazo. Además, debido al efecto de las hormonas, sus músculos están más relajados y pueden no reaccionar a estos ajustes.

Si cree que un masaje le puede aliviar, hay masajistas que están especializados en tratar a mujeres embarazadas. Tienen incluso unas camillas con espacio para su vientre. Asegúrese de que estos profesionales están cualificados, y de que hayan tomado los cursos apropiados.

DOLOR EN LOS LIGAMENTOS REDONDOS

Los ligamentos redondos están a los lados del útero y lo mantienen suspendido en la cavidad abdominal. Se parecen a dos cordones y van desde la parte de arriba del útero hasta los labios de la vagina. A medida que el útero crece, estos ligamentos se van estirando y pueden producir muchas molestias. El dolor puede ser agudo y repentino en cualquier punto, incluyendo la vagina, ingle o abdomen y puede producirse en cualquier momento, incluso al cambiar de postura mientras duerme. Suele afectar más el lado derecho que el izquierdo.

Los baños o paños calientes en la zona afectada pueden ayudar. Asimismo, un estudio realizado con mujeres que padecían este problema demostró que el ejercicio de movimiento de la cadera (ver página 61), reducía el dolor si se realizaba al menos seis veces a lo largo del día.

A veces, el dolor que producen estos ligamentos es muy severo y se puede confundir con otros problemas. Debe hablar con su obstetra/ginecólogo(a) si el dolor va acompañado de fiebre, sangrado, dolor al orinar o si empeora.

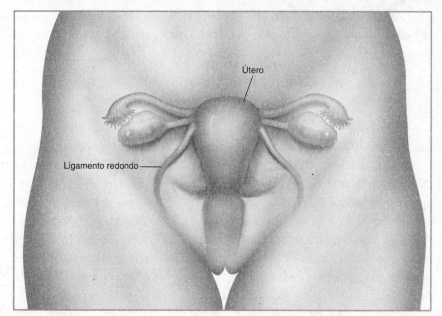

Útero

Ligamento redondo ———

Ligamentos redondos

CALAMBRES EN LAS PIERNAS

Una de las molestias del embarazo que le aceleran el corazón a mi esposo en el segundo trimestre, son mis calambres en las pantorrillas. No porque sean graves, sino porque suelen ocurrir en mitad de la noche y acompañados de un alarido... para darles un poco de dramatismo.

Los calambres en los músculos de la pantorrilla son bastante comunes durante el segundo y tercer trimestre del embarazo. El músculo se contrae súbitamente y produce un agudo dolor en la pierna. Hay muchas teorías sobre el por qué de estos espasmos musculares: cambios en la circulación de la sangre o en los músculos que hacen que los nervios reaccionen, exceso de fósforo combinado con falta de calcio o falta de magnesio. Pero antes de tomar o dejar de tomar cualquier suplemento, consulte con su doctor, porque estudios realizados con suplementos de calcio no han dado mucho resultado.

Hay un ejercicio que le puede proporcionar alivio cuando el calambre ocurre. Clave en el suelo el talón de la pierna con el calambre. Sin flexionar la rodilla, apunte los dedos del pie hacia su cabeza todo lo que pueda, mientras deja caer el peso de su cuerpo sobre esa pierna y échese hacia adelante. Permanezca así hasta que el dolor pase.

También puede caminar, aplicar calor o hacer que su esposo le dé un masaje en la pierna, porque seguramente estará despierto.

Ciática

La relaxina es una de las hormonas que usted produce durante su embarazo. Tiene la propiedad de hacer que sus ligamentos se relajen para permitir el crecimiento del útero y flexibiliza el tejido de su cuello uterino y de su vagina a la hora del parto. Pero un efecto secundario de la relajación de los ligamentos es que puede haber menos sostén en las articulaciones y columna vertebral. Esto, unido a que el peso del bebé crea un cambio en el arco de la columna vertebral, hace que a veces uno de los discos de cartílago que se encuentran entre las vértebras se desplace y presione uno de los nervios ciáticos. Tenemos dos nervios ciáticos, que empiezan en la parte baja de la espalda, pasan por los glúteos y bajan por cada pierna. Cuando este nervio se inflama, se produce dolor o molestias en cualquiera de estas partes, como le ocurrió a Ana Cristina Osorio.

"En el quinto mes empezó a darme un dolor fuertísimo en la parte baja de la espalda hacia el ladito. Es un dolor que te baja hasta el talón. Es un dolor de nervio. Cuando me daba, no podía ni caminar. Ya no podía ponerme tacones".

—*Ana Cristina Osorio*

La ciática puede ocurrir en cualquier momento del embarazo, pero es más común que aparezca a partir del segundo trimestre. El dolor cambia con el movimiento y puede ir desde un dolor que le impida moverse hasta una quemazón o una ligera insensibilidad. Puede sentir la ciática como un dolor en la parte inferior de la espalda o una línea de dolor en el glúteo o en la parte trasera de la pierna. Suele ocurrir sólo en un lado.

Los casos leves se alivian aplicando hielo en el área y manteniendo la espalda lo más recta posible. Si el dolor empeora su obstetra/ginecólogo(a) le puede recomendar el uso de una faja especial para embarazadas que alivia el peso del vientre en la espalda o recetarle algún anti-inflamatorio. Hable con su doctor de estas molestias especialmente si está perdiendo sensibilidad en alguna zona porque puede que sea necesario que la vea un especialista.

HINCHAZÓN DE PIES

A partir de este mes, puede empezar a notar que sus pies ya no parecen los suyos. Esta hinchazón, que también puede afectar a las manos, se debe generalmente a tres factores:

- *Aumento del volumen de su sangre.* Ahora tiene hasta el 40% más (ver página 90).
- *Presión del útero en las arterias de la pelvis.* La sangre no circula con tanta facilidad por las piernas.
- *La ley de la gravedad.* El líquido cae por su peso a los pies y a las manos.

La hinchazón es más común al final del día o después de haber estado parada o sentada por un periodo largo. Sin embargo, si observa una hinchazón repentina de sus pies, sus manos y su rostro, debe ponerse en contacto con su doctor ya que esto puede ser un síntoma de preeclampsia.

Algunas de las medidas que puede tomar para reducir la hinchazón son:

- Beber mucha agua. Intente tomar ocho vasos de agua al día. El agua es diurética y cuanto más beba, más eliminará.
- Caminar o nadar de forma regular. El ejercicio ayuda a mejorar la circulación.
- Dormir sobre el lado izquierdo para mejorar la circulación (ver página 200).
- Si trabaja sentada, levantarse de su asiento con frecuencia para caminar un poco e intente poner los pies en alto 15 minutos cada dos horas.
- Ponga los pies en alto al final del día, al menos 30 minutos.

Existen unas medias especiales que hacen presión en las piernas para mejorar la circulación, pero consulte con su doctor si estas son apropiadas en su caso.

MOLESTIAS E INSENSIBILIDAD EN LAS MANOS

Todo el líquido que se acumula en su cuerpo durante el embarazo puede producir otras molestias además de la hinchazón. Hay mujeres que en los últimos meses de embarazo sienten hormigueo, pinchazos o incluso dolor en algunos dedos de la mano. Las molestias se pueden extender hasta el antebrazo. Esto se debe a que hay un nervio —el nervio mediano— que pasa, junto con varios tendones, por un conducto desde el antebrazo hasta la mano. El nervio mediano controla las sensaciones de los dedos pulgar, índice y corazón. Este conducto, que se llama "túnel del carpo", es muy estrecho. Cuando hay retención de líquido, el tendón presiona sobre el nervio y se producen esas sensaciones molestas en los dedos, palma de la mano y antebrazo. Si, además, trabaja mucho con las manos, el nervio se puede irritar más. Pero esta condición también afecta a mujeres que no hacen trabajos manuales. El dolor suele ser peor por la noche, ya que es cuando se ha acumulado mayor cantidad de líquido.

Este problema, que se conoce como "síndrome del túnel del carpo", puede llegar a ser bastante molesto. Intente no realizar demasiados movimientos con la mano afectada. En las farmacias venden unas fundas de plástico duro para inmovilizar la muñeca que quizás le puedan ayudar a evitar la irritación, especialmente por la noche.

Viajes

Si este es su primer bebé, seguramente pasará tiempo antes de que pueda tomarse unas vacaciones a solas con su esposo, así que disfrute si tiene la oportunidad. Pero tanto si es por placer como por negocios, debe tener en cuenta algunas cosas:

Por avión

Puede volar tranquilamente durante los siete u ocho primeros meses, siempre que su doctor esté de acuerdo. A partir de la semana 36, la mayoría de las aerolíneas requieren una carta firmada por su doctor en las 48 ó 72 horas anteriores explicando que puede volar. Seguramente la dejarán subir al avión aunque no tenga la carta, a no ser que muestre signos de que su parto ha comenzado, pero hay algunas aerolíneas que la harán firmar un papel asegurando que acepta los riesgos de volar y les exime de responsabilidad. Una llamadita por teléfono antes de salir la pondrá al tanto de la política de la compañía.

El viaje en sí no representa problemas, el peligro es que usted comience el parto a 30.000 pies de altitud y sin un médico a bordo. Por eso, si existe una posibilidad de que esto vaya a ocurrir, es mejor posponer el viaje. De todas formas, hay algunas precauciones que debe tomar, especialmente en los viajes largos:

- Llame con anticipación para reservar un asiento cómodo. Hay ciertas filas que no tienen asientos delante, lo que le permitirá estirar las piernas e incluso elevarlas. Si menciona que está embarazada, es posible que le den uno de ellos.

- Pasee por el avión. Levántese de su asiento a menudo y camine por el pasillo. Le ayudará a evitar la hinchazón en las piernas.

- Beba mucha agua. El aire dentro del avión se vuelve muy seco. Las gotas salinas le pueden ayudar a contrarrestar la sequedad en la nariz.

- Lleve consigo galletitas, jugo u otros aperitivos ya que si hay retrasos pueden pasar horas hasta que le den de comer.

Hay ciertos vuelos cortos en aviones pequeños que no tienen las cabinas presurizadas. Debe evitar estos vuelos porque los cambios de presión pueden afectar al bebé.

En automóvil

Al igual que muchas parejas cuando van a tener un bebé, mi esposo y yo tuvimos una mudanza en medio de mi primer embarazo. La nuestra fue de extremo a extremo del país, de California a Florida, embarazada de siete meses y en carro. La única condición que me puso mi obstetra/ginecólogo es que me tomara las cosas con calma. Mi idea, Los Ángeles-Miami en un día y medio, quedó descartada. Así, cambiamos los planes y aprovechamos el viaje para visitar a amigos por el camino y detenernos en lugares turísticos. Al final, nos alegramos de haber tenido que parar tanto porque la pasamos fantástico. No tuve ningún problema para manejar, el cinturón de seguridad no me molestó, y mi esposo no me dejó manejar más porque le preocupaba que mi hija saliera con la huella del volante marcada en la frente; en mi carro no se puede ajustar y lo llevaba casi incrustado en la panza.

Bromas aparte, su bebé está aislado y seguro dentro de su vientre. Incluso en el caso de un choque, el líquido amniótico y las paredes de su útero lo tienen bien protegido. Lo importante en este caso es que usted esté bien sujeta. Debe llevar siempre el cinturón de seguridad, aunque vaya a manejar por cinco minutos. Sitúe por debajo de su vientre, tan abajo como pueda, la parte inferior del cinturón que le pasa por la cintura. La parte del hombro debe colocarla de forma normal, pero asegurándose de que queda a un lado, no encima de su vientre.

En barco o en tren

En los viajes cortos por barco, el mareo y su estabilidad son dos cosas a tener en cuenta. Aunque antes no se mareara, puede que la situación ahora sea diferente debido a las hormonas del embarazo. Por otra parte, su centro de gravedad ha cambiado y si el barco se mueve mucho debe asegurarse de que tiene donde agarrarse. En los cruceros y viajes más largos, el peligro es un parto inesperado. Aunque en los cruceros siempre hay un médico a bordo, la enfermería no está preparada para atender partos prematuros.

Los viajes en tren tienen la ventaja de que suele haber más espacio para sus piernas y que se puede bajar en una estación para ir al hospital más cercano.

En los viajes, como en todas las actividades que haga durante el embarazo, debe escuchar qué es lo que le está diciendo su cuerpo. Descansar, dormir las horas suficientes, alimentarse de forma adecuada y beber suficientes líquidos le ayudarán a sobrellevar el cansancio que suelen producir los viajes.

Visión

Si está pensando en hacerse nuevos lentes o lentes de contacto porque ya no ve bien, espere hasta que dé a luz. El motivo es que el embarazo está produciendo ciertos cambios en su visión. Algunas de las cosas que las hormonas del embarazo hacen en sus ojos son:

- Relajan la tensión normal de su globo ocular. Esto es fantástico para las personas que sufren glaucoma (tensión excesiva en el ojo), pero para las mujeres sin este problema significa cambios en la vista.

- La retención de líquidos del embarazo afecta la forma de la córnea. La córnea es una capa transparente que cubre el ojo y actúa como una lente que nos permite ver imágenes. Cuando cambia de forma, cambia la visión.

- A veces, se da una falta de líquido en el ojo durante el embarazo que puede producir irritación u ojos enrojecidos. Esto se arregla fácilmente con unas gotas oculares, pero pregúntele a su doctor cuáles puede utilizar. Aunque parezcan inofensivas, hay ciertas gotas, como las que se usan para tratar el glaucoma, que pueden producir partos prematuros.

Si experimenta síntomas repentinos, como visión borrosa o destellos, debe hablar con su doctor porque esto puede ser un síntoma de presión elevada.

En caso de que haya tenido diabetes antes del embarazo, es recomendable que se haga un examen de sus ojos ahora. La diabetes crónica suele afectar a la vista, y los cambios hormonales durante el embarazo empeoran la situación. Las buenas noticias son que una vez que haya dado a luz su visión, al igual que muchas otras funciones de su organismo, regresarán a la normalidad.

TORPEZA

Hay futuras madres que sienten que han perdido el control sobre su cuerpo, no sólo por el aumento de tamaño, sino porque se sienten muy torpes. Las cosas se le caen de las manos y andan chocando con esquinas y marcos de puertas, como Gloria Villalobos:

"Me iba a parar y tenía que tener cuidado. Las cosas se me caían de las manos, me tropezaba con las cosas. No podía mover los pies con la misma rapidez. Me molestaba mucho, aunque sabía que era normal".

Si piensa en todos los cambios por los que ha pasado su organismo hasta el momento, no le parecerá extraño lo que le está ocurriendo. Las hormonas del embarazo han distendido sus tendones, y su centro de gravedad ha cambiado. Tiene un vientre que sobresale dos palmos cuando menos, sus pies y manos están acumulando líquido y, además, puede estar en un estado de "niebla mental" muy común durante el embarazo. Afortunadamente, todo esto es pasajero, y dentro de poco volverá a caminar y a manejarse como antes.

EL NOMBRE

En las familias latinas, a veces el nombre del bebé está ya determinado antes siquiera de haber sido concebido, en honor del abuelo, la abuela o una tía muy querida. Pero, ¿qué hacer si su esposo se empeña en darle a su hija el nombre de la suegra, y a usted no le gusta nada? En Estados Unidos puede darle tantos nombres como quiera a su bebé. Así, puede tener el nombre de su suegra, de su mamá, el de usted y otros dos o tres. Incluso puede combinar nombres o inventarse uno; está permitido. Si una abuela se llama Salvadora y la otra Isabel, puede llamar a su hija Dorabel.

Pero asegúrese de que el nombre pegue con el apellido. Por ejemplo, si el apellido de su esposo es "Fuertes", no le ponga a su hijita de nombre "Dolores". Y si el apellido familiar es "Casas", no llame a su hijo "Armando" (a no ser que quiera que se dedique a la construcción).

Si necesita inspirarse, en las librerías con secciones en español podrá encontrar libros con cientos de ideas, al igual que en Internet. Aquí tiene algunos nombres latinos poco usuales:

NOMBRES DE MUJER

• Alegra	• Camelia	• Jazmín	• Naila
• Alvera	• Candelaria	• Leila	• Nereida
• Amira	• Casandra	• Liria	• Regina
• Arabela	• Delia	• Lavinia	• Sabina
• Berenice	• Dina	• Maya	• Yasmina
• Begonia	• Edita	• Miren	• Zenaida

NOMBRES DE VARÓN

• Adalberto	• Efraín	• Hipólito	• Severiano
• Aldo	• Erasmo	• Homero	• Urbano
• Arquímedes	• Ferdinando	• Ladislao	• Valeriano
• Baldomero	• Fortunio	• Laureano	• Venturio
• Borja	• Guido	• Lisandro	• Vidal
• Cornelio	• Heriberto	• Reinaldo	• Virgilio

Y estos son algunos hermosos y poco conocidos nombres aztecas:

NOMBRES DE MUJER

- • Amalinalli (agua de flor)
- • Atlanxochitl (agua de mar)
- • Auachtli (rocío)
- • Epyoloti (perla escondida)
- • Huitzillin (colibrí)
- • Quiahuitl (lluvia)
- • Tepeyolohtli (corazón de los montes)
- • Yaocihuatl (mujer guerrera)

NOMBRES DE VARÓN
- Auexoti (sauce)
- Cuauhtzin (águila venerable)
- Ehecatl (viento)

- Iztacoyotl (coyote blanco)
- Topiltzin (nuestro niñito)
- Tonalcozcati (collar del sol)

Su cita prenatal

Ahora se encuentra entre las 21 y las 25 semanas de embarazo y la rutina de esta consulta es igual a la de meses anteriores: presión sanguínea, peso, orina, tamaño del útero, oír el corazón del bebé, medirle el vientre y comprobar si hay hinchazón en pies y manos. La muestra de orina de este mes es importante porque a partir de la semana 20 es cuando pueden aparecen los síntomas de preeclampsia (ver página 91).

Recuerde escribir antes todas las preguntas que tenga para su doctor.

Emociones

El hecho de que se empiece a sentir pesada y al mismo tiempo le queden todavía mas de tres meses por delante, puede hacérsele difícil. Es posible que las molestias que vienen con el aumento de peso le produzcan irritación o un sentimiento de impotencia.

Pero, por otra parte, su bebé está ahora dando patadas que puede sentir con toda claridad y ya se imagina a ese bebé en sus brazos. Si no tiene familia alrededor, este puede ser un buen momento para empezar a pensar en qué familiares vendrán a ayudarla, por cuánto tiempo estarán y donde los acomodará. Es bueno tener un plan en caso de que el bebé se adelante. Hable con su esposo sobre estos planes ya que a veces, lo que a usted le puede parecer totalmente normal (por ejemplo, que su mamá esté seis meses viviendo con ustedes), a él puede no gustarle y viceversa.

El bebé

Semana 21

El rápido crecimiento de las semanas anteriores se ha reducido un poco. Ahora, el bebé esta ajustando las funciones de cada órgano y almacenando grasa. Las extremidades están creciendo y puede ya rozar las paredes del útero. Esa es la sensación de aleteo que siente a veces.

Semana 22

El cerebro se encuentra en una fase de rápido desarrollo con millones de células nerviosas. Los párpados han aparecido y las cejas se pueden distinguir a través del lanugo, el vello que lo recubre por todo el cuerpo. Los ovarios o los testículos ya están formados. El bebé pesa casi una libra (un poco menos de medio kilo) y mide unas 8 pulgadas (20 centímetros).

Semana 23

El bebé tiene ahora la apariencia de un recién nacido, aunque todavía no está tan "rellenito". Mueve los ojos bajo los párpados y los pulmones están desarrollando unos pequeños saquitos que se llaman alvéolos y son los que permiten respirar.

Semana 24

El oído del bebé se está formando y reacciona tanto a los sonidos del exterior como a ruidos fuertes o incluso música. Los órganos internos están lo suficientemente desarrollados como para tener posibilidades de sobrevivir, aunque necesitará ayuda para respirar si nace de forma prematura. Pesa más de 1 libra y 10 onzas aproximadamente (casi 700 gramos) y mide unas 9 pulgadas (22.5 centímetros).

Semana 25

En estas semanas es posible que sienta unos saltitos rítmicos en su vientre. Esto es porque su bebé tiene ahora hipo a menudo. Las fosas nasales están abriéndose y los pulmones dentro de poco tendrán riego sanguíneo. Mide unas 9 pulgadas y media (casi 24 centímetros) y pesa aproximadamente una libra y media (aproximadamente 800 gramos).

PARA EL PAPÁ

¿Qué tipo de padre le gustaría ser? ¿Severo, juguetón, disciplinado, involucrado en las actividades de su bebé? ¿Piensa cambiar pañales y dar baños, o considera que esto lo debe hacer sólo su esposa? La imagen que se esté formando en su cabeza del padre que le gustaría ser tiene mucho que ver con el padre que usted tuvo, y es posible que ahora esté pensando más en su padre o en la relación que tuvo con él.

Si para usted su padre fue un modelo a seguir, puede que quiera darle a sus hijos los mismos valores. Pero si, por el contrario, tuvo muchos conflictos con él, quizás se esté centrando en darle a su hijo una educación completamente diferente. Es normal que ahora sueñe a veces con su padre.

Otro punto que es bueno explorar en estas fechas, si usted y su esposa no tienen familia cerca que les eche una mano, es quién vendrá a ayudar en los primeros días tras el parto, qué tal se lleva con esta persona, cuánto tiempo estará y dónde se quedará. En las primeras semanas después del parto agradecerá toda la ayuda que se pueda encontrar.

El vientre de su esposa sigue creciendo y empieza a sentirse incómoda. Una de las áreas que se pueden ver afectadas por este aumento de tamaño es su vida sexual. A partir de ahora, tendrá que experimentar con posturas nuevas porque la tradicional del hombre sobre la mujer puede resultarle muy molesta a su compañera. Hay muchos hombres que encuentran muy atractiva esta nueva silueta de su esposa, hay otros que no tanto y bastantes que tienen miedo de dañar al bebé. Ahora que puede notar sus patadas y movimientos, el bebé es una presencia muy real. No se preocupe. A no ser que su doctor se lo haya prohibido expresamente, el sexo con su esposa no dañará en absoluto a su bebé.

Por otra parte, no hay ninguna regla para determinar la cantidad de sexo que es correcta durante el embarazo, eso depende totalmente de usted y de su compañera. Pero debe hablar de sus sentimientos si está rehuyendo el sexo para evitar distanciamientos o interpretaciones equivocadas. Por ejemplo, si usted está rehuyendo el sexo sin dar muchas explicaciones, quizás su esposa crea que ya no la encuentra atractiva, cuando en realidad lo que a usted le ocurre es que le da miedo dañar al bebé. Hable con el obstetra/ginecólogo(a) si necesita una confirmación oficial de que todo está bien.

9

❧

El tercer trimestre

A partir del séptimo mes, las molestias producidas por el crecimiento de su vientre aumentan sin prisa, pero sin pausa. Es la recta final del embarazo y su bebé está ahora aumentando de peso cada día. El incremento constante de peso se siente en su espalda, articulaciones, circulación sanguínea y estado de humor general. Moverse puede empezar a resultarle incómodo y muy pronto caminará con ese balanceo de las embarazadas, para compensar el peso de su vientre. Aunque le parezca imposible, visitará más veces el cuarto de baño porque el bebé le presiona ahora directamente sobre la vejiga.

Pero, a pesar de todas esas molestias, el tercer trimestre es muy especial. Habrá veces que casi podrá "ver" una manita, un pie o un codo abultándole el vientre. También habrá momentos en los que sentirá cómo su bebé responde a su voz, a un cambio de postura o a ruidos externos. Su presencia es cada día más real tanto para usted como para su esposo. Además, si todavía no lo ha hecho, en estos meses es cuando tendrá que salir de compras para arreglar el cuarto del bebé y tener su ropita lista.

EL SÉPTIMO MES

Semanas 26 a 30

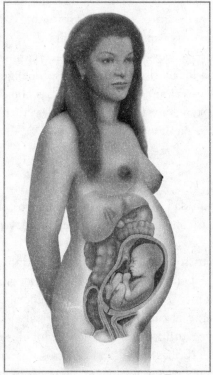

Séptimo Mes

PICAZÓN EN LA PIEL

La picazón en la piel durante el embarazo se debe al aumento del flujo de sangre y es normal sentirla en el primer trimestre. Cuando ocurre en el abdomen también puede deberse al estiramiento de la piel. Este tipo de picazón puede mejorar con una loción hidratante y llevando ropa de algodón que no le apriete ni la haga sudar.

Pero si en el tercer trimestre la picazón es más intensa y se le hace difícil soportarla (con o sin aparición de eczemas o enrojecimiento en la piel), debe consultar con su obstetra/ginecólogo(a). Hay ciertos cambios en la piel durante el embarazo que son síntoma de otras enfermedades. Una de ellas es la "colestasis intrahepática del embarazo" (*Intrahepatic Cholestasis of Pregnancy*, ICP), común entre las mujeres de ascendencia chilena. El hígado no puede procesar bien la bilis, y las sales de esta sustancia se acumulan en la piel. La picazón que produce es muy fuerte. Se trata de una enfermedad grave que necesita atención médica inmediata.

Hay otra condición que es bastante común después de las 34 semanas de embarazo. Son unos bultitos o granitos rojos que dan una fuerte picazón. Se llama "dermatitis papulosa del embarazo" (*Pruritic Urticarial Papules and Plaques of Pregnancy*, PUPPP). Aparecen primero en el abdomen y se extienden hacia los muslos. Aunque no son peligrosos para usted ni para su bebé, pueden ser muy desagradables. Las compresas de agua fría ayudan, pero quizás su médico le recete esteroides en crema o en pastillas. Las molestias desparecen después del parto.

Anemia

La anemia es una cantidad insuficiente de glóbulos o células rojas. Es uno de los problemas más comunes durante el embarazo, especialmente en el tercer trimestre.

Los glóbulos rojos son células encargadas de transportar oxígeno al resto de las células del cuerpo por medio de la hemoglobina, una sustancia que tienen en su interior. Un componente esencial de la hemoglobina es el hierro. Sin hierro, el cuerpo no puede fabricar glóbulos rojos. Nuestro organismo vuelve a utilizar el hierro de los glóbulos rojos que van muriendo (viven unos 120 días) para fabricar otros nuevos, pero durante el embarazo, el volumen de la sangre aumenta mucho. Se necesitan más glóbulos rojos nuevos y no hay suficiente hierro para todos (ver página 90). El hierro que obtiene de los alimentos no suele ser suficiente durante el tercer trimestre del embarazo para fabricar todas esas nuevas células. Si no hay suficientes glóbulos rojos, no hay forma de llevar oxígeno al resto de las células del cuerpo. Por eso, los síntomas más comunes de la anemia son cansancio, debilidad y sensación de falta de aire.

El 95% de los casos de anemia durante el embarazo son por falta de hierro. Este tipo de anemia se soluciona fácilmente tomando hierro en tabletas. Para prevenir la anemia, hay doctores que recetan hierro junto con las vitaminas prenatales.

Hay un pequeño número de mujeres embarazadas que tienen anemia por falta de folato o ácido fólico. Este problema se trata fácilmente tomando suplementos de esta vitamina.

CRECIMIENTO DEL PIE

Comprar zapatos nuevos durante el embarazo no suele resultar una buena inversión. Hay mujeres que se llevan una sorpresa después del parto porque necesitan de medio a un número más en su calzado. Déles las gracias a las hormonas del embarazo que hacen que todos los ligamentos se relajen. Si a eso le suma las 20 libras o más que habrá ganado durante estos meses, el resultado son unos pies parecidos a los del pato Donald.

Quizás no necesite un número más, sino zapatos que sean más anchos porque el pie tiende a aplanarse y ensancharse. No hay mucho que pueda hacer para evitar esta situación. Pero piense en el lado bueno, podrá renovar toda su colección de zapatos sin tener que inventar excusas.

PÉRDIDA DE EQUILIBRIO Y CAÍDAS

A medida que su vientre crece, su postura para caminar va cambiando para contrarrestar el peso y no caerse hacia delante. Su centro de gravedad es ahora diferente. Además, su estabilidad ha cambiado porque las hormonas del embarazo han reblandecido sus tejidos. Puede que ahora se sienta más insegura al bajar escalones o caminar por lugares difíciles, porque tema caerse.

Pero aunque sufra una caída, el bebé está bien protegido dentro de usted y es bastante difícil que le ocurra algo a consecuencia de un golpe. Sin embargo, si después de caerse nota sangrado, dolor o cualquier otro síntoma que no sea normal, debe ponerse en contacto con su obstetra/ginecólogo(a).

PÉRDIDA DE MEMORIA O DESPISTE

Hay dos tipos de memoria que nos ayudan en la vida diaria. La memoria a largo plazo es la que nos sirve para recordar sucesos del pasado. La memoria a corto plazo se encarga de almacenar información inmediata, como que se acabó la leche y hay que comprar más.

Hay varios estudios que han demostrado que las mujeres tienen problemas con la memoria a corto plazo en el último trimestre de su embarazo y después del parto. No se sabe todavía exactamente cómo, pero se sospecha que ciertas hormonas del embarazo (¡cómo no!), pueden estar detrás de todo esto. La pérdida de memoria durante el embarazo es una condición temporal.

"Me falló mucho la memoria y la capacidad de concentración. Tenía como una confusión mental que me afectó mucho porque creí que iba a ser permanente, y si estás en un sitio donde nadie te conoce, imagínate la impresión".

—*Lorena Asbell*

Hay varias cosas que puede hacer para tratar este problema, pero el primer paso es reconocer que existe. Su pérdida de memoria es real y seguramente va a empeorar a medida que se acerca la fecha del parto. Algunas de las cosas que puede hacer son:

- Usar un cuaderno o agenda para que se convierta en su "memoria temporal". Anote las tareas que tiene que hacer en cuanto se acuerde de ellas y revise el cuaderno diariamente.
- Evitar proyectos en los que tenga que utilizar su memoria a corto plazo.
- Delegar en otros miembros de la familia ciertas tareas, al menos por el momento, como por ejemplo, encargarse de pagar facturas.
- Descansar. La falta de sueño, según demostró un estudio, agrava la pérdida temporal de memoria.

SUEÑOS

Si no está acostumbrada a soñar mucho, puede parecerle que está yendo al cine todas las noches. Los sueños durante el embarazo, especialmente durante los últimos meses, son casi como películas en tecnicolor. Algunos podrían hasta ganar un premio Oscar. El tema no varía mucho: usted, su embarazo, su bebé y puede que su esposo como artista invitado.

Una de las razones por las que tiene todos esos sueños en cuanto pone la cabeza en la almohada, es la forma en la que duerme ahora. Ese cansancio tan profundo provocado por los cambios hormonales hace que descanse más horas y que aumenten los sueños. Pero, además de tener más oportunidades para soñar durante la noche, hay más cosas con las que soñar.

"Tuve muchos sueños de que cuando nacía el bebé lo dejaba en algún sitio. Lo dejaba en el hospital debajo de la cama y luego me encontraba en la calle sola. Me preguntaban: ¿Y el bebé? Esos sueños me preocupaban mucho porque no sabía que estaban diciendo de mí. Con mi segundo bebé no tuve esa clase de sueños".

—*Gloria Villalobos*

El embarazo y la maternidad traen enormes cambios en la vida de una mujer. Hay inseguridades, preocupaciones y dudas muy fuertes que se filtran a través de los sueños. Habrá notado que, a medida que pasan los meses, sus sueños han ido cambiando. Esto es porque sus preocupaciones también han ido cambiando.

Primer trimestre

Es cuando se está haciendo la idea de que va a tener un bebé. Por un lado, puede sentir una gran alegría por haber concebido y, por el otro, dudas y miedos con respecto al embarazo y la maternidad. Algunas de las imágenes que pueden estar apareciendo en sus sueños son símbolos de fertilidad como semillas, campos cultivados, flores, jardines o incluso bebés que nacen ya caminando o hablando. Sus miedos pueden verse reflejados en intrusos que aparecen en un lugar donde usted está o sueños en los que aparece desnuda (representan vulnerabilidad). Soñar con su mamá o con mujeres de su familia es una forma de procesar que le ha llegado el turno de ser madre, así como tradiciones o valores de su familia que quiere conservar o con los que no está de acuerdo.

Segundo trimestre

La idea del bebé es más real en estos meses, y una de las preocupaciones comunes es si será una buena madre. Es normal soñar que se deja olvidado al bebé en algún lugar o que el bebé es demasiado pequeño o demasiado grande y no sabe como cuidar de él o ella. Los sueños con animales pueden repetirse con frecuencia en estos meses. Soñar con agua, bebés en el agua o nadar es un tema muy común en las embarazadas. Hay teorías que dicen que tiene que ver con el líquido amniótico, y otras, con las emociones. Más que el agua en sí, lo que refleja cómo se está sintiendo es el tipo de agua; si es turbia, clara, profunda, hay oleaje, etc.

Otro argumento que se repite mucho es el esposo siendo infiel con una mujer, conocida o desconocida. Los cambios en su cuerpo y en su sexualidad, junto con los sentimientos de dependencia y vulnerabilidad que puede sentir una mujer embarazada, traen dudas sobre si su compañero la seguirá queriendo ahora.

Tercer trimestre

Es normal en estos meses tener sueños muy sexuales tanto con su esposo, como con antiguos novios o incluso con desconocidos. Esto refleja el cambio en las relaciones sexuales con su pareja y también la preocupación sobre si sigue siendo atractiva. Ahora que se aproxima el parto, es común soñar con bebés que tienen apariencia extraña o incluso con monstruos o demonios. Estas imágenes están relacionadas con las dudas sobre si el bebé nacerá sano. Los sueños con embalses que se rompen o volcanes en erupción representan la preocupación con el parto.

Es posible que usted haya soñado con algunas de las imágenes que se describen arriba, pero también puede ser que esté soñando con cosas totalmente diferentes. Los sueños son formas de representar emociones. Si un sueño la ha puesto nerviosa, intente primero pensar en qué era exactamente lo que usted estaba "sintiendo" durante el sueño: ¿tristeza?, ¿miedo?, ¿alegría? Piense en el sentimiento que acompañaba las imágenes. Recuerde quién estaba en el sueño, cómo eran los objetos, etc. Esto le servirá para identificar sentimientos o miedos durante el embarazo a los que no esté prestando mucha atención. Por ejemplo, si sueña a menudo que su compañero le está siendo infiel, quizás necesite hablar con él sobre su temor de que no la encuentre tan atractiva durante el embarazo. Cuando se habla de estas emociones en la realidad, suelen desaparecer de los sueños. Pero, sueñe lo que sueñe, recuerde que se trata de un proceso normal para ayudarla a prepararse en esta nueva etapa de su vida.

CLASES PRENATALES

Si no lo ha hecho todavía, este es un buen mes para tomar una clase de preparación para el parto. Son clases donde les hablarán a usted y a su esposo del embarazo, la nutrición y el desarrollo del bebé, y les mostrarán con videos o fotografías qué es lo que va a ocurrir durante el parto. Además, le enseñarán técnicas de respiración y relajación para controlar el dolor. Hay clases que incluyen cuidados para el recién nacido y amamantamiento.

Aunque el hecho de asistir a una de estas clases no le garantiza un parto sin dolor (ver página 283), tener una idea de lo que va a ocurrir durante el nacimiento de su bebé le ayudará mucho. Procure que su esposo vaya con usted porque es una forma excelente de que él participe más en el embarazo, si es que hasta ahora se ha mostrado un poco distante. Pero tenga en cuenta que algunas de las formas de apoyo que se enseñan en estas clases pueden chocarle a su esposo. Entre las parejas latinas es común que el hombre se siente al borde de la cama con la mano de su compañera entre la suyas, hablándole en tono suave y dándole ánimos. El personal de los hospitales a veces espera una participación más activa del padre, como ayudar con la respiración o dar masajes. Use la técnica que más le guste y ponga en práctica sólo aquello con lo que usted y su esposo se sientan cómodos.

Según las estadísticas, en los meses de julio, agosto y septiembre es cuando más bebés nacen en Estados Unidos. Si espera a su bebé en esas fechas, asegúrese de reservar lugar en las clases porque pueden llenarse rápidamente. Escoja si puede una clase con pocas parejas. Cuando hay muchas personas no queda mucho tiempo para las preguntas.

El precio varía bastante. Las clases en hospitales pueden estar incluidas en el precio del parto o quizás tenga que pagar una cantidad. Las clases con instructores privados son más caras. En la lista de contactos hay información sobre cómo encontrar instructores de los diferentes métodos.

Método Lamaze

Es el más popular hoy en día. Consiste en una serie de ejercicios de respiración que le ayudan a no enfocar su atención en el dolor. La idea es que la mente sólo se puede enfocar en una serie de cosas a la vez, y si la atención está concentrada en la respiración, en un punto imaginario o en un movimiento, sentirá menos dolor.

Las clases de Lamaze son de unas dos horas semanales durante seis semanas. Este método se enseña en la mayoría de los hospitales que ofrecen clases prenatales, y también es posible encontrar instructores independientes de Lamaze.

Método Bradley

Este sistema enseña a aceptar el dolor. El método Bradley se basa en la relajación de la madre en un lugar cómodo, silencioso y sin iluminación fuerte. El padre participa activamente en este método ayudando a su esposa a relajarse. El Dr. Bradley creó este método al observar cómo los animales de su granja daban a luz relajándose en un lugar oscuro y silencioso. Este sistema promueve el parto sin medicación, anestesia o intervenciones, por lo que no suele ser muy popular en las clases que se dan en los hospitales. Los instructores son parejas que han dado a luz usando este método y las clases se imparten en sus casas durante unas doce semanas.

Método Leboyer

Intenta hacer el nacimiento lo más agradable posible para el bebé. Leboyer era un médico francés que consideraba que los bebés sufrían por el cambio brusco del vientre de la madre a las luces y el frío del hospital. El parto se hace en tinas de agua templada o en habitaciones con poca luz y sin ruido.

Asociación Internacional de Educación para el Parto (*International Childbirth Education Association*, ICEA)

No es un método sino una combinación de técnicas. Los instructores certificados por esta asociación enseñan diferentes formas de dar a luz con la menor intervención médica posible.

Clases en hospitales

Probablemente, habrá una clase de este tipo en el hospital o centro de alumbramiento donde vaya a dar a luz. El método que se enseña generalmente es el Lamaze, pero además le hablarán de la anestesia epidural y de otros procedimientos médicos que se realizan en el hospital durante el parto. Su obstetra/ginecólogo(a) puede también recomendarle una clase.

Doulas

La *doula* no es un método para dar a luz, sino una persona para apoyarla emocional y físicamente durante el nacimiento de su bebé. Esta idea, que se ha puesto de moda desde hace unos años en Estados Unidos, ha sido practicada durante siglos por nuestras antepasadas. Tradicionalmente en Latinoamérica, además de la partera, otras mujeres ayudaban a la embarazada durante el alumbramiento. El apoyo emocional se consideraba tan importante como el físico. Estudios realizados hoy en día muestran que las mujeres que cuentan con el apoyo de otra mujer tienen un parto menos largo, menos cesáreas y utilizan menos calmantes.

El día del parto puede ayudarle mucho contar con el apoyo de su mamá, su suegra u otras mujeres de la familia o amigas que hayan sido madres y comprendan por lo que está pasando. Tenga en cuenta que son momentos de mucha tensión y emoción en los que seguramente perderá su compostura y se sentirá más a gusto con alguien con quien tenga confianza. Otra opción, si es que no tiene familia cerca, es buscar a una *doula* profesional (ver lista de contactos). Algunos de los beneficios de contar con la ayuda de una *doula* son:

- Están entrenadas profesionalmente para proporcionar apoyo a la mujer durante el parto.
- Ayudará también a su esposo para que él la ayude a usted.
- Tratará con el personal del hospital.
- La visitará después del parto para ayudarle con el amamantamiento y el cuidado del bebé.

Puede encontrar *doulas* que estén realizando su entrenamiento para que la asistan durante su parto de forma gratuita.

ALMACENAMIENTO DE LA SANGRE DEL CORDÓN UMBILICAL

Los avances en la investigación genética han puesto en marcha toda una nueva industria, los bancos para almacenar la sangre del cordón umbilical de su bebé. Esta sangre contiene unas células denominadas "células madre" que todavía no han decidido en qué se van a convertir. Están en blanco, como una cinta de video donde aún no se ha grabado ningún programa. Experimentos realizados con ellas han mostrado que pueden transformarse en glóbulos rojos o blancos, o incluso en células de tejidos musculares, y ayudar a curar ciertas enfermedades.

Las células madre del cordón umbilical se han utilizado desde hace años para tratar ciertos tipos de cáncer. La sangre del cordón de su bebé se almacena para que su hijo tenga un tratamiento disponible en caso de que se enfermara con leucemia o con otra enfermedad que se pueda tratar con células madre. Pero, a no ser que en su familia haya un historial de cáncer de este tipo, las posibilidades de que aparezca una enfermedad así, son bastante pequeñas. Aun en el caso de que apareciera, tener esta sangre almacenada no es una garantía de curación. Sin embargo, no hay duda de que en el futuro pueden ser muy valiosas.

Extraer la sangre del cordón no es doloroso ni para el bebé ni para usted. La sangre se saca con una jeringa después de que se ha cortado el cordón. El procedimiento no está cubierto por las compañías de seguro y puede ser bastante caro. Tendrá que pagar una cuota inicial para recoger la sangre y después una cuota anual por el almacenamiento (ver lista de contactos).

CONTRACCIONES BRAXTON HICKS

La primera vez que sentí una contracción Braxton Hicks creía que mi bebé estaba estirándose después de una siesta. Si no ha sentido nunca antes una contracción, es una sensación extraña. Los músculos del útero se endurecen y parece que el vientre se eleva. Estas contracciones, que se llaman Braxton Hicks en honor del doctor que las descubrió, sirven para que el útero se prepare para el parto. No son dolorosas porque no afectan al cuello uterino, y se presentan de forma irregular. Generalmente se empiezan a producir alrededor de la semana 20 de embarazo. En el noveno mes ocurren con bastante frecuencia y pueden llegar a resultarle molestas, aunque desaparecen si cambia de postura, camina un poco o bebe agua. Las contracciones de parto se sienten de forma diferente: son como un dolor a los lados del vientre y se producen a intervalos regulares (ver página 279).

PARTO PREMATURO

En ciertas ocasiones, el parto viene antes de lo esperado y puede ser un suceso muy traumático y desconcertante para una madre. Se considera parto prematuro el que ocurre después de las 20 semanas de embarazo y antes de las 37. Los partos prematuros son difíciles de detectar o de prevenir. A pesar de todos los avances médicos en los últimos años, hoy en día se sigue dando el mismo número que hace varias décadas. La diferencia es que gracias a los avances tecnológicos, sobreviven más bebés. El riesgo de un parto prematuro es más grande cuando hay:

- Parto prematuro en el pasado
- Embarazo con más de un bebé
- Infección vaginal
- Uso de drogas, alcohol o tabaco
- Tener menos de 18 años o más de 40

Sin embargo, muchos de los partos prematuros se presentan por causas desconocidas. Las señales más comunes de parto prematuro son:

- Molestias o dolor, como si estuviera teniendo la menstruación.
- Flujo acuoso, sangrado o sustancia gelatinosa (la mucosidad que tapona el cuello del útero durante el embarazo).

- Contracciones regulares o endurecimiento del útero, con o sin dolor.
- Molestia o dolor constante en la parte baja de la espalda (diferente de las molestias habituales).
- Presión en el bajo vientre, como si el bebé estuviera empujando.

Si tiene cualquiera de estos síntomas, debe ponerse en contacto inmediatamente con su doctor para determinar si realmente hay peligro de que tenga a su bebé antes de tiempo. El obstetra/ginecólogo(a) le hará un reconocimiento para saber si el cuello de su útero se está dilatando.

Existe también una prueba que mide una sustancia llamada "fibronectina fetal". La fibronectina es algo parecido a un pegamento que une el saco amniótico donde se encuentra el bebé con el útero de la madre. Cuando aparece en las secreciones vaginales hay más riesgo de un parto prematuro.

Para evitar que su bebé nazca prematuramente se usan medicinas como el sulfato de magnesio, que relajan completamente los músculos del cuerpo para que no haya más contracciones. Puede ser un tratamiento eficaz pero es bastante desagradable. Hable con su doctor de los posibles tratamientos, ya que estos pueden tener efectos secundarios.

Además de darle a usted medicamento para detener las contracciones, su doctor puede recomendar un tratamiento con esteroides para su bebé. Esto le ayudará a madurar sus pulmones en caso de que no se pueda evitar el parto prematuro.

Si tiene que reposar el resto de su embarazo, o si su bebé nace prematuro, reúna toda la ayuda familiar y de amigos que pueda. Es una situación en la que necesitará tanto apoyo emocional como ayuda física.

Para las personas que no han pasado por una situación así, a menudo es difícil comprender el estado en el que se encuentran los padres. Pregunte en el hospital si los pueden poner en contacto con parejas que hayan tenido un bebé prematuro. Hablar con padres que han pasado por lo mismo les ayudará mucho.

Su cita prenatal

A partir de la semana 28, es posible que su obstetra/ginecólogo(a) o partera quiera verla dos veces por mes, en vez de una. En esta cita pasará por la rutina habitual: presión arterial, peso, orina, medición del tamaño del vientre, escuchar el corazón del bebé y comprobar si hay retención de líquido en las piernas, el rostro y las manos. Es posible que en esta cita le tomen una muestra de sangre (de una vena o con un piquete en un dedo) para saber si tiene anemia. En los últimos meses del embarazo se necesita más hierro, y es normal que no haya suficiente.

EMOCIONES

Está ya totalmente embarazada, pero a pesar de esto, es una etapa en la que muchas mujeres todavía no están muy pesadas y se sienten encantadas de tener el vientre tan abultado. Además, ahora que ya no quedan dudas sobre si está embarazada o no, recibirá sonrisas y comentarios de todo tipo sobre su estado por parte de extraños. Si no le molesta esta atención, es agradable sentirse especial.

Puede que sueñe despierta con los lugares a los que llevará a pasear a su bebé, cómo lo bañará o le dará el pecho. Estas imágenes también se reflejarán en sus sueños.

Seguramente, en estas semanas estará tomando sus clases prenatales. La información que le darán acerca del parto y el nacimiento de su bebé puede hacerla sentirse un poco nerviosa sobre qué ocurrirá cuando dé a luz. Es el momento de preguntar todo lo que necesite, tanto en las clases como a su doctor o partera. Se sentirá más tranquila cuando llegue el parto.

EL BEBÉ

Semana 26

Cuando el bebé duerme, sus ojos se mueven rápidamente bajo los párpados. Los expertos creen que eso muestra que está soñando. La actividad cerebral que se ha detectado en estas semanas en fetos muestra que las áreas de la visión y del oído ya registran sensaciones.

Semana 27

Los pulmones están desarrollando una sustancia denominada surfactante, que permite que el tejido de los pulmones se abra para tomar aire y no se quede pegado. Los párpados del bebé se están separando y dentro de poco podrá abrir los ojos.

Semana 28

Los ojos del bebé ya se han formado (tiene incluso pestañas) y puede distinguir la luz que se filtra a través de su vientre. Ha acumulado bastante grasa;

pesa casi 2 libras y media (más de 1.100 gramos) y mide un poco menos de 10 pulgadas (25 centímetros). Los pulmones pueden estar ya lo suficientemente desarrollados como para respirar sin ayuda, si naciera prematuro.

Semana 29

Debido a la acumulación de grasa, la piel del bebé tiene menos pliegues que en las semanas anteriores. Las uñas de los pies están formadas. Las proporciones del cuerpo son ahora las de un recién nacido porque la cabeza ya no es tan grande como en semanas anteriores. El bebé distingue mejor los sonidos del exterior y puede reaccionar a la música reduciendo sus movimientos para prestar atención. Pesa casi 3 libras (1.300 gramos) y mide 10 pulgadas y media (26 centímetros).

Semana 30

El bebé abre y cierra los ojos constantemente y tiene un horario más o menos regular de sueño. El cabello le ha crecido y, si tiene mucho, puede incluso distinguirse en un sonograma. Sin embargo, el vello que le recubría la piel hasta ahora está empezando a desaparecer.

PARA EL PAPÁ

Memoria

Para este mes, la pérdida de memoria de su esposa puede estar preocupándole. Dejar el control remoto en el refrigerador, echar cartas al correo sin estampillas o no pagar las facturas a tiempo son olvidos comunes en este trimestre y pueden hacerse más frecuentes a medida que pasan las semanas. La memoria a corto plazo de su esposa se está viendo afectada por las hormonas del embarazo, y por más que usted le pida que preste atención, hay poco que ella pueda hacer para mejorar esta situación. En otras palabras, no es que ella se esté volviendo descuidada, es que realmente tiene problemas para recordar. La mejor forma de ayudarla si hay algo importante que quiere que ella recuerde, es dárselo por escrito, dejar notas donde ella las pueda ver o hablarle por teléfono para recordárselo.

Clases de preparación para el parto

Una de las mejores cosas que puede hacer por su esposa y por usted mismo es asistir con ella a las clases prenatales. Hay varios métodos de preparación para el parto en los que el padre participa de forma diferente. Antes de empezar una clase prenatal, piense en el papel que usted quiere tener durante el parto. Los hombres latinos pueden tener otras formas de apoyar a sus compañeras durante el parto, distintas a lo que se muestra en las clases prenatales. Los métodos más comunes son:

- *Lamaze:* intenta controlar el dolor mediante técnicas de respiración. Usted ayudará a su esposa con los diferentes ritmos de respiración y le dará masajes.

- *Bradley:* es un método para el parto natural y requiere mucha participación del esposo. Deberá estar con su compañera en todo momento, acariciarla, hablarle suavemente y ayudarla a relajarse.

- *Leboyer:* requiere un ambiente relajado con luces suaves y una tina de agua caliente. El padre participa ayudando a la mujer en las diferentes posturas y a veces también está en la tina con ella.

- *Combinación de métodos:* hay clases en hospitales e instructores que ofrecen una mezcla de técnicas de los diferentes métodos.

Entre otras cosas, en las clases prenatales encontrará:

- Otros padres que están pasando por lo mismo que usted

- Información sobre cómo crece su bebé y qué es lo que está ocurriendo en el cuerpo de su compañera

- Cómo puede ayudar mejor a su esposa el día del parto, durante el parto y después

- Instrucciones sobre cómo cambiar un pañal o sacar el aire a su bebé (muy útiles para cuando su esposa se lo deje a su cargo)

Quizás esté pensando que no quiere estar presente en el parto. Puede que, siguiendo las costumbres tradicionales, su padre no estuviera presente cuando usted o sus hermanos nacieron, o puede que ver sangre no le haga ninguna gracia. Pero le recomiendo que antes de tomar una decisión asista a una clase prenatal. Es posible que la idea que se haya hecho de lo que ocurre en la sala de partos sea diferente a lo que realmente ocurre.

Las clases duran entre cinco y nueve semanas en sesiones de dos horas semanales y hay horarios flexibles para padres que trabajan.

EL OCTAVO MES
Semanas 31 a 35

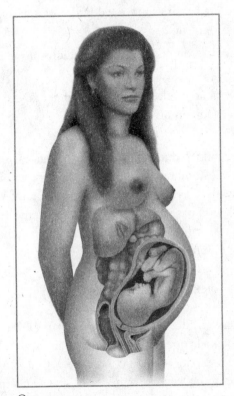

Octavo mes

FALTA DE AIRE

En estos últimos tres meses puede sentir que a veces no le entra suficiente aire en los pulmones. Parece que se ahoga tan sólo con subir una escalera o caminar un poco más rápido de lo normal; el útero está ahora empujándole la base de los pulmones. Las mujeres que tienen el vientre más arriba o que están embarazadas de gemelos, pueden notar más esta sensación. En el noveno mes, si su bebé baja a la pelvis, queda más sitio para sus pulmones y el ahogo desaparece, o al menos mejora.

Aunque sienta que no le está entrando suficiente aire, su bebé no está recibiendo menos oxígeno. Las mujeres embarazadas procesan mejor el oxígeno porque ahora respiran por dos. Pero si además de esta falta de aire siente que se le acelera el pulso, le duele el pecho o le entran sudores, debe hablar cuanto antes con su obstetra/ginecólogo(a) o partera.

Algunas medidas que pueden ayudarle son:

- Tómese su tiempo para subir escaleras u otras actividades en las que necesite más oxígeno.

- Haga el ejercicio de relajación/respiración que se explica en la página 61.

- Si cuando está acostada la sensación empeora, duerma con el torso un poco elevado con almohadas.

No le recomiendo planear vacaciones a lugares elevados en estos meses si no está acostumbrada a la altitud. La sensación de falta de aire que ocurre en lugares elevados puede empeorar el ahogo de su embarazo. Yo la verdad no me la pasé muy bien en las montañas rocosas a los siete meses de embarazo, dando bocanadas como una trucha fuera del agua mientras visitaba el Gran Cañón.

Intolerancia al calor

Si vive en un clima cálido, quizás su esposo y sus familiares se quejen de la temperatura polar a la que tiene el aire acondicionado. Y, si vive en uno frío, a lo mejor su compañero anda con bufanda y guantes por la casa. No es que el sol caliente más en estos meses, es que su cuerpo tolera peor el calor. Ahora está usando más energía de la normal y, además, hormonas como la progesterona aumentan la temperatura del cuerpo.

Este es el momento ideal para utilizar ese abanico de su bisabuela con el que no sabía qué hacer. Pero si quiere algo más moderno, hay unos mini ventiladores que se pueden llevar en la cartera, para darse aire a todas horas. Aplicar compresas de agua fría en la nuca y en las muñecas también la ayudará a refrescarse. Otra opción es comprarle a su esposo un traje de esquimal para cuando esté en la casa.

LECHE EN LOS PECHOS

Quizás en estas semanas encuentre una mancha en su blusa. Se debe a que sus pechos están entrenándose para la tarea de alimentar a su bebé. Si presiona suavemente su pezón con el dedo pulgar e índice puede que le salga un líquido de color amarillento. Es el calostro, una sustancia que se produce antes de la leche y que tiene montones de nutrientes para su recién nacido.

No todas las mujeres producen calostro antes de que el bebé nazca y eso no significa que no lo vaya a tener después. El calostro y la leche aparecen de todas formas. Pero si estas manchas repentinas en su ropa le resultan molestas o embarazosas, puede comprar unas almohadillas absorbentes como las que se utilizan durante la lactancia para situar en su brasier o sostén.

INDIGESTIÓN

Al principio de su embarazo, las molestias en el estómago se debían a la acción de las hormonas. El anillo que controla el paso de la comida del estómago al esófago se relaja y los ácidos de la digestión salen hacia arriba. Ahora el bebé ha crecido, y está presionando físicamente su estómago hacia arriba, causando agruras o acidez e indigestión. Fíjese en el estómago en las ilustraciones del embarazo de este mes y el siguiente.

Las comidas ligeras y frecuentes pueden ayudarle a aliviar un poco los síntomas (ver página 179).

HEMORROIDES

Si nunca las tuvo, puede que le aparezcan por primera vez durante el embarazo, y si ya las padecía, es posible que vuelvan a aparecer o empeoren en estos meses. Las hemorroides son unas venas que están en el interior del recto. Se dilatan debido a la presión y/o a los esfuerzos, parecido a lo que ocurre cuando se aprieta el extremo de un globo. El embarazo produce dos cosas que les encantan a las hemorroides, estreñimiento y presión en el recto por el peso del bebé. Estas venas dilatadas pueden estar dentro o fuera del recto. Algunos de los síntomas que producen son:

- Ardor o comezón en el recto
- Dolor

- Sangrado, especialmente después de ir al baño
- Protuberancia que sale del recto

Aliviar el estreñimiento es una de las primeras medidas para que las hemorroides no aparezcan o empeoren. Debe tomar mucha agua y alimentos con fibra, como vegetales, frutas y productos integrales, y evitar comidas con chile o especias. Procure no estar sentada durante periodos prolongados y duerma sobre el lado izquierdo.

Hay personas a las que los baños templados les calman las molestias y a otras, las compresas con hielo. También hay varias cremas en el mercado para aliviar los síntomas. Consulte con su doctor cuál puede usar, porque algunas tienen esteroides y pueden absorberse por el recto, entrar en su sangre y afectar a su bebé. Tenga cuidado con los remedios caseros por el mismo motivo.

Hay ocasiones en las que las hemorroides no mejoran, a pesar de estar llevando una dieta con fibra y bebiendo mucha agua. Si se lo están haciendo pasar mal, le recomiendo que vaya a un proctólogo, que es un doctor especializado en su tratamiento. Los esfuerzos del parto suelen empeorar las hemorroides y puede sentirse muy molesta después de tener al bebé.

Uno de los métodos que los doctores usan para hacerlas desaparecer es rodear la hemorroide con una gomita, para que deje de circular la sangre y se seque, como cuando se pone un hilito alrededor de una verruga. Este sistema no necesita cirugía y es bastante eficaz.

Crecimiento fetal

Una de las razones por las que su doctor le mide el vientre en cada cita prenatal es para comprobar cómo está creciendo su bebé. Si el crecimiento de su vientre es menor o mayor de lo normal, su obstetra/ginecólogo(a) ordenará un sonograma. Esta prueba puede detectar:

- *Retardo en el crecimiento intrauterino*. Significa que el bebé es demasiado pequeño en comparación con el tamaño que debería tener. Este retraso en el crecimiento puede deberse a muchas causas, pero la más común es que la placenta no esté dando la nutrición adecuada. Su doctor le dará un tratamiento y comprobará cómo crece el bebé en las próximas semanas. A veces, estos bebés pequeños tienen que nacer por cesárea para evitar que se estresen.

- *Macrosomia*. Cuando un bebé pesa más de 9 libras se dice que tiene macrosomia. No es una enfermedad, es sólo una palabra médica para describir el tamaño. Su obstetra/ginecólogo(a) se puede hacer una idea de lo que va a pesar el bebé mediante un sonograma, pero no es un método totalmente preciso y el bebé puede estar una libra por debajo o por encima de lo que se calculó. El problema con un bebé grande es que no pueda nacer de forma natural porque no quepa, o que se quede atascado al salir. Junto con el sonograma, su obstetra/ginecólogo(a) hará un examen físico para ver si hay una "desproporción cefalopélvica" o, en otras palabras, si la cabeza del bebé podrá pasar por la pelvis de la madre.

GEMELOS (O MÁS)

"Vi que la doctora se paraba como sonriendo y dijo: aquí parece que no hay uno, ¡hay dos! La verdad es que primero sentí miedo y después me dio una gran alegría. Mi esposo estaba feliz y orgulloso de pensar, mira, no sólo hago uno sino dos. Pero el embarazo fue difícil. Tuve vómitos desde que me embaracé hasta que mis hijos nacieron".

—*Elena Nelson*

"Mi barriga era inmensa. Primero llegaba mi barriga y luego llegaba yo a cualquier sitio. Me creció mucho a partir del sexto mes y tuve que usar fajas para sostenerla".

—*Julie Ferrer*

Los embarazos con más de un bebé son más difíciles que los de uno sólo por varias razones:

- El organismo produce más hormonas y esto puede ocasionar más náuseas durante los primeros meses.
- El aumento de peso tiene que ser mayor. Las necesidades nutricionales y de hierro son más altas.
- Al haber más peso, hay más molestias en la espalda, músculos y articulaciones.
- La diabetes del embarazo puede empeorar porque ahora hay más hormonas de la placenta que interfieren con la insulina.

- Cuando hay más de dos bebés, es común hacer una cesárea para evitar complicaciones.

El cuidado prenatal adecuado es muy importante siempre, pero más todavía cuando se va a tener más de un bebé. Necesitará atención médica para asegurarse de que sus bebés están creciendo de la forma adecuada y que usted está en buen estado de salud.

Bolsa para el hospital

Cuando llegue la hora del parto, su mente va a estar bastante ocupada con las contracciones, y su esposo estará bastante ocupado con usted. Una bolsa ya preparada con lo que necesitará en el hospital le facilitará las cosas.

La estancia en el hospital durante un parto normal es de 24 horas, y 72 si es una cesárea. Esta es una lista general que puede modificar según sus preferencias:

- *Dos camisones cómodos que se abran por delante para amamantar al bebé.* Durante el parto, probablemente llevará el que le den en el hospital, pero después podrá usar el suyo.
- *Ropa interior amplia y compresas sanitarias.* Después de tener al bebé, el tamaño de su vientre no regresa inmediatamente a su estado normal. Se verá más o menos como cuando tenía cuatro o cinco meses de embarazo. Tras el parto, estará sangrando durante varios días. En el hospital le darán compresas sanitarias, pero llévese las suyas si se siente más cómoda con ellas.
- *Calcetines y un suéter.* Aunque muchas mujeres se sienten acaloradas durante el embarazo, el aire acondicionado de los hospitales puede ser frío. Unos calcetines calientitos y un suéter evitarán que se enfríe.
- *Almohadas, música, velas, etc.* Llévese cualquier cosa que la ayude a relajarse en casa. Los aparatos de música portátiles con auriculares pueden ayudarla a aislarse.
- *Este libro.* Los capítulos sobre el parto le darán a su esposo una mejor idea de lo que está ocurriendo y lo que puede esperar.
- *Aseo personal.* Todo lo que se llevaría a un viaje: cepillo y pasta de dientes, cepillo del cabello, etc.

- *Un vestido para cuando salga del hospital.* Mejor un vestido que unos pantalones, porque si le dan puntos, puede ser molesto. Escoja uno de cuando tenía cuatro o cinco meses de embarazo.

- *La primera ropita del bebé.* Durante las siguientes 24 horas, los bebés tienen que llevar un gorrito para ayudarles a conservar el calor porque todavía no regulan bien la temperatura. Seguramente le darán uno en el hospital, pero quizás le quiera comprar algo especial para la ocasión. Una pijamita o un mameluco que se abra por abajo le hará más fácil el cambio de pañal (ver página 258). También necesitará una cobijita ligera o gruesa, dependiendo del clima, para cuando salga del hospital.

- *Asiento de bebés.* Esto es muy importante, porque no la dejarán salir del hospital si no tiene uno en su automóvil. Esta es la forma más segura en la que puede viajar con su bebé.

PLAN DE NACIMIENTO

Un plan de nacimiento es una forma de mejorar la comunicación con las personas que la atenderán durante el parto. El plan es una lista de sus preferencias a la hora de dar a luz, como por ejemplo, las personas que quiere que estén con usted, los métodos para calmar el dolor, posturas para dar a luz o intervenciones que quiera evitar. Esta lista no significa que todos sus deseos se vayan a cumplir. Pero a mitad del parto, cuando usted o su esposo no estén en condiciones de dar explicaciones, es más fácil decir: "Por favor, vea mi plan de alumbramiento". Si el inglés no es su primer idioma, escribir sus preferencias y hacer que antes del parto alguien se lo traduzca, será de gran ayuda.

Este plan no significa que les esté diciendo a los profesionales cómo hacer su trabajo ni tiene implicaciones legales; es sólo una forma de hacer saber sus deseos y preferencias por escrito. Las primeras personas con las que tiene que ponerse de acuerdo antes de empezar a escribirlo son su compañero, su mamá o aquella persona que vaya a estar con usted durante el parto. Las clases prenatales, junto con una visita al hospital o centro de partos, le ayudarán a saber qué opciones tiene. Después, hable con su doctor para asegurarse de que se respetarán sus deseos, siempre que todo vaya bien. Algunas de las cosas que puede incluir en su lista son:

- *Qué personas quiere que estén con usted en todo momento durante el parto*. Por ejemplo, su esposo, su madre y su hermana, o también puede que quiera que sus otros hijos estén con usted.

- *Métodos para calmar el dolor*. Quizás quiera utilizar anestesia epidural, otros medicamentos en vez de la epidural o simplemente probar primero un parto natural.

- *Posición para el alumbramiento*. Es posible que quiera caminar o estar en otras posturas que no sea en la cama sobre su espalda.

- *Amamantamiento*. Explique si desea que le pongan el bebé en el pecho nada más nacer o si quiere que le den fórmula u otros suplementos cuando nazca.

Estos son sólo algunos ejemplos. Hay listas en Internet ya hechas para imprimirlas y rellenar las opciones. Una vez que tenga el plan y lo haya discutido con su doctor o partera, debe darles una copia y quedarse usted con otra para llevar al hospital o al centro de alumbramiento.

La mejor forma de saber qué reglas tiene el hospital y qué opciones tiene usted, es pedir una entrevista con la enfermera jefe de la planta de maternidad. Suelen estar bastante ocupadas, pero seguro que podrán hablar con usted y su esposo unos minutos sobre su plan de nacimiento. Son la mejor fuente de información para saber qué puede esperar, y qué no, de su parto en el hospital. Además, si le toca una enfermera no muy simpática, siempre puede decir en tono casual: "Mejor hable con la señora (apellido de la enfermera en jefe). Ella aprobó (el procedimiento que sea)". Las enfermeras responden a su doctor, pero también trabajan bajo las órdenes de la enfermera en jefe.

Equipo para el bebé

En la ropa de bebé, así como en los accesorios, hay montones de colores, formas y tejidos. Tanto de donde elegir puede ser confuso. Aquí tiene una lista de la ropa y accesorios básicos para un bebé.

- *Pañales*. Hay dos opciones: los pañales de tela y los pañales desechables. Los lavables son de tela como en los tiempos antiguos, y se lavan después de usarlos, pero ahora hay servicios que se encargan de llevarse los sucios y traerle más limpios a la puerta de su casa. Con los desechables, puede elegir entre los que tienen una cobertura de plástico o de papel impermeable. Hay para varón y para hembra, con un refuerzo de absorción en la parte correspondiente. No compre demasiados de la talla para recién nacido porque los bebés crecen muy rápido en las primeras semanas y se le quedarán chiquitos bien pronto.

- *Toallitas húmedas.* Muy útiles para cambiar al bebé, sobre todo si está fuera de casa. Pruebe primero las que no tienen perfumes o aditivos, porque la piel de los recién nacidos es muy sensible.

- *Pijamas.* Los de cuerpo entero, con los pies cubiertos ayudarán a que su bebito duerma cómodo, especialmente en invierno. Los calcetines suelen caerse a menudo. Hay pijamas que se abren entre las piernas con corchetes para hacer más fácil el cambio de pañal. La primera talla es de 0 a 3 meses y aunque le estén un poco grandes al principio, en cuestión de semanas la ropita le quedará bien. Con tres o cuatro pijamas tendrá suficiente para que le dé tiempo a lavarlos si se ensucian.

- *Playeras* (T-shirts). Las más cómodas tienen unas aberturas a los lados para que entre la cabeza del bebé sin tener que dañarle las orejitas. Las de algodón son frescas en verano y calientes en invierno. Con tres o cuatro tendrá suficiente por ahora.

- *Pantalones, faldas y vestidos.* Los pantaloncitos, cortos o largos, combinados con una playera, son una forma cómoda y fácil de vestir a su bebé. Las faldas para las niñas son muy lindas, pero asegúrese de que el pañal esté bien sujeto debajo, porque a veces hay "accidentes" si se mueve. Los calzoncitos o *panties* ayudan a sujetar el pañal. Lo mismo ocurre con los vestidos.

- *Baberos y toallitas.* Necesitará baberos porque los bebés devuelven un poquito de leche cuando se les saca el aire. La leche digerida huele agria y es mejor cambiar un babero que todo el vestuario. Las toallitas son para usted: se ponen sobre el hombro cuando le esté sacando el aire. Compre tres o cuatro al principio, quizás su bebé apenas saque leche, o quizás sea el caso contrario y necesite más. Los pañales de tela también son buenos para esta tarea.

- *Cremas y talco.* Es bastante común que los bebés tengan escoceduras y sarpullidos, por tener la piel húmeda en el área del pañal. Un poco de crema para bebés crea una barrera protectora contra la humedad. Los talcos secan la humedad, pero tenga cuidado de que el bebé no los respire porque algunos tienen zinc, un metal que no es bueno respirar.

- *Asiento para el carro.* Es esencial para viajar. Los de bebé son como una cunita que va atada al cinturón del automóvil. Los bebés no pueden ir todavía en asientos de niños. Lo necesitará para salir del hospital.

- *Cochecito* (carreola). Hay todo tipo de modelos para poder pasear con su bebé, pero la primera pregunta que debe hacerse es: ¿cómo lo va a usar? Si vive en un apartamento donde tiene que subir escaleras, o entrar y salir del carro a menudo, quizás un modelo ligero y plegable le irá bien. Pero si vive en uno con elevador o en una casa sin escalones para salir a la calle, o si planea dar paseos largos, entonces uno más grande con buenas ruedas le será más útil. Hay cochecitos que se venden junto con el asiento para el auto.

- *Cuna.* En los primeros tres meses, el bebé todavía no se mueve mucho y puede dormir en una cunita pequeña. Lo bueno de estas cunitas es que tienen ruedas y las puede llevar de un cuarto a otro, según donde esté. Pero si no quiere gastarse dinero dos veces, puede comprar directamente una cuna plegable o una más tradicional con barrotes. Tenga cuidado con las cunas antiguas y de segunda mano porque no todas cumplen con los reglamentos actuales de seguridad para que el bebé no pueda meter la cabeza. Un accidente así puede ser fatal. Las barras no deben tener más de 2⅜ pulgadas de separación entre ellas, o el equivalente a tres dedos de adulto.

Todos estos accesorios sólo se usan unos años. Es fácil encontrarlos en buen estado y a la mitad de precio en tiendas de productos usados.

ELEGIR UN DOCTOR PARA SU BEBÉ

Durante los próximos años va a visitar con bastante frecuencia al pediatra o médico de familia de su bebé. Entre las vacunas obligatorias y los resfriados habituales, conocerá su sala de espera bastante bien. El doctor que usted elija examinará a su bebé nada más nacer, y por eso es una buena idea escogerlo antes del parto. Podrá elegir entre un pediatra, un médico de familia o incluso una enfermera pediátrica.

- *Pediatra:* es un doctor que está especializado en el tratamiento de bebés, niños y adolescentes. Hay pediatras con consulta individual y otros que trabajan con varios pediatras en consultas de grupo.

- *Médico de familia:* esta es la versión moderna del médico de cabecera. No tiene una educación tan especializada como el pediatra, pero puede tratar a toda la familia.

- *Enfermera(o) pediátrica:* trabajan con pediatras y se encargan de los chequeos o enfermedades comunes. Tienen más tiempo disponible para ver a su bebé y responder a sus preguntas. Cuando se trata de una enfermedad más seria, es el pediatra el que se hace cargo.

Debe tener en cuenta algunas cosas a la hora de elegir un doctor para su bebé. Una de las más importantes es la comunicación. Si este es su primer embarazo, cuidar de un bebé será para usted una experiencia totalmente nueva y tendrá muchas preguntas. Se sentirá mejor con un médico que le inspire confianza y que conteste a sus preguntas amablemente. Además de esto, debe tener en cuenta lo siguiente:

- *Lugar de la consulta.* Es recomendable que esté cerca de su casa. Además de tener que visitarla con frecuencia, si tiene alguna emergencia, querrá llegar lo antes posible.

- *Horas de consulta.* Si trabaja, necesitará un horario flexible o sábados por la mañana para realizar sus visitas.

- *Llamadas telefónicas.* Pregunte si recibe llamadas fuera de horas de consulta, hasta qué hora y cuánto tarda en contestarlas. Si su bebé se enferma con una fiebre alta a las tres de la mañana, usted querrá saber qué hacer de inmediato.

- *Salas de espera separadas.* Hay pediatras que tienen salas de visita separadas: una para los niños enfermos y otra para los que van sólo a un chequeo, para que no se contagien unos a otros. Fíjese si la sala de espera está limpia.

- *Duración de las visitas y tiempo de espera.* Si las visitas duran menos de 15 minutos no tendrá mucho tiempo para que le contesten a sus preguntas.

- *Consulta de grupo.* En caso de que haya más de un pediatra en la consulta, pregunte con qué frecuencia tendrá que ver a otro pediatra por vacaciones, cambios de turno, etc.

- *Enfermera o recepcionista.* ¿Qué tan simpática es? Ella (o él) es quien le pasa las llamadas a su doctor cuando usted llama por una emergencia o para hacer una pregunta en las horas de oficina.

- *Creencias.* Busque a alguien que comparta sus ideas sobre cómo tratar a los niños. Quizás quiera tratar con alguien que no recete muchas medicinas, o bien se sienta mejor con un doctor que hable español (ver lista de contactos).

Entrevístese durante su embarazo al menos con dos posibles doctores. Sólo tiene que decir que está embarazada y está eligiendo al médico para su bebé. Los doctores no suelen cobrar por estas visitas. Pregunte a sus familiares o amigas sobre los pediatras o doctores de sus niños. Su seguro médico también le podrá proporcionar una lista de los pediatras que hay en su área.

Su cita prenatal

La cita o citas prenatales de este mes tienen la misma rutina que las anteriores: presión arterial, peso, orina, medición del tamaño del vientre, escuchar el corazón del bebé y comprobar si hay retención de líquido en las piernas, el rostro y las manos. Aunque para este mes es normal tener las piernas hinchadas, retener mucho líquido puede indicar que hay preeclampsia.

En una de las consultas de este mes, hable con su doctor de su plan de nacimiento (si lo tiene) o de los procedimientos que usará durante el parto. Por ejemplo, si su parto va a ser natural y no inducido:

- ¿Cuánto tiempo espera antes de dar medicamento para acelerar el parto?
- ¿Cuántas horas de trabajo de parto espera antes de recomendar una cesárea?
- ¿Con cuántos centímetros de dilatación puede usar anestesia epidural?

Antes de ir a su cita prenatal, haga una lista con todo lo que le preocupe.

EMOCIONES

Muchas mujeres en este mes están seguras de que ya no es posible sentirse más embarazada. En el octavo mes parece imposible que el vientre vaya a crecer más. Y sin embargo, así es. Su cuerpo seguirá acomodándose al crecimiento de su bebé en las próximas semanas. Los movimientos son ahora más fuertes y a través de su vientre podrá ver cómo su bebé empuja un pie o un codo. Esto puede producirle una gran alegría y al mismo tiempo inquietud sobre cómo será su vida ahora que va a ser responsable de un bebé, o si será una buena madre. En caso de que vaya a seguir trabajando, puede preocuparle quién y cómo cuidará de su bebé, o quizás esté ahora pensando si realmente quiere volver a trabajar o no. Como tantos otros sentimientos del embarazo, esto es normal. Estas dudas son una forma de prepararse para una nueva situación.

Intente hablar con amigas o familiares que sean madres sobre cómo se sintieron cuando tuvieron a sus hijos. Pregúnteles qué temores tuvieron durante el embarazo, que luego no se hicieron realidad. Se sorprenderá de las historias que le cuentan.

EL BEBÉ

Semana 31
El bebé ya coordina los movimientos de las manos y puede agarrar el cordón umbilical. El cerebro se está desarrollando con rapidez y el aparato digestivo funciona normalmente. Lo único que todavía no está completamente desarrollado son los pulmones. Pesa 3 libras y media (un kilo y 600 gramos) y mide 11 pulgadas (27.5 centímetros).

Semana 32
Ya no le queda tanto espacio en el útero para moverse libremente por lo que puede que sienta los movimientos de forma diferente. El bebé reconoce ahora voces familiares, como la del papá, y especialmente la suya. Si es un niño, sus testículos están ahora bajando del abdomen para situarse en su posición natural. Pesa cerca de 4 libras (1 kilo y 800 gramos) y mide 12 pulgadas (30 centímetros).

Semana 33

En esta o las próximas semanas, el bebé se sitúa cabeza abajo, en su pelvis. Sabrá en qué posición está por el lugar donde note sus patadas (en sus costillas o en la pelvis). La piel está tomando un tono rosado debido a la grasa que se ha depositado, y por eso ya no se ve tan roja como antes. Las pupilas se dilatan y reducen en presencia de la luz.

Semana 34

Su bebé constantemente traga líquido amniótico que luego orina, y también practica movimientos de respiración con sus pulmones. Las uñas han llegado ya al final del dedo y continúan creciendo pero todavía son muy delicadas. Pesa casi 5 libras (más de 2 kilos con 200 gramos) y mide 13 pulgadas (32.5 centímetros).

Semana 35

Está subiendo de peso rápidamente. Los brazos y las piernas tienen ahora esa apariencia con "rollitos" del recién nacido por la grasa que ha acumulado. Como le queda poco espacio en el útero, tiene las piernas y los brazos flexionados.

PARA EL PAPÁ

Un mes "pesado"

La etapa del embarazo en la que su esposa se sentía radiante y feliz de estar embarazada puede haber quedado atrás. El bebé sigue creciendo y produciendo numerosos cambios y molestias en el cuerpo de su esposa, que pueden estar reflejándose en su humor. En las semanas que quedan, su esposa necesitará toda la ayuda física que pueda obtener con las tareas de la casa.

Energía

A pesar del aumento de peso en este mes o en el siguiente, muchas mujeres se sienten con mucha energía para preparar el cuarto del bebé, la cuna, la ropita, ordenar armarios, limpiar y muchas otras tareas que la dejarán agotada a no ser que tenga un poco de ayuda. No deje que se suba a las escaleras para pintar el cuarto del bebé ni que haga otras tareas pesadas. Su sentido del equilibrio no es el de antes.

Atención por parte de extraños

Durante este mes, su esposa se verá muy embarazada y quizás esté recibiendo mucha atención por parte de familiares y personas extrañas, a veces más atención de la que a usted le gustaría. Puede que haya personas que le toquen el vientre sin preguntar siquiera. No se lo tome como una falta de respeto, especialmente si a su esposa no le molesta. A la gente le gustan las embarazadas y compartir historias de partos y embarazos.

Su bolsa para el hospital

En algún momento durante este mes, puede preparar una bolsa con lo que usted va a necesitar en el hospital o centro de partos. Algunas de las cosas que puede empacar son:

- Monedas para las máquinas de refrescos y para llamadas telefónicas.
- Lista de números de teléfono a quien llamar.
- Cámara de fotos y/o videocámara.
- Este libro.
- Revistas, libros, una baraja de cartas o juegos (si su esposa va a usar anestesia epidural puede que esté de humor para juegos).
- Galletas o algún bocadillo que le guste. Los necesitará si el parto es largo y no hay un lugar donde comprar. Las máquinas de los hospitales no suelen tener comida muy apetitosa.
- Sus cosas de aseo personal y una muda de ropa.

Añada cualquier otra cosa que le ayude a usted a sentirse cómodo (música, un radio, su almohada favorita), porque si las cosas se alargan o se complican, puede estar un tiempo en el hospital.

Si usted y su esposa han hecho un plan de alumbramiento, ponga una copia en su bolsa. Usted será el encargado de insistir en que sus deseos se cumplan.

EL NOVENO MES
Semanas 36 a 40

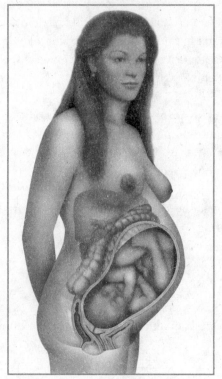

Noveno mes

Varices

Las varices son venas que han perdido su firmeza y se han vuelto flácidas. La sangre se acumula en ellas porque no tienen la fuerza que tenían antes para bombear la sangre. Durante el embarazo, pueden aparecer en las piernas y a veces hasta en la vagina.

Las varices se forman sobre todo durante el tercer trimestre debido a la presión del útero sobre la vena cava, una vena que lleva la sangre de regreso al corazón. Las varices en las piernas tienen un tono azulado y hay algunas que pueden ser bastante dolorosas. También, la presión de la cabeza del bebé sobre los vasos que llevan sangre a la pelvis, puede hacer que salgan varices en la vagina. Las hormonas del embarazo contribuyen a las varices porque hacen que las venas se relajen. Si su madre o su padre tienen o tuvieron varices, es más probable que usted las tenga. Después del parto bastantes desaparecen, pero quizás algunas no se vayan del todo.

Mejorar la circulación de la sangre le ayudará a evitar la aparición de las varices:

- Caminar a menudo es excelente para prevenir las varices y reducir la hinchazón de piernas tan común en los últimos meses del embarazo.

- Siempre que le sea posible, eleve las piernas para que no haya acumulación de sangre.

- No use la calefacción para las piernas en su automóvil, ni tome baños muy calientes porque harán que las venas se relajen más.

- Consulte con su doctor si puede utilizar unas medias especiales para comprimir las piernas y mejorar la circulación.

INCONTINENCIA DE LA ORINA

Controlar la orina en los últimos meses puede hacérsele difícil, especialmente en lugares donde no hay un baño disponible de inmediato. Además, apenas si ha acabado de orinar, ya tendrá ganas de ir de nuevo. Fíjese en la ilustración del principio del capítulo y compare la forma de su vejiga ahora, con la que tenía en los primeros meses de embarazo. Como ve, su pobre vejiga está hecha un sándwich entre los huesos de su pelvis y el peso de su útero. Por eso, tan pronto como se llena un poco, le dan ganas de orinar.

Por otra parte, si alguien la hace reír, o le da tos, no hay forma de evitar que se le escapen unas gotitas de orina. Reír, estornudar o hacer esfuerzos, añade más presión a la vejiga de la que ya tiene. Unas pequeñas toallitas sanitarias la pueden ayudar a que no se sienta incómoda con la humedad, pero cámbielas con frecuencia para mantener el área limpia y evitar infecciones. También puede hacer ejercicios Kegel, para fortalecer los músculos de esa área (ver página 61).

Cuando su bebé descienda en su pelvis en las últimas semanas, esta presión puede aumentar. La buena noticia es que tendrá más espacio para su estómago y para sus pulmones.

INFECCIONES VAGINALES POR HONGOS

Las infecciones por hongos vaginales o *yeast infections* adoran a las mujeres embarazadas. Los cambios hormonales les proporcionan el terreno ideal para crecer y multiplicarse a sus anchas. Esto se traduce en picazón, irritación, escozor y otras molestias en el área vaginal. Típicamente, las infecciones por hongos producen un flujo vaginal blanco, parecido al requesón o queso *cottage*. Las causa un hongo que se llama *Cándida albicans* que vive en la vagina, el recto, el estómago y también en la boca. Debido a los cambios hormonales del embarazo, este hongo puede crecer sin control. Hay muchas medicinas que se venden sin receta para tratar las infecciones por hongos. Son bastante eficaces, pero consulte con su doctor antes de usarlas, porque hay algunas que no se recomiendan durante el embarazo. Las infecciones por hongos pueden aparecer varias veces en estos meses. Para intentar prevenirlas y mejorar los síntomas puede hacer lo siguiente:

- Seque bien el área vaginal después de bañarse.
- No use productos femeninos como esprays o toallitas sanitarias con perfumes o desodorantes.
- Use ropa interior de algodón, no de fibra sintética.
- No lleve pantalones ajustados o trajes de baño húmedos. Cámbiese cuanto antes.
- Cuando vaya al baño, use el papel sanitario desde adelante hacia atrás, para evitar el contagio con las bacterias que viven en el recto.
- Evite los dulces. A los hongos les gusta el azúcar.

Las infecciones por hongos no afectan a su bebé, pero en ocasiones los bebés se pueden contagiar al pasar por la vagina durante el parto y desarrollar una infección en la boca (algodoncillo o *thrust*). También puede contagiarse de esta infección por medio de sus pezones, cuando le dé de mamar.

MOVIMIENTOS

En las últimas semanas del embarazo, al bebé le queda ya poco espacio dentro del útero. Sus movimientos cambian y puede sentirlos ahora de forma más intensa o con menos frecuencia. Pero este cambio en los movimientos no es de un día para otro. Si siente que su bebé no se está moviendo lo suficiente haga un conteo (ver página 139) y póngase en contacto con su doctor si sospecha que algo no va bien.

ENCAJAMIENTO

Es normal que ocurra de cuatro a seis semanas antes del parto, pero no les ocurre a todas las mujeres. El encajamiento es cuando el bebé desciende a la cavidad de la pelvis en preparación para el alumbramiento. El encajamiento tiene sus ventajas y sus inconvenientes. Por un lado, respirará mejor si tenía sensación de ahogo y no tendrá tantas agruras o acidez porque el útero ya no está presionando contra sus pulmones o su estómago. Por el otro, tendrá más ganas de orinar por el peso que su vejiga tiene encima. El bebé en la ilustración de la página 266 está "encajado" y, como ve, a su vejiga le queda poco espacio. Puede sentir presión en el área de la vagina o una sensación como que el bebé se le puede salir en cualquier momento. Descansar lo más posible y no estar mucho tiempo parada le ayudará con estas molestias.

Si usted es una de las mujeres a las que les ocurre el encajamiento, lo notará en el espejo, en la forma en la que le ajusta la ropa y también en el equilibrio.

El encajamiento se produce con más frecuencia en el primer embarazo, pero hay veces que cuando ocurre, la madre no siente nada porque ha llevado el embarazo bajo. Si este no es su primer bebé, el encajamiento ocurrirá durante las primeras fases del parto.

INSOMNIO

A pesar de que se sienta muy cansada en estas ultimas semanas, quizás le sea difícil dormir, o bien puede estar despertándose muchas veces a lo largo de la noche. Es posible que parte del insomnio se deba a los movimientos del bebé, que tiene un horario de sueño diferente al suyo (y seguramente, lo seguirá teniendo cuando nazca). También puede ser que sus sueños se estén haciendo cada vez más intensos y se despierte a menudo, o simplemente que se sienta muy incomoda para dormir y no encuentre la postura adecuada.

> "En la noche, mi bebé no para. Tengo que ubicarme de un costado, del otro, acomodar bien la panza para que esté a gusto, porque si no se mueve mucho".
>
> —*Dana Morales*

No dormir bien puede ponerla nerviosa, especialmente si se tiene que seguir levantando temprano por la mañana para ir a trabajar o para atender a su familia. Un baño relajante antes de dormir, música suave o leer puede ayudarle a cerrar un rato los ojos (ver página 160).

Pero si a pesar de todos sus esfuerzos, sigue sin poder dormir, no se desespere. Aunque no esté durmiendo, permanezca en la cama relajada haciendo ejercicios de respiración. Su cuerpo le agradecerá el descanso. Intente dormir pequeñas siestas durante el día.

Sexo

A estas alturas del embarazo, las noches de pasión con su compañero posiblemente no sean una de sus prioridades. Las últimas semanas son difíciles para casi todas las parejas. Debido al tamaño de su vientre, la mayoría las posiciones pueden resultarle complicadas o molestas. La presión de la cabeza del bebé sobre el cuello uterino quizás haga que la penetración le sea incómoda y que le resulte más difícil alcanzar el orgasmo. Además de todo esto, puede haber ocasiones en las que cuando hace el amor le salga de los pechos un líquido amarillo, llamado calostro.

A pesar de todas estas circunstancias, hay parejas que disfrutan de sus relaciones sexuales durante este mes. Muchos hombres encuentran a sus esposas de lo más atractivo en estas semanas. A no ser que su obstetra/ginecólogo(a) le haya indicado lo contrario, el sexo en el noveno mes no afectará para nada a su embarazo o a su bebé. En este mes es normal sangrar un poco después de tener relaciones sexuales, y también puede tener algunas contracciones después del orgasmo.

Se pasó la fecha del parto

Esos últimos días, o incluso semanas, que siguen pasando después de haber llegado a la supuesta fecha en la que iba a nacer su bebé, pueden ser desesperantes. Parece que los relojes no marcan las horas y que los días se alargan el doble, mientras las molestias siguen creciendo. Eso sin mencionar todos los comentarios de familiares y conocidos como: ¿pero todavía no?, o ¿para cuando va a ser? (así como si una estuviese reteniendo al bebé para que no saliera).

El retraso se puede deber a muchas causas, pero quizás le consuele saber que solo el 4% de las mujeres embarazadas tienen a sus bebés en las fechas previstas. La mayoría nacen entre las 38 y las 42 semanas de embarazo.

La forma en la que se calcula la fecha en que dará a luz fue inventada por un doctor a finales del siglo XIX. Este señor determinó que un embarazo normal dura 244 días desde el momento de la concepción, ó 280 desde el primer día de su último periodo. Pero esta fórmula es sólo para aquellas mujeres con un ciclo de 28 días y que ovulen el día 14. A pesar de que muchas mujeres tienen ciclos menstruales más largos o más cortos, es la que se sigue usando. Hay estudios que muestran que el grupo étnico, la alimentación y el número de embarazos anteriores, influyen en la duración del embarazo. Otras veces, el retraso se debe simplemente a una confusión de fechas. Es decir, es común que en embarazos normales el parto se retrase.

Generalmente, si no hay ninguna complicación, los obstetras/ginecólogos esperan hasta las 41 ó 42 semanas de embarazo como mucho. Si se pasa de estas semanas, su obstetra/ginecólogo(a) inducirá el parto porque los bebés que nacen después de esa fecha tienden a tener más problemas, como mucho peso o haber tragado meconio.

En esas últimas semanas, quizás su obstetra/ginecólogo(a) quiera hacer unas pruebas periódicamente hasta que usted inicie el parto espontáneamente, para asegurarse de que el bebé está bien (ver página 139).

No le recomiendo que pruebe remedios caseros para inducir el parto. En un embarazo normal, el momento del nacimiento lo decide el bebé, no usted. Las hierbas y otros remedios pueden provocar contracciones muy fuertes e inesperadas, ocasionar diarreas o ser tóxicas para el bebé. Relájese lo más posible e intente disfrutar de estos días en los que todavía tiene tiempo para dedicarse a usted misma. Créame que dentro de muy poco echará de menos estos momentos.

EL TRABAJO

Si tiene algún proyecto pendiente en su trabajo, este es el momento de poner a otros a cargo o, al menos, de darles todos los detalles sobre qué hacer por si da a luz antes de lo previsto. Dependiendo del trabajo que realice, quizás haya decidido dejarlo unos días o semanas antes. Si trabaja parada, estas últimas semanas se le pueden hacer muy pesadas. En caso de que en su empresa no haya una baja por maternidad, su doctor puede darle una baja por incapacidad temporal (ver página 139). Pero si prefiere aguantar hasta el máximo para tener los más días posibles después, use algunos de los consejos en la página 227 para evitar que sus piernas se hinchen demasiado.

Energía y preparativos

A pesar de lo cansada que pueda estar en estos últimos meses, quizás sienta durante unos días mucha energía para limpiar la casa, lavar ropa y ordenar armarios. Hay teorías que comparan esta necesidad de arreglar la casa con el instinto que tienen los animales para preparar sus nidos. Guarde un poco de esta energía para hacer algunos preparativos que la ayudarán más adelante:

- Planee ahora con quién dejará a sus otros hijos en caso de que comience su parto y qué hará con perros, gatos u otros animales domésticos durante esos días. Si la persona que se va a quedar a cargo es un familiar suyo que no conoce el área, asegúrese de darle una lista con los teléfonos de emergencia y el número de una amiga o vecina que pueda ayudarle si no habla inglés. Pregunte en el hospital si hay alguna enfermera que habla español, para que sus familiares puedan hablar con ella si quieren saber de usted y no hay teléfono en su habitación.

- Este es un momento excelente para cocinar y dejar platillos listos para los primeros días después que regrese a la casa con el bebé. Cuando llegue, necesitará descansar para recuperarse del parto. Tener un menú ya listo para esos días es una gran ayuda.

- En caso de que desee un pasaporte para su bebé, pregunte en las oficinas de su condado dónde puede obtener por adelantado los formularios. Es más fácil recogerlos embarazada de nueve meses, que con un recién nacido en brazos. Los hospitales o centros de alumbramiento suelen proporcionar los formularios para el certificado de nacimiento y el número del seguro social.

- Si desea bautizar a su bebé en las primeras semanas, es recomendable que consulte ahora con su iglesia o centro religioso. Hay veces que se necesita cumplir con ciertos requisitos o hay que reservar hora para la ceremonia con bastante anticipación.

- Si va a enviar tarjetas anunciando el nacimiento del bebé, puede dejarlas ya listas, con estampillas y todo.

Ante todo, no se agote. Su esposo o cualquier otro miembro de la familia puede ayudarle en estas tareas o en otras. Cuando se aproxime el parto y después del nacimiento, va a necesitar todas las energías disponibles.

Su cita prenatal

En su último mes de embarazo visitará a su doctor una vez por semana para asegurarse de que todo está bien. Como siempre, comprobarán su orina, peso, presión sanguínea, medida de su vientre y escucharán el latido del corazón de su bebé.

Entre la semana 35 y la 37 quizás le tomen una muestra de fluido vaginal para asegurarse de que no tiene la bacteria estreptococo del grupo B (ver página 107). Es una infección que su bebé puede contraer durante el parto. Su doctor la tratará con antibióticos.

En caso de que su parto se esté retrasando o tenga diabetes del embarazo, hipertensión u otra complicación, es posible que su doctor quiera asegurarse de que su bebé se encuentra bien. Para esto se utilizan las pruebas de estrés fetal (ver página 140), que sirven para comprobar que su bebé:

- Está recibiendo suficientes nutrientes y oxígeno.
- El corazón le late a un ritmo adecuado.
- Tiene suficiente líquido amniótico.

Pregúntele a su doctor si le va a inducir el parto, por qué y qué métodos usa para hacerlo (ver página 300). También debe preguntar a qué número debe llamar si su parto empieza fuera de las horas de consulta y cuándo debe ir al hospital.

Emociones

Una de las ideas que más nerviosa me ponía durante las últimas semanas de mi primer embarazo era mirarme el vientre y pensar en cómo iba a salir algo tan grande por un sitio tan pequeño y, sobre todo, cuánto me iba a doler. La preocupación respecto a cómo le va a ir en el parto y si le va a doler es inevitable, y algunas de las historias que le habrán contado sus amigas y familiares, no la habrán tranquilizado mucho. Informarse sobre el dolor en el parto y los métodos para manejarlo le puede ayudar mucho con sus inquietudes, especialmente si este es su primer bebé. Gran parte de la preocupación es miedo a lo desconocido, a qué sentirá, cómo reaccionará durante el parto o qué pasará con el bebé. En el Capítulo 10 encontrará una sección sobre el dolor con experiencias de otras madres latinas que han pasado por ello.

Además de estas preocupaciones, en las últimas semanas del embarazo puede sentirse muy irritable. A estas alturas, seguramente estará ya cansada del embarazo, tendrá las piernas hinchadas y le parecerá que el tiempo no pasa. Todo el mundo le estará preguntando que para cuándo es y encima no podrá dormir bien por la noche. Si, además, se ha pasado de la fecha que le dieron para su alumbramiento, es posible que ya no le quede paciencia para nada ni para nadie. Créame que la comprendo.

Una forma de sobrellevar estas últimas semanas es concentrarse en un proyecto, como tejer o coser algo para su bebé, acabar un álbum de fotos o cualquier otra actividad que no la canse demasiado, pero que la distraiga. Disfrute de estas semanas de libertad para ir al cine o salir a cenar con su esposo. En pocos días van a estar muy ocupados.

EL BEBÉ

Semana 36

En estas semanas es cuando el bebé suele descender en la pelvis en preparación para el nacimiento. El bebé está ya completamente formado y sólo le queda aumentar de peso. Ahora pesa cerca de 6 libras (casi 3 kilos) y mide un poco mas de 13 pulgadas (32.5 centímetros) desde la coronilla hasta las nalgas.

Semana 37

Durante los próximos días el bebé sube entre media libra y casi una libra por semana. Sus pulmones siguen fabricando surfactante, la sustancia que les ayudará a abrirse cuando tome la primera bocanada de aire.

Semana 38

El bebé tiene ahora casi 7 libras de peso (un poco más de 3 kilos) y ya no está creciendo tanto en longitud como en las semanas anteriores. El lanugo, ese vello que recubría su cuerpo, ha desaparecido aunque puede que todavía tenga algo en los hombros y en la espalda.

Semana 39

El vernix, la capa blanquecina que lo protegió del líquido amniótico, está desapareciendo. En los intestinos hay una gran cantidad de meconio, las primeras heces de color verde oscuro del recién nacido.

Semana 40

La cantidad de líquido amniótico está disminuyendo al igual que las funciones de la placenta. En cualquier momento, el bebé dará la señal para que el útero inicie las contracciones.

PARA EL PAPÁ

Sexo

Algunas parejas disfrutan más que nunca de sus relaciones sexuales en estos meses, pero esto es más la excepción que la regla. En la mayoría de las parejas, las relaciones sexuales disminuyen en estas últimas semanas. El vientre está muy abultado y el sexo puede resultar incómodo. El bebé está ejerciendo presión sobre la vagina y lo que antes era agradable, ahora puede no serlo.

Comunicación

La comunicación en este mes es importante. Hay futuros padres que se sienten muy solos y excluidos en estos últimos meses por la falta de relaciones sexuales o porque su esposa está distante con los preparativos de la llegada del bebé. La mayoría de las infidelidades en el embarazo ocurren en estos últimos meses. Las consecuencias de una acción así suelen ser devastadoras, por el hecho del engaño, y porque se produce en el momento en que la mujer se siente más vulnerable y más necesitada de su compañero. Mantener un contacto estrecho con su esposa alejará esos pensamientos, si es que existen.

Preparativos para el hospital

Ya falta poco para el gran día y quizás se esté sintiendo un poco nervioso. Hay algunas cosas que puede hacer para estar preparado:

• Practique un par de veces el recorrido hasta el hospital. Busque cuál será el mejor lugar para estacionar su auto.

- Ahora que ya está en el hospital, regístrese. Esto significa que podrá completar con calma los formularios donde proporciona el número de su seguro médico, nombre, domicilio, etc. y no a toda prisa mientras su esposa sufre contracciones.

- Prepare su automóvil para poder colocar el asiento del bebé y compruebe que se puede asegurar correctamente con el cinturón de seguridad.

- Lleve monedas en el auto por si tiene que pagar un parquímetro.

- Asegúrese de tener el depósito de gasolina lleno este mes. No deje que se vacíe más de la mitad.

- Explique la situación en su trabajo y busque a alguien que le pueda sustituir si tiene que marcharse inesperadamente.

Sentimientos

Hay muchos hombres para los que el hecho de que van a ser padres no se vuelve una realidad hasta el último mes de embarazo, y a veces esto no les ocurre hasta que el bebé ha nacido. Comprender así, casi de pronto, que va a haber una personita de la que uno es responsable para el resto de su vida, puede traerle las emociones más contradictorias: desde una alegría inmensa hasta ganas de echar a correr. No es ningún monstruo si tiene ahora dudas con respecto a si quiere ser padre o no, esto les ocurre a muchos hombres. Pídale a amigos con los que tenga confianza que le cuenten qué es lo que sintieron en esta etapa.

10

※

El parto

Tras nueve meses de espera, llegó el esperado y temido momento. Por un lado, después de 40 semanas de embarazo (o a veces más), lo único que quiere es tener al bebé ¡ya! Pero por el otro, la idea del parto puede estar produciéndole por lo menos inquietud. Si este es su primer hijo, no sabrá qué puede esperar, y las historias que ya le habrán contado pueden tenerla bastante nerviosa. Si anteriormente ha tenido un parto largo y difícil o una cesárea de emergencia, puede tener miedo de que esto se vuelva a repetir.

El proceso físico de un parto normal es el mismo para todas las mujeres: el cuello del útero se dilata mediante contracciones (casi siempre dolorosas) y el bebé sale cuando usted puja. La forma en la que cada mujer experimenta el parto es completamente diferente y depende de muchas cosas, como su tolerancia al dolor, el ambiente en el que dé a luz, las personas que tenga alrededor para ayudarla o el medicamento que le den para calmar el dolor o para inducir el parto. Lo que para una mujer es el parto ideal (en un hospital con anestesia epidural), para otra puede no serlo.

En este capítulo encontrará información sobre el proceso del parto y sobre cómo prepararse mental y físicamente.

SIGNOS DE QUE EL PARTO SE APROXIMA

Al final del embarazo, o antes si se trata de un parto prematuro, hay ciertas señales que le indicarán que su cuerpo está preparándose para dar a luz.

Sin embargo, exceptuando las contracciones, no todas las futuras madres pasan por estos cambios. Cuando estos síntomas aparecen, el parto puede ser inmediato o puede tardar días o incluso semanas. Pero si ya se pasó su fecha de parto, estas señales le darán mucha esperanza.

- *Aligeramiento, encajamiento:* algunas mujeres, pero no todas, experimentan este "descenso" del vientre. El bebé está preparándose para nacer y se sitúa más abajo en la cavidad pélvica. Esto puede ocurrir semanas o días antes del parto (ver página 269), o incluso durante el parto.

- *Energía:* días, o incluso horas antes del parto, hay madres que se sienten con una gran energía para limpiar la casa, ordenar armarios o incluso completar álbumes de fotos. Más sobre esto en la página 272.

- *Irritabilidad:* es una irritabilidad diferente a la normal. La sensibilidad que aparece poco antes del parto se debe a los nuevos cambios hormonales por los que su cuerpo está pasando en preparación para el nacimiento de su bebé.

- *Diarrea y náuseas:* nuevas hormonas se están movilizando en su organismo para permitir que el trabajo de parto comience. Al igual que al principio de su embarazo, estos cambios hormonales pueden afectar su estómago o su intestino.

- *Dolor de espalda:* no es el dolor de espalda habitual de los últimos meses del embarazo, sino una molestia que corre en una banda en la parte baja de la espalda y se extiende hacia los lados del vientre. Puede ser desde una sensación de la que casi no se dé cuenta hasta un dolor que le moleste bastante.

- *Dolor abdominal:* son molestias parecidas a las de la menstruación. Puede sentirlas como contracciones ligeras, como una sensación desagradable permanente.

- *Contracciones Braxton Hicks:* las contracciones de este tipo a veces aumentan cuando el parto se aproxima (ver página 246). Pero si se repiten por más de una hora, debe ir al hospital, especialmente si este es su primer bebé y no sabe bien como se sienten las contracciones del parto.

- *Mucosidad:* durante el embarazo, un espeso tapón de mucosidad está cerrando el cuello del útero para proteger al bebé. En algunas mujeres, este tapón se desprende antes del parto, cuando el cuello uterino comienza a ablandarse y a abrirse. La mucosidad puede ser acuosa o espesa. A veces contiene un poco de sangre y esto es normal, pero si es de color rojo intenso y es más de lo que equivale a una cucharadita, debe hablarle a su doctor enseguida.

• *Rotura de fuente:* hay mujeres que se sienten muy nerviosas en las últimas semanas, pensando que se les puede romper la fuente en medio de la calle, en un supermercado o en el trabajo. Aunque la bolsa de líquido amniótico se rompa en un lugar público, es muy probable que no se vea como un charco debajo de usted. Cuando usted está parada, la cabeza de su bebé presiona sobre la abertura de su cuello uterino y no deja que el líquido salga, pero es posible que sienta como gotitas que le salen de forma constante.

Lo normal es que la bolsa del líquido amniótico se rompa durante el parto, pero si le ocurre antes, es muy importante que preste atención al aspecto y al olor del líquido. Si tiene un color verdoso o marrón o huele mal, es posible que contenga meconio. El meconio son las primeras heces fecales de su bebé. No es normal que esto ocurra, pero si las heces están en el líquido amniótico el bebé las puede tragar o respirar y causarle una infección. El líquido debe verse claro y transparente y no tener sangre.

Cuando se rompe la bolsa que protege a su bebé, las bacterias tienen paso libre. Por eso se recomienda no tomar baños o tener relaciones sexuales después de la rotura de la bolsa. Generalmente, las contracciones empiezan unas horas después de que la bolsa se haya roto, pero si pasa más de un día sin que comiencen, el riesgo de infección puede aumentar y es probable que le induzcan el parto.

• *Contracciones regulares:* las contracciones son el signo más común de que el parto se aproxima, aunque hay excepciones. Hay un fenómeno conocido como "falso parto" en el que se producen a intervalos y son dolorosas, pero no afectan a la dilatación del útero. Sin embargo, estas contracciones no se desperdician porque pueden estar ayudándole a ablandar y afinar el cuello del útero (ver figura 289). A veces es difícil distinguirlas de las verdaderas, pero en general, las contracciones del falso parto:

    • Son irregulares. No siguen un patrón.
    • No aumentan en intensidad.
    • Se sienten más en el abdomen.

- Disminuyen al caminar o cambiar de postura.
- Desparecen en unas horas.

Las contracciones del parto real son regulares, no disminuyen por cambiar de posición o caminar y se intensifican a medida que pasa el tiempo.

Si sus contracciones le vienen más o menos entre cinco y diez minutos y duran alrededor de un minuto, lo más probable es que su bebé esté en camino. Las contracciones y los intervalos entre ellas no tienen una duración exacta, lo importante es asegurarse de que siguen un patrón. Para ver con más claridad qué está pasando, apunte en un papel la hora a la que empezaron y cuánto tiempo duraron, o dígale a su compañero que lo haga. Los relojes digitales con cronómetro son muy útiles para esta tarea.

El cuadro de abajo tiene una muestra de cómo se veían mis contracciones en mi último embarazo. Al principio creía que eran más de las Braxton Hicks, pero después de apuntarlas durante un rato, el patrón se me hizo sospechoso. Cuando el dolor empezó a aumentar, ya no me quedó duda de lo que estaba ocurriendo:

Hora	Duración	Intervalo entre contracciones
10:43 a.m.	50 segundos	
10:52 a.m.	53 segundos	9 minutos
11:00 a.m.	30 segundos	8 minutos
11:07 a.m.	48 segundos	7 minutos
11:14 a.m.	30 segundos	7 minutos
11:23 a.m.	1 minuto	9 minutos
11:30 a.m.	1:10 minutos	7 minutos

Para la siguiente contracción estaba al teléfono, hablándole a mi esposo para que viniera a casa. A las 10 de esa noche nació mi hija.

Cuando esté en medio del trabajo de parto, las contracciones serán cada dos o tres minutos y duraran 60 segundos o más.

Aunque no anote sus contracciones, es muy posible que cuando empiece el parto su sexto sentido le diga que algo diferente está ocurriendo. Pero si no está segura y quiere estar tranquila, vaya al hospital, especialmente si se le ha adelantado unas semanas, si tiene flujo con sangre y si su fuente se ha roto hace horas. Lo más que puede pasar es que le digan que se regrese a la casa. Nadie va a pensar que está exagerando, o que no sabe reconocer que está de parto.

CUÁNDO IR AL HOSPITAL

El lugar donde debe ir en cuanto sienta molestias, o crea que su parto ha empezado, es el hospital. Aunque le puede explicar a su obstetra/ginecólogo(a) o partera por teléfono cómo se está sintiendo, la única forma de saber si ha empezado a dilatar, y si el bebé está tolerando bien las contracciones, es mediante un examen interno y escuchando el latido del corazón del bebé. Si no la admiten, podrá regresarse a la casa o irse a pasear.

Llegada al hospital

Por lo general si le habla a su doctor con antelación, tiene su bolsa del hospital preparada de antemano y está ya registrada, su llegada al hospital puede ser incluso calmada. Cada hospital tiene rutinas diferentes, pero esto es más o menos lo que ocurrirá:

- Si tiene dolores fuertes o no se encuentra bien, en la entrada la sentarán en una silla de ruedas para llevarla a la planta de maternidad. En caso de que ya se hayan registrado anteriormente en el hospital, su esposo podrá estar con usted todo el tiempo; si no, tendrá que llenar ahora algunos papeles.

- En la planta de maternidad la pasarán a un cuarto o a una sala de reconocimiento. Una de las enfermeras o doctores de guardia hablará con usted sobre cómo se siente, si ha roto su bolsa de líquido amniótico y sobre la regularidad de sus contracciones, medirá su presión sanguínea y observará si tiene retención de líquido. Después, le pondrán un monitor para saber qué tan fuertes y regulares son sus contracciones y cómo las está tolerando el bebé (ver página 140). La mayoría de los hospitales tienen ahora un aparato para realizar sonogramas en la sala de reconocimiento. Con él pueden ver si hay suficiente líquido amniótico, cómo está la placenta, si el bebé viene de nalgas y su peso aproximado. Esta información es muy importante si usted ha tenido alguna complicación a lo largo del embarazo. Además de todo esto, le harán un examen interno para saber cuántos centímetros se ha dilatado su cuello uterino. Las normas varían según los hospitales pero seguramente no la admitirán si no ha dilatado al menos tres centímetros. Si no quiere regresar a la casa todavía, puede caminar por el hospital para ver si se dilata un poco más y pedir que la vuelvan a examinar en un rato.

- En caso de que haya dilatado tres o más centímetros, la admitirán en el hospital. Le indicarán que se vista con un camisón y muy posiblemente le pondrán un monitor para vigilar sus contracciones y el ritmo del corazón del bebé. También le pondrán una pulserita de plástico con su nombre y otra a su esposo o acompañante.

- Hay hospitales en los que, de forma rutinaria, se inserta un catéter intravenoso en la mano para suministrar líquidos y evitar que se deshidrate durante el parto. El catéter también sirve para introducir medicamentos en situaciones de emergencia.

- A no ser que vaya a dar a luz inmediatamente, es muy posible que su doctor no esté allí todavía. En los hospitales que tienen un obstetra/ginecólogo(a) y un anestesiólogo permanentemente, la atenderá un doctor hasta que llegue el suyo, y podrá recibir anestesia epidural tan pronto lo autoricen. En hospitales donde no hay obstetra/ginecólogo(a) y/o anestesiólogo las 24 horas del día, serán las enfermeras las que se encarguen de las emergencias y tendrá que esperar a que llegue un anestesiólogo para recibir una epidural si lo desea.

Estos, entre otros, son los procedimientos rutinarios en un hospital, pero usted puede pedir que cambien algunos de ellos. Es más fácil que se acomoden a sus deseos si ha hablado de esto previamente con su doctor o con la enfermera jefe de la planta, o si tiene un plan de nacimiento.

- Si desea moverse, y no estar en la cama, puede pedir que sólo monitoricen sus contracciones a intervalos. Cuando esté conectada a este aparato, no podrá caminar. Algunos hospitales tienen monitores por telemetría, que le permiten moverse libremente mientras registran sus contracciones y los latidos del corazón de su bebé, aunque esta tecnología no funciona en todos los casos.

- Puede caminar con el catéter intravenoso porque el suero está en una percha metálica con ruedas. Otra opción es que le pongan un anticoagulante o *heparin-lock*. Tendrá el catéter insertado en la mano, pero no estará conectada al gotero.

Dependiendo de la enfermera que le toque, su parto puede ser más o menos agradable. Aunque para usted ese día es uno de los más importantes de su vida, para ellas es otro día en el trabajo y como sabe, todos tenemos días malos en la oficina. Intente establecer una relación amistosa y agradable con ella, pero si las cosas se empiezan a torcer y no hace caso de sus deseos, o si tiene una actitud que la está poniendo nerviosa, dígale a su esposo que hable directamente con la enfermera jefe de la planta o con su doctor para explicar lo que está ocurriendo. Pida un intérprete si lo necesita para hacerse entender. Si el hospital recibe fondos federales, están obligados por ley a proporcionárselo. También puede llevar a un familiar o amigo que pueda hacer de intérprete.

Sea cortés pero insistente en sus deseos, y no se altere. En estos momentos no están en condiciones de enojarse. Tanto usted como su esposo necesitan toda su energía para el nacimiento de su bebé. La mejor forma de evitar problemas durante el parto con el personal del hospital es asegurarse de antemano de que utilicen unos procedimientos con los que usted está de acuerdo. Las visitas al hospital durante el embarazo, y las entrevistas con el personal, le ayudarán a tener una idea de lo que puede esperar el día del parto.

Llegada al centro de alumbramientos

En un centro de alumbramiento su comadrona la atenderá durante el parto. Al llegar, le harán un examen interno y escucharán los latidos del corazón del bebé, pero a no ser que sea un centro de alumbramientos dentro de un hospital, es muy probable que no cuenten con un sonograma para ver la posición del bebé, la condición de la placenta o la cantidad de líquido amniótico. Muchos de estos centros tienen tinas de agua caliente donde, si quiere, podrá sumergirse nada más llegar. La comadrona comprobará de forma regular, con un aparato, el ritmo de los latidos del corazón de su bebé. Sus familiares se podrán acomodar en una sala contigua a esperar, o bien, estar con usted.

EL DOLOR EN EL PARTO

Para la gran mayoría de las mujeres el parto duele, y duele mucho. Qué hacer con ese dolor es otro asunto, pero doler, duele. Hay muchas clases de preparación para el parto, videos, folletos y libros que hablan de que sentirá "mucha presión", "contracciones fuertes" o "sensaciones intensas". Durante muchos años, las clases prenatales se llamaron "parto sin dolor".

El problema con esta perspectiva es que cuando durante el parto sienta dolor, puede pensar que ha fallado, que hizo algo mal, o bien, que la han engañado.

Sin embargo, el hecho de que el parto duela no quiere decir que usted tenga que sufrir como en las historias de horror que puede que ya le hayan contado. Afortunadamente, hay muchos métodos a su disposición para sobrellevar el dolor de la mejor forma posible. Además, no todas las mujeres experimentan el mismo grado de dolor, eso depende de numerosos factores físicos, psicológicos y culturales.

Si no ha pensado en qué va a hacer con el dolor, puede encontrarse con sorpresas desagradables. Aunque haya decidido que va a utilizar anestesia epidural, eso no quiere decir que no vaya a sentir nada por varias razones:

- La epidural se la darán cuando haya dilatado algunos centímetros, y pueden pasar horas de contracciones antes de que esto ocurra.
- Aunque el doctor haya autorizado que le den la epidural, el anestesiólogo puede no estar en el hospital en ese momento, o estar ocupado con otras pacientes.
- Si para cuando pide la epidural está cerca de haberse dilatado completamente, es muy posible que no se la den porque tendrá que pujar en poco tiempo.
- Cuando llegue la hora de pujar, le bajaran la dosis de epidural para que puedan sentir como puja y sentirá de nuevo las contracciones.
- Es posible que la epidural no le haga efecto, o que le haga efecto sólo en un lado del cuerpo.

Si está pensando en tener un parto natural porque le dan miedo los efectos secundarios de la anestesia epidural, o bien si no quiere intervenciones médicas y va a dar a luz en un centro de alumbramientos, le ayudará considerar los siguientes puntos. Pruebe a escribir sus respuestas en un papel; el ejercicio le resultará mucho más efectivo.

- Cuando le duele algo, ¿toma enseguida una medicina para que pase? ¿Espera hasta que pase solo? Piense cuánto dolor aguanta y cómo ha reaccionado en ocasiones en las que algo le ha dolido bastante.

- ¿Qué tanto le afecta el ambiente cuando algo le duele? Hay personas que pueden sufrir en silencio frente a otros, otras que necesitan que alguien las cuide y otras que prefieren estar solas hasta que pase. Durante el parto tendrá a varias personas alrededor. Piense en cómo se sentirá con gente entrando y saliendo de la habitación, hablándole o haciendo reconocimientos durante el parto. Hay mujeres para las que la privacidad al dar a luz es muy importante.

- ¿Qué es lo que opina de las mujeres que gritan de dolor durante el parto? ¿Le importa lo que piensen de usted si grita? Esto tiene mucho que ver con cómo se percibe en su familia la respuesta al dolor. En general, los latinos somos más expresivos que otras culturas, pero puede que en su familia los gritos de dolor se vean como "exagerados" o "histéricos". Si la imagen que usted tiene de un parto no es el de una mujer perdiendo el control, pero no puede evitar gritar, puede que se sienta tensa o apenada.

- ¿Piensa que es "menos mujer" si usa una anestesia epidural? Nuestras abuelas y algunas de nuestras madres no tuvieron muchas opciones para dar a luz. En algunas familias, una mujer que aguanta el parto sin analgésicos es más "valiente". Quizás lo que usted quiere es que le den una epidural cuanto antes, pero estas ideas familiares le están dando vueltas en la cabeza.

- ¿Cómo se imagina su parto? ¿Cómo cree que controlará el dolor en las contracciones (aunque vaya a pedir una epidural)? ¿Se ve haciendo ejercicios de respiración, aguantando el dolor o no se imagina nada? Puede que después de haber contestado a las preguntas anteriores se dé cuenta de que el parto que imagina y su verdadera reacción al dolor son muy diferentes. En caso de que no se imagine nada, intente pensar en cómo se ve respondiendo al dolor. Quizás esté evitando pensar en ello porque le da miedo.

- ¿Ha elegido a una o varias personas que la ayuden durante el parto (madre, compañero, familiares, *doula*)? ¿Cómo es su relación con ellas? ¿Cómo reaccionan cuando la ven sufrir? Hay estudios que indican que las mujeres que tienen a otra mujer de apoyo durante el trabajo de parto les va mejor durante el alumbramiento. El parto es un momento en el que muchas mujeres se sienten muy vulnerables. La persona que esté con usted la podrá ayudar mejor si tiene con usted una conexión especial, y si están las dos de acuerdo en cuál es el tipo de ayuda que usted espera. Por ejemplo, si usted quiere probar un parto sin epidural, pero su madre no puede verla sufrir, no va a apoyar demasiado sus esfuerzos por controlar las contracciones de forma natural, y al revés, si su mamá no cree en la epidural y usted sí, el ambiente será más tenso. Hay mujeres que contratan a una *doula* (ver página 244) porque es una ayuda profesional.

• ¿Cómo se imagina que la ayudará su esposo o compañero durante el parto? Hay estudios que muestran que usar al esposo como persona principal de apoyo en el parto, aunque sea un amor, no es tan efectivo como tener al lado a una mujer que ya pasó por un parto. Hable con su compañero de qué es lo que espera de él durante el parto porque quizás él se esté imaginando una forma diferente de apoyo. Los esposos son maravillosos dando apoyo emocional, pero a veces les es difícil comprender qué es exactamente lo que usted está sintiendo, porque nunca han experimentado un parto.

• ¿Cómo se sentirá con gente dándole gritos de ánimo para que puje? En muchos hospitales es común reunir a un equipo de enfermeras o familiares para animar a la madre a que puje en la fase final, una práctica que ahora está siendo cuestionada científicamente. Aunque se hace con buenas intenciones, hay mujeres a las que les puede resultar muy molesto toda esa gente alrededor gritando: "¡puja, puja, puja, puja!". Piense en cómo se sentirá en esa situación y haga saber sus deseos a su doctor, esposo y personas que la acompañen antes del parto.

CUÁNTO, CÓMO Y POR QUÉ DUELE EL PARTO

Contestar a las preguntas anteriores le habrá dado una idea más clara de cómo reaccionará usted al dolor durante el parto. Sin embargo, si no ha tenido hijos todavía es difícil imaginarse cómo será ese dolor. Estos son los testimonios de algunas madres latinas.

"Es como un cólico de periodo menstrual como diez veces más fuerte. Empieza en la espalda y se va yendo hacia delante, a la parte de abajo. Es un dolor que no se va por más que uno quiera".

"Como si te estuvieran rompiendo los huesos a la fuerza. Es un dolor del diablo. Es un dolor pulsante. Está tan ubicado, tan localizado que no hay manera de que lo pases para un lado ni para el otro. Está ahí".

"Muy potente, muy intenso. Yo lo pude aguantar porque las contracciones no duraron horas".

"No se puede describir. Fue como un dolor menstrual extremo, muy, muy fuerte. Te duele tanto la espalda que no lo soportas".

¿Por qué duele el parto?

Para entender por qué duele el parto, imagínese un globo inflado metido en la punta de un calcetín. La parte estrecha y larga del calcetín que va arriba de los tobillos es el cuello de su útero cuando está cerrado. Para que el globo salga el calcetín tiene que estirarse y abrirse, igual que el cuello uterino. También se puede imaginar un foco y un vaso vacío. Su útero tiene la forma del foco, y durante el trabajo de parto tiene que llegar a la forma del vaso. La parte más estrecha del foco es el cuello de su útero cuando está cerrado. Para que el bebé pueda salir, el cuello uterino tiene que abrirse completamente y tomar la forma del vaso.

El útero es un músculo con unas fibras muy largas que van desde el cuello uterino hasta la parte de arriba. Durante las contracciones, estas fibras se contraen y van poco a poco estirando el cuello del útero hasta abrirlo.

Las fibras musculosas del útero están conectadas a nervios que sienten esas contracciones; algo parecido a cuando le da un calambre en el músculo de una pierna. Las contracciones se repiten durante horas y van aumentando en intensidad.

Etapas del parto

El parto se divide en varias etapas dependiendo de lo que su útero está haciendo en ese momento. Las etapas del parto son como un mapa del camino que usan los profesionales para saber dónde está usted.

- *Primera etapa:* es la más larga de todas. El cuello del útero pasa de estar largo y cerrado, a afinado y completamente abierto, listo para que el bebé nazca. El cuello uterino se va abriendo por medio de contracciones que aumentan en intensidad a medida que pasan las horas. Hay varios periodos en esta etapa.

- El cuello del útero se afina totalmente y se abre de 2 a 3 centímetros. Si se fija en la ilustración de la página 289 verá que el grosor del cuello uterino tiene que "aplastarse" o afinarse para que la abertura comience a separarse. Este periodo de afinamiento y principio de la dilatación puede empezar días antes del parto y no ser doloroso, o puede ocurrir en unas horas con contracciones regulares que varían de molestas a dolorosas.
- Las contracciones se vuelven más fuertes y ocurren a intervalos más cortos. El cuello del útero se puede abrir hasta siete centímetros en sólo unas horas, pero esto varía según cada mujer. Es a la mitad de esta etapa cuando se suele pedir la epidural u otro calmante.
- El último periodo de dilatación se llama transición y es el más duro de todos, porque las contracciones son muy fuertes y muy seguidas. Es un periodo corto que generalmente no dura más de una hora. La epidural no se suele administrar en esta etapa porque en poco tiempo hay que empezar a pujar.

Cuando esta etapa se prolonga demasiado puede existir alguna dificultad como que el bebé sea demasiado grande. La falta de progreso, o distocia, como se conoce está condición, es una de las causas más comunes para hacer una cesárea.

- *Segunda etapa:* aquí es cuando nace el bebé. Las contracciones siguen siendo largas y fuertes, pero pueden ser menos dolorosas. Ahora puede pujar en cada contracción. Esta etapa dura de tan sólo unos minutos a varias horas. En ocasiones, a pesar de que la cabeza del bebé se puede ya ver (está coronando), el bebé no acaba de salir. En esta etapa es cuando se utilizan fórceps o un aspirador para ayudar a que salga. Otras veces, la cabeza sale pero el hombro queda atascado en el hueso púbico y es necesaria una maniobra especial para sacarlo.
- *Tercera etapa:* sale la placenta. Todavía tendrá algunas contracciones pero mucho más suaves, para que la placenta se desprenda de la pared del útero y salga. Es muy importante que la placenta salga entera porque si quedan restos dentro, pueden producir una infección.

A veces el obstetra/ginecólogo(a) ayuda a extraerla dando unos ti-
roncitos suaves del cordón umbilical. En esta etapa hay que vigilar
que no se pierda mucha sangre ya que donde estaba adherida la placenta queda una herida abierta. Es raro, pero en algunas ocasiones la
placenta puede no salir (placenta acreta), o bien, el útero se da la
vuelta de dentro hacia fuera (útero invertido). No son situaciones
comunes, pero necesitan atención médica urgente.

Si este es su primer bebé, el parto puede durar entre 18 y 24 horas.
Como promedio dilatará 1.2 centímetros cada hora. Las mujeres que ya
han tenido hijos dilatan 1.5 centímetros o más.

Dilatación del cuello uterino

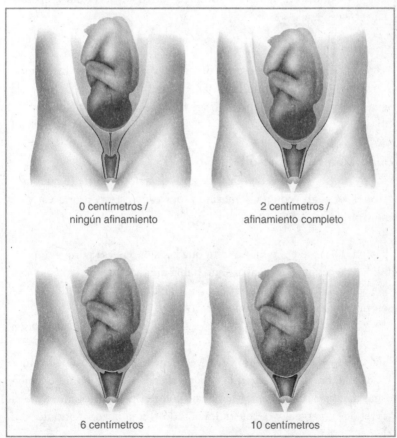

0 centímetros /
ningún afinamiento

2 centímetros /
afinamiento completo

6 centímetros

10 centímetros

LAS ETAPAS DEL PARTO ·

¿Ya comenzó o son sólo molestias?

Si este es su primer embarazo, no tendrá una referencia para saber cuándo ha empezado de verdad el parto. Sentirá algunas de las molestias que se explican en la página 278, pero puede que no esté segura de si ha llegado o no el momento de dar a luz. Si su esposo está durmiendo, puede que decida no despertarlo todavía.

"Como a la 1 ó 2 de la mañana creía que me había hecho daño un pastel que me había comido en una fiesta. Me sentía inquieta. El médico me dijo, tú vas a saber cuando empiece. Mentira, yo no sabía. Mi mamá se levantó y me preguntó, ¿qué te pasa que estás yendo tanto al baño? Me dijo, ven, acuéstate conmigo que te voy a contar. Empezó a contar y eso era".

—*Laura García*

"Por la noche, comencé a sentir dolor de espalda. Era muy incómodo. Me daba la vuelta para un lado, para el otro . . . no podía dormir. Me levanté y me hice un té, pero no me hizo efecto. No podía dormir".

—*Sandra Hernández*

Mi amor, vámonos al hospital

Ahora ya no tiene dudas de que algo está ocurriendo. Puede que las contracciones no sean todavía demasiado fuertes, y esté pensando si ya es el momento de ir al hospital.

"Había oído que era mejor que te quedaras en la casa porque la posibilidad de cesáreas era mayor si no había dilatado mucho al llegar. Así que aguanté toda la noche y por la mañana fuimos al hospital. Me dijeron, ¿por qué no has venido antes?"

—*Elena Nelson*

"Fui cuatro veces al hospital y tres veces me regresaron. Manejábamos hasta allá, me montaban en la silla de ruedas, me hacían un examen y me mandaban a la casa. Me daban dolores, pero en cuanto veía el cartel de "Emergency" se me quitaba todo. Tenía miedo de no llegar a tiempo".

—*María Teresa Díaz-Blanco*

"Yo no quería ir al hospital demasiado pronto, pero llegó un momento en que todo lo que hacía era caminar y no me servía para sentirme mejor. Mi esposo me dijo, estás muy mal. Así que nos fuimos para el hospital y mi bebé nació dos horas después".

—*Gloria Villalobos*

En el hospital

Hay mujeres que se decepcionan un poco cuando después del reconocimiento inicial en el hospital les dicen que no tienen ni tres centímetros dilatados.

"En el carro iba cruzada de piernas porque yo juraba que se me salía el niño y gritaba como una loca. Me checaron y me dijeron que no tenía nada de dilatación".

—*Ana María Caldas*

"Llegué al hospital por la mañana, después de estar toda la noche dando vueltas, bañándome, y leyendo el periódico. Me hicieron un tacto y me dijeron: No, esto está muy lejos todavía, váyase para la casa. Y yo les dije, ¡no me puedo ir a la casa! Así que me mandaron a caminar".

—*Nhora Estella Gómez-Saxon*

El dolor

Una vez que empieza el verdadero trabajo de parto, el dolor y la intensidad de las contracciones va aumentando. La anestesia epidural se da generalmente después de al menos tres centímetros, aunque en algunos hospitales están empezando a aplicarla antes. Es aquí donde se necesita más el apoyo de otra mujer o de su compañero.

"Tuve el apoyo de una *doula* y de mi esposo. Los dos habíamos tomado clases prenatales. Era un dolor muy fuerte pero yo pensaba que era normal, que no era un dolor de estar enferma y además no era constante, iba y venía. Con cada contracción me presionaban la espalda y mi esposo me ayudaba a recordar que era un dolor pasajero y que yo lo podía controlar".

—*Gloria Villalobos*

"Me habían hablado mucho de las desventajas de la epidural, que lo tuviera natural, que mira lo maravilloso que es tenerlo natural...

Pensé, listo, lo tengo natural. Hasta los cuatro centímetros los dolores se me hicieron soportables, pero después me dolió muchísimo. Grité hasta que me cansé. Para cuando pedí la epidural ya era demasiado tarde."

—*Laura García*

"Me sentí asombrada de lo bien que manejé el dolor. Me hice fuerte, pero dolía mucho. Pero creo que cuando estás en esa situación, lidias con ella. Creo que cuando llega el momento de la verdad, Dios te da la fuerza para lidiar con ello".

—*Leticia Gómez*

"Yo me imaginaba por todos los cuentos que te echan que iba a sentir dolor, pero cuando esas contracciones empezaron a hacerse más fuertes lo único que pensaba era, ¿hasta dónde tiene que llegar este dolor para que vengan a inyectarme la bendita epidural? No me podía creer que tenía que aguantar tanto dolor porque yo quería la epidural desde el principio".

—*Julie Ferrer*

Antes de pujar

Si le han dado una epidural, un poco antes de que sea el momento de pujar le bajarán la dosis para que pueda sentir el esfuerzo que tiene que hacer. En caso de que su parto esté siendo natural, puede que se sienta ahora muy cansada. Los centímetros finales de la dilatación son difíciles. Es una etapa en la que puede sentir que quiere irse, no estar allí o decir o hacer cosas poco racionales.

"A mí me habían dicho, cuando llegue el momento en el que tienes que pujar, tú lo sabrás. Eso es pura mentira. Yo no sabía, lo que sentía era que tenía que levantarme y salir corriendo. Nadie me tradujo eso como que tenía que empezar a pujar".

—*Margarita Gaviria*

Mientras puja

Hay mujeres a las que les preocupa si con tanto esfuerzo, también pueden salir sus heces. A veces ocurre, pero si este es el caso, en esos momentos no se va a dar mucha cuenta y, además, habrá una enfermera para limpiarla de inmediato.

"De un momento para otro me entraron unas ganas de pujar inmensas. Yo creí que eran ganas de ir al baño y pensé, ¡ay Dios mío, solo faltaba que me hiciera popó con todas estas viejas encima mío! Pero luego pensé: esto tiene que ser la pujadera del bebé".

—*Nhora Estela Gómez-Saxon*

"Dilaté de seis a diez centímetros en nada. Estaba sintiendo la necesidad de pujar, pero la enfermera me dijo: 'No puede pujar hasta que el doctor esté aquí'. Yo tenía que pujar como fuera, necesitaba pujar. Cuando la vi entrando y poniéndose la máscara, pujé con toda mi alma, con todas mis ganas. Mi bebé salió como un balón de fútbol".

—*Leticia Gómez*

"La enfermera dijo, ya se le ve el cabellito. Y a mí se me olvidó todo el dolor físico. Pujé tres veces y, aunque lo sentía, ya no me dolía porque el momento ya iba a llegar".

—*Teresa Díaz-Blanco*

El bebé está saliendo

A veces, se siente como una sensación de quemazón cuando la cabeza del bebé comienza a salir, aunque sólo suele durar unos momentos. Asegúrese de que el doctor sepa si quiere que le haga un corte en la vagina (episiotomía) cuando esté saliendo el bebé o no.

"Cuando salió mi bebé no sentí ningún dolor. La sensación fue como de un pez vivo que se te escurre entre las manos. El doctor me hizo un corte, pero no hubiera hecho falta".

—*Lorena Asbell*

Mi bebé

Una vez que el bebé nazca, sentirá un gran alivio. Todavía tendrá algunas contracciones para expulsar la placenta, pero todo eso pasa a un segundo plano al tener al bebé en sus brazos.

"Fue un alivio enorme. Ya no tenía que hacerlo más, ya no iba a haber más dolor y además mi bebé había nacido. Me lo pusieron en el vientre. Fue mucha alegría".

—*Gloria Villalobos*

"Fue un alivio tan grande cuando el bebé salió. Lo tuve entre mis brazos mientras me daban los puntos".

—*Leticia Gomez*

"Cuando nació el bebé ya no me dolía nada. No sentía nada, sólo mucha energía y mucha alegría."

—*Laura García*

Métodos para manejar el dolor de forma natural

Estos métodos son técnicas físicas y mentales para realizar el trabajo de parto sin medicación. Aunque tenga planeado usar la epidural al primer síntoma de dolor, estas técnicas le ayudarán si el anestesiólogo se retrasa, la epidural no le hace efecto o se la reducen para pujar.

Práctica

La base fundamental de todos estos ejercicios es la relajación y la práctica. El dolor del parto lo producen las contracciones de las fibras musculares del útero. Si tensa otros músculos en su cuerpo, sentirá más todavía el dolor porque hará que su útero tenga que trabajar contra su resistencia. Su útero se va a seguir contrayendo de todas formas. A menos que vaya a tener una cesárea, no hay otra forma de que salga el bebé más que abriendo el cuello uterino mediante las contracciones. Cuanto más colabore con el trabajo que está haciendo su útero, más fácil será el parto.

Claro que todo esto se dice muy fácil, porque la respuesta normal al dolor es ponerse tensa. El secreto del éxito está en la práctica. Los ejercicios que leerá a continuación le pueden parecer muy fáciles y hasta aburridos porque no hay forma de duplicar lo que sentirá durante sus contracciones. Esto fue lo que me ocurrió a mí. Después de ir a las clases prenatales y practicar tres o cuatro veces la respiración, estaba convencida de que dominaba la técnica. Me esperaba una buena sorpresa. Cuando empezaron las contracciones fuertes, las técnicas de respiración que había practicado tres veces, junto con las instrucciones de la comadrona y las de mi esposo no me sirvieron de nada. Mi cuerpo estaba totalmente tenso y mi mente fija en el dolor y en cuándo se iba a acabar la contracción. Para cuando acababa una contracción, entonces me tensaba esperando la siguiente.

Si quiere evitar esta situación, debe practicar sus ejercicios de relaja-

Nacimiento del bebé

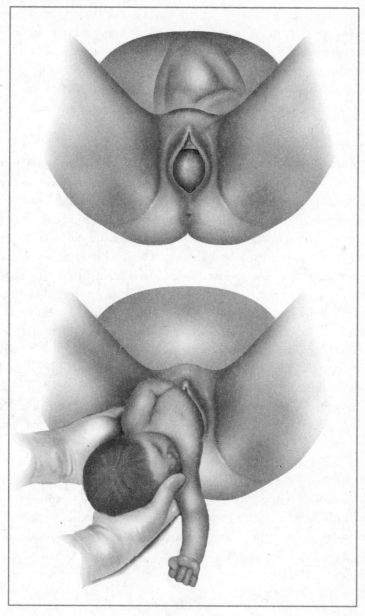

ción tanto como pueda. Es la única forma de que le sirvan de algo cuando
los necesite.

Pero no todas las mujeres se relajan de la misma forma. Debe buscar
un método o una combinación de métodos que le funcionen a usted. Recuerde qué es lo que ha hecho en el pasado para relajarse en situaciones

de dolor o de tensión. La próxima vez que tenga dolor de espalda, dolor de cabeza, tensión o cualquier otra molestia del embarazo, pruebe con diferentes técnicas para mejorarlo. Las clases de yoga son muy recomendables porque enseñan a respirar y a relajarse en posturas incómodas.

Por último, asegúrese de que tendrá el ambiente adecuado para relajarse durante el parto. Las luces tenues, el silencio, la música suave y una temperatura adecuada le ayudarán a crear un ambiente relajado.

Respiración

Una de las primeras respuestas al dolor y al miedo es la respiración agitada. Cuando respiramos agitadamente estamos enviando a nuestro cuerpo el mensaje de que algo anda mal. La respuesta del organismo es prepararse para "luchar o huir". Los latidos del corazón se aceleran, aumenta la presión sanguínea y la sangre se va a los músculos de las piernas y de los brazos, que además se han puesto tensos por si necesitamos salir corriendo. Este es un mecanismo automático que hemos desarrollado durante millones y millones de años para escapar de los depredadores, pero no es muy útil durante el parto. Por un lado, los músculos tensos duelen más y por el otro, el bebé necesita que la sangre vaya al útero para recibir oxígeno, no que se vaya a las piernas.

Pero hay una forma de "engañar" al organismo para que todas estas respuestas automáticas no se produzcan. Cuando respiramos de forma profunda y calmada, el cuerpo cree que todo está bien y la tensión desaparece. Es por esto que todas las clases de preparación para el parto hacen mucho énfasis en la respiración relajada.

Para practicar, tome aire por la nariz lentamente, concentrándose en cómo va entrando en sus pulmones y llenando su abdomen. Después, deje salir el aire muy lentamente por la boca enfocándose solamente en eso. Para apartar de la mente los otros pensamientos que aparecen durante una contracción, ponga toda su atención en el aire que entra y sale de sus pulmones. Su cuerpo se relajará, y el dolor, aunque esté ahí, pasará a un segundo plano. Mientras expira el aire puede usar los sonidos o técnicas mentales que se explican abajo.

Sonidos

La cultura latina es mucho más vocal que otras culturas. No tiene más que entrar en un restaurante latino a la hora del almuerzo para comprobarlo: hablamos con alegría, discutimos acaloradamente el partido de fútbol y gesticulamos, todo ello con ritmos latinos a buen volumen como música de fondo. La expresión del dolor es también mucho más vocal en culturas latinas. Llorar a gritos la pérdida de un ser querido es común en los entierros.

Lógicamente, durante el parto expresamos también nuestro dolor físico a través de la voz. Modular la voz de acuerdo con el dolor de la contracción es una técnica que le puede ayudar mucho a relajarse. La práctica de este ejercicio puede ser divertida. Pruebe a hacer sonidos largos con las vocales. La "a" da buenos resultados porque tiene que abrir la boca y la garganta para que suene bien y esto hará que se relaje. La "e" y la "i" también son buenas porque no hay que cerrar tanto los labios como en la "o" o la "u". Asimismo, puede combinar letras, usar sílabas o repetir frases, o incluso aullar como un lobo (no es broma, hay mujeres a las que les funciona). El secreto de esta técnica es no gritar con la garganta, sino hacer que el sonido salga del estómago, mientras exhala el aire. En las artes marciales se utilizan estos sonidos a menudo para liberar energía.

En caso de que esté dando a luz en un hospital con personal no latino, puede que haya personas que se sientan incómodas con esta forma de expresión, porque en algunas culturas el dolor se soporta sin emitir sonidos, o porque el personal piense que puede incomodar a otras mujeres de parto en otras salas. En este caso puede hacer dos cosas: utilizar una bolsa de papel u otro objeto que contenga el sonido cuando exhale el aire, retirándolo cuando vaya a tomar aire de nuevo y/o repartir entre los asistentes unos lindos paquetitos con tapones para los oídos. Si a usted le funciona el método y no hay ninguna otra madre dando a luz cerca a la que le pueda molestar, "haga oídos sordos" a lo que le digan y grite todo lo que quiera, y si alguien grita con usted para acompañarla, mejor todavía.

Visualización

Estas técnicas funcionan bien cuando se practican junto con la respiración lenta y relajada. Consisten en concentrarse intensamente en una imagen mental durante las contracciones. Algunas de las posibilidades son:

- Imaginarse cómo su cuello uterino se está abriendo con cada contracción, o cualquier otra imagen que represente algo abriéndose, como por ejemplo una flor.
- Imaginarse cómo su bebé esta empujando poco a poco con su cabeza para salir.
- Crear un paisaje mental de un lugar donde le gustaría estar y explorar todos los detalles.

También puede utilizar un cuadro, un dibujo o una fotografía que le guste para enfocarse en ella. Al igual que con la técnica de respiración, la clave está en poder eliminar de la mente cualquier otro pensamiento que no sea el de la imagen mental que ha elegido.

Concentrarse en el dolor

Es un método bastante difícil, pero hay algunas personas a las que les funciona. Se trata de explorar el propio dolor, centrándose en cómo van cambiando las sensaciones y asignándoles a ésas sensaciones colores, imágenes o sonidos. El dolor de una contracción no se siente igual todo el tiempo: cambia la intensidad y el lugar donde se siente. Según esta teoría, si en vez de evitar pensar en el dolor, nos centramos en los detalles del dolor, no lo sentiremos tanto. De nuevo, el secreto es concentrarse en esas sensaciones, pero no dejar entrar otros pensamientos. Por ejemplo, puede pensar: "Siento cómo ahora el útero se está contrayendo más en la parte derecha; ahora noto algo agudo y frío como el color azul; esta sensación es caliente, roja y pesada", pero evitar pensamientos como: "No soporto este dolor que sigue subiendo; esta contracción duele más que la anterior; ya no quiero sentir esto más, etc." Quizás esta técnica le pueda funcionar por un rato y luego tenga que cambiar a otra.

Música

Es similar a la imagen mental de la visualización, pero en vez de centrase en detalles visuales, su mente se concentra en cada sonido de la melodía. La música suave da buenos resultados y puede escucharla con auriculares para aislarse de los que la rodean. Escuche diferentes tipos de música que crea que la ayudarán, o grabe sus propias cintas para el parto. La música se puede combinar con cualquier otro método.

Masaje

En los partos en los que el dolor se siente en la espalda, aplicar presión o dar masaje puede aliviar. Es difícil saber antes del parto qué tipo de masaje le ayudará o incluso si querrá que la toquen o no, pero es bueno practicar antes con su esposo o la persona que la acompañará. Los masajes durante el embarazo sientan muy bien. La presión intensa durante el parto suele tener más efecto que el masaje suave. También puede dar masaje aplicando compresas de agua caliente o bolsas de hielo, dependiendo de qué le alivie más. Llévese al hospital alguna crema o aceite para que sea más fácil deslizar las manos sobre la piel.

Relajación muscular

En este ejercicio, la mente se va concentrando uno por uno en los distintos músculos del cuerpo para relajarlos. Debe buscar una postura en la que ningún músculo esté en tensión. Comience por el dedo de un pie. Sienta como el dedo gordo se relaja hasta quedar flotando. Imagínese que toda la tensión se está evaporando de esa área. Pase al siguiente dedo y haga lo mismo. Después, siga con el resto del pie, la pantorrilla y el muslo y haga lo mismo con la otra pierna. Hay cintas de relajación en las que una voz le va diciendo dónde tiene que concentrar su atención y cómo relajarse. También puede grabar su propia cinta para escucharla durante el parto.

Agua

El agua es magnífica durante el parto porque ayuda de forma natural a que los músculos se relajen. Flotar en una tina o darse una ducha caliente le puede ayudar mucho si se pone muy tensa. Si va a dar a luz en un centro de alumbramiento, seguramente tendrán una tina en la que pueda dar a luz. Hay hospitales en los que le permitirán rentarlas (ver lista de contactos). Dentro del agua, quizás le resulte más fácil practicar los ejercicios anteriores de relajación. Hay incluso audífonos que se pueden utilizar en el agua para oír música.

Posiciones durante el parto

Una de las funciones del dolor durante el parto es indicarle qué posición es la mejor. Moverse y experimentar con diferentes posturas durante el parto le ayudará a relajarse y a

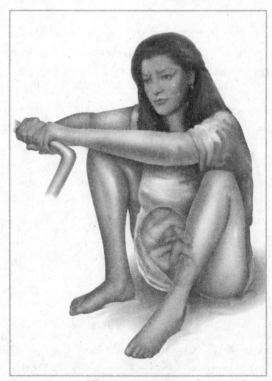

Posición en cuclillas

Posición sentada

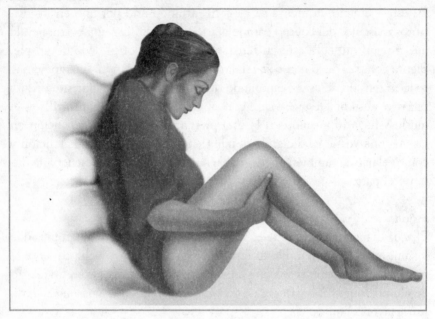

que el nacimiento de su bebé progrese. La fuerza de la gravedad es una de las mejores ayudas para hacer que el cuello uterino se abra y su bebé empiece a descender.

Si está dando a luz en un hospital, podrá moverse siempre que le hayan dado una anestesia epidural o que no esté conectada a un monitor. Estar acostada de espaldas en la cama es una postura muy cómoda para el obstetra/ginecólogo(a) que la atiende, pero para usted significa empujar al menos siete libras de bebé cuesta arriba. Sin embargo, cada vez más hospitales tienen unas camas para el parto que le permiten adoptar posiciones más naturales para el parto. La parte de los pies de la cama se retira y usted puede estar semi recostada en ella. Hay unas plataformas para sus pies e incluso una barra donde agarrarse si quiere pujar mientras está en cuclillas. Hable con su doctor de las posiciones que puede adoptar cuando su bebé vaya a nacer.

LA EPIDURAL

Entre seis y ocho mujeres de cada diez que dan a luz en un hospital, utilizan la anestesia epidural para calmar el dolor del parto. Hay mujeres que ni se plantean intentar dar a luz sin una epidural. Cuando el dolor de las contracciones empieza a aumentar y una mujer no puede controlarlo por otros métodos, una epidural es lo más parecido a un milagro. Hay unos cuantos bebés que llevan el nombre del anestesiólogo que le administró la epidural a su mamá. En un parto largo y difícil en el que la madre está agotada, la epidural puede ser la única forma de que recupere las fuerzas suficientes para pujar después. Aunque la epidural no es una garantía total de que no sentirá dolor durante el parto, y algunas veces puede ocasionar complicaciones, una epidural puede hacer que un parto pase de ser una pesadilla a una experiencia maravillosa en cuestión de minutos.

"Para mí, fue como estar perdida en el desierto y ver un oasis con comida y con bebida. Me sentí súper relajada, pude descansar, pude dormir. Lo único que no pude hacer era levantarme. Me hizo efecto instantáneamente".

—*Laura Loustau*

"El alivio fue tal que yo decía, de aquí en adelante esto va a ser una maravilla. Yo no podía creer que después de haber sentido un dolor tan intenso, mis contracciones continuaban. Lo único que me garantizaba que seguía pariendo era ver la hoja de papel del monitor y esas rayas pico arriba, marcando las contracciones. Las veía y pensaba, no me quiero imaginar cómo es esto sin ningún calmante".

—*Julie Ferrer*

¿Qué es la epidural?

La epidural no es una medicina sino una técnica. Es una intervención para introducir un tubito muy fino de plástico (catéter), por medio de una aguja, entre las vértebras de la espalda. El catéter se inserta en el espacio que hay alrededor de una de las capas que recubre la médula espinal.

Por medio del catéter se introducen anestésicos y analgésicos o ambos. Los anestésicos eliminan toda la sensación del área, lo mismo que ocurre cuando en el dentista le ponen una inyección en la boca. Los analgésicos sólo eliminan el dolor, pero usted sigue teniendo movimiento y sensación en la zona, igual que cuando se toma una medicina para calmar un dolor de cabeza.

Los anestésicos son los que hacen que no sienta las piernas ni los músculos y por eso, a veces, hay que reducir la dosis al final del parto, cuando llega la hora de pujar. Hoy en día se utiliza en muchos hospitales una combinación de una dosis muy pequeña de anestésicos con analgésicos, que le

Epidural

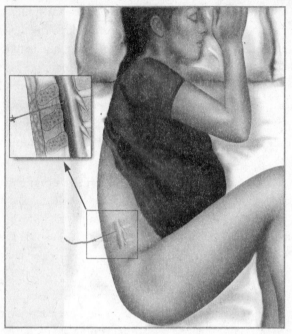

permiten seguir sintiendo los músculos. Se les llama "epidurales para caminar" o *Walking Epidurals*, aunque esto es bastante relativo porque estará conectada a unos cuantos aparatos.

La medicina entra por medio de una bomba que proporciona una dosis constante durante el parto, por medio de dosis que se van renovando o a través de un dispositivo que usted controla para que salga más medicamento cuando sienta dolor.

¿Cómo se siente una epidural?

El anestesiólogo es el doctor(a) que le administrará la epidural en el hospital. Para abrir el espacio entre las vértebras y que la aguja entre mejor, le pedirán que curve la espalda doblándose hacia delante. Generalmente se aplica sentada en la cama mientras se apoya en alguien. Le desinfectarán la espalda y quizás le apliquen un pequeño anestésico local. Cuando entre la aguja puede sentir un piquete, como cuando le sacan sangre de un brazo. Después, cuando se está introduciendo el catéter no se sentirá dolor, sino presión. La epidural puede ser molesta, pero es bastante menos molesta que una contracción fuerte. Empezará a sentir menos dolor gradualmente en unos 10 o 20 minutos, junto con una sensación de pesadez en las piernas. Las contracciones ahora se notan más como presión que como dolor.

Nueve de cada diez mujeres sienten un gran alivio, aunque hay algunos casos en los que la epidural no hace efecto, o sólo calma el dolor en un lado. En estas situaciones es cuando vienen bien las técnicas de relajación.

Generalmente se espera hasta que usted haya dilatado unos 3 ó 4 centímetros antes de aplicar la epidural, porque supuestamente hace que el parto progrese más despacio, aunque recientes estudios han mostrado que esto no es así. Cuando se realiza una cesárea, se aumenta la dosis de anestesia en la epidural.

Posibles complicaciones

En algunos casos se pueden producir efectos no deseados cuando se usa una epidural. Algunos de ellos son:

- *Dolor de cabeza*. Ocurren con cierta frecuencia y se deben a que la aguja hace un pequeño agujerito en la capa que recubre la médula espinal. El líquido que hay dentro sale y se puede producir un fuerte dolor de cabeza por varios días. Para solucionar este problema, a veces se inyecta un poco de sangre extraída de la madre en el espacio epidural, para que se forme un coágulo que detenga la salida del líquido.

- *Dolor de espalda*. Meses después del parto hay mujeres que aseguran que les duele la espalda en el área donde recibieron la epidural. Sin embargo, mujeres que no utilizaron la epidural, también reportan ese tipo de dolor. Varios estudios no han encontrado un incremento en los dolores de espalda tras el parto por usar la epidural.

- *Fiebre*. No se sabe cuál es la causa pero hay veces que la temperatura de la madre sube después de aplicar la epidural y esto no es bueno para el bebé. Cuando hay fiebre hay que realizar análisis de sangre y otras pruebas para asegurarse de que no hay una infección.

- *Presión baja*. Debido a que las venas se relajan con la epidural, la presión sanguínea disminuye. Menos presión significa que está llegando menos sangre a la placenta y menos oxígeno al bebé, pero esto es fácil de tratar mediante los fluidos que se dan por el gotero.

- *Duración del parto*. Se han realizado bastantes estudios sobre si el uso de la epidural aumenta las posibilidades de tener una cesárea, pero no se ha llegado a un acuerdo. Hay estudios que dicen que sí, y otros que no.

- *Efectos en el bebé*. Parte de los medicamentos que se administran en la epidural le llegan al bebé y, aunque no tienen un efecto tan fuerte como en usted, pueden hacer que el bebé esté menos alerta después de nacer. En algunos casos, esto puede hacer que tenga problemas para comenzar el amamantamiento.

Además de la epidural, hay medicamentos para calmar el dolor, aunque no son tan efectivos. Sin embargo, sí pueden hacer que sea menos intenso y ayudar a la madre a relajarse.

La familia latina durante el parto

A las familias latinas nos gustan los alumbramientos y estar cerca de nuestros seres queridos cuando vamos a recibir a un nuevo miembro. Es posible que en su hospital haya un número restringido de visitantes por habitación y que el resto de sus familiares tengan que esperar en una sala contigua. Si quiere tener varios familiares con usted, asegúrese de saber antes cuál es la política del hospital para los visitantes. Además, planee qué papel tendrá cada una de las personas que van a estar con usted. Si su mamá y su esposo serán quienes estén ayudándola durante el trabajo de parto, encárguele a otro familiar que entre y salga para dar noticias al resto. También puede hacer un turno de visitas a la habitación, pero explique previamente que puede que no esté para plática.

Su persona de apoyo

Entre las mujeres latinas es común que sea la madre, la suegra u otra mujer de la familia quien la esté ayudando durante el parto a respirar o a relajarse, aunque otras veces puede ser su compañero. Hable antes del parto con la persona o personas que haya elegido para ayudarla sobre cómo espera manejar el dolor y cuáles son sus preferencias.

Si por algún motivo no va a poder tener el apoyo de una mujer de su familia, considere contratar a una *doula* (ver página 244). A pesar de que su esposo vaya a estar con usted, el apoyo de una profesional puede ayudarle mucho. Hay *doulas* en periodo de aprendizaje que no cobran por sus servicios.

Para el papá

Aunque le parezca increíble, después de todos esos meses de espera, ¡está a punto de conocer a su bebé!

Quizás no sepa cómo reaccionar ahora que ve a su esposa sufrir, o se sienta responsable de que ella esté pasando por ese dolor. Hay muchos padres que sienten lo mismo al llegar este momento. Quizás no halle qué hacer porque su esposa primero quiere que esté a su lado y después no quiere ni que la toque. Aunque sólo sea por esta vez, haga lo que su esposa le diga y no se lo tome de forma personal. Ella sabe lo que necesita en cada momento.

Y haga también aquello con lo que usted se sienta cómodo. Los hombres latinos ofrecen consuelo a sus esposas durante el parto de forma diferente a lo que a veces espera el personal del hospital. De acuerdo con un estudio, los futuros padres latinos hablan palabras dulces a sus esposas, les toman la mano y les ofrecen apoyo. Quizás la enfermera espere que usted ayude a su esposa a respirar o que le dé masaje o cualquier otra cosa con la que usted no se sienta tan a gusto. Dígale que en su cultura se hace de esta forma. La mujer que esté acompañando a su esposa puede ayudarla a respirar o darle masaje durante las contracciones.

Por otra parte, si quiere un papel más activo durante el parto, no vea a su suegra, o incluso a una *doula*, como alguien que va a entorpecer la relación con su esposa durante el parto. El apoyo que usted le puede ofrecer a su compañera no se lo puede ofrecer su suegra, su madre o una *doula*.

Preocúpese de lo que ella necesita y haga de guardián. Asegúrese de que no haya demasiada gente en la habitación y de que se cumplan sus deseos con respecto a las diferentes opciones durante el parto.

Parto de emergencia

No es común que los bebés nazcan en carros o elevadores, pero si se encuentra en esta situación recuerde los puntos siguientes:

1. Sitúe a la madre en la posición en la que se encuentre más cómoda y ponga debajo de ella unas toallas limpias o al menos algo de ropa. No la sitúe al borde de una cama o en un lugar donde el bebé pudiera caer al nacer. Están muy resbalosos y pueden salir muy rápido.

2. Llame al 911 o al servicio de emergencia de su área. Si puede, póngalo en el altavoz del teléfono para que le vaya dando instrucciones y usted tenga las manos libres.

3. Deje que la madre puje cuando sienta ganas de pujar, sin apresurarla. Cuando la cabeza del bebé empiece a salir, NO tire de ella, sólo sujétela y deje que salga por sí sola. Si la bolsa de líquido amniótico no se ha roto, rómpala con los dedos o con algo puntiagudo, con mucho cuidado de no dañar al bebé. Si el cordón umbilical está alrededor del cuello, meta un dedo por debajo y páselo por encima de la cabeza.

4. Sujete la cabeza mientras salen los hombros y el resto del cuerpo. El bebé comenzará a respirar por sí solo, pero si ve que está de color azul, dele un masaje en la espalda. Si no responde, haga la respiración de boca a boca.

5. Ate una tira de tela limpia, o un cordón de un zapato si no hay otra opción, en el cordón umbilical a unos siete centímetros (tres pulgadas) del ombligo del bebé. NO estire del cordón para que salga la placenta de la madre. Saldrá por sí sola en 5 ó 20 minutos. Guárdela si ha salido para que la vea el doctor. No corte el cordón umbilical.

6. Lleve al bebé hasta el pecho de la madre, cúbralos con una manta o con ropa y espere a que llegue la ayuda.

Intervenciones médicas

Desde hace unos años, hay un gran debate entre los que defienden que el parto es un proceso natural en el que no hay que intervenir, y aquellos que consideran que la tecnología médica está salvando muchos bebés y eso justifica todas las intervenciones médicas durante el parto, incluyendo la cesárea. Creo que las dos partes tienen algo de razón. El embarazo no es una enfermedad y la raza humana ha progresado sin necesidad de monitores fetales internos o cesáreas. Pero por otra parte, no hay que olvidar que tan sólo hace unas décadas, madres y bebés podían morir durante el parto porque no existía la tecnología médica de hoy en día.

Sin embargo, hay una intervención médica que ha aumentado desproporcionadamente: Estados Unidos es el país del mundo donde más cesáreas se realizan cada año. Actualmente, casi una de cada cuatro mujeres que van a dar a luz tienen una cesárea. Estados Unidos es también el país del mundo donde más demandas legales se presentan cada año.

Las demandas legales son un serio problema para los médicos en Estados Unidos y están afectando la forma en que practican la medicina. Cuando un obstetra/ginecólogo(a) acaba delante de un tribunal, tiene que demostrar que les proporcionó el mejor cuidado disponible al bebé y a la madre. Hoy en día, eso generalmente significa probar que utilizó todos los medios técnicos a su alcance.

Un ejemplo de esta forma de pensar son las cesáreas que se realizan cuando se detecta un ritmo cardiaco en el bebé que no es normal. A pesar del gran aumento en el número de cesáreas que se han realizado por este motivo en los últimos años, el número de bebés con parálisis cerebral (por una supuesta falta de oxígeno durante el parto) no ha disminuido proporcionalmente. Pero un obstetra/ginecólogo(a) al que se demande porque el bebé ha quedado paralítico, podrá decir que hizo todo lo posible si usó todos los aparatos disponibles y además hizo una cesárea.

En embarazos con riesgos, las intervenciones médicas son las que salvan vidas, pero en un parto normal todas esas intervenciones pueden dificultar el alumbramiento natural en vez de ayudar. Por ejemplo, si su doctor considera que el parto va demasiado lento puede darle pitocina. Si le dan pitocina le pondrán un monitor para ver cómo reacciona el bebé, y tendrá que estar en la cama. Quizás el dolor sea demasiado fuerte y entonces necesite una epidural. Con la epidural es posible que no pueda orinar y requiera un catéter en su vejiga. O que el bebé tenga que salir con fórceps o por aspiración como ocurre en muchos casos. O que el parto vaya más despacio y al cabo de una serie de horas su doctor decida que necesita una cesárea. Después, puede que la epidural haya adormecido al bebé y le sea difícil empezar a mamar, etc. Por supuesto que esto no ocurre en todos los casos, y hay millones de mujeres que han tenido un parto feliz y un bebé sano gracias a la pitocina, la epidural, los monitores y el resto de la tecnología.

Lo importante es que antes del parto tenga una idea clara de qué es lo que usted quiere durante su alumbramiento y qué es lo que puede esperar de su doctor y del hospital donde dará a luz. Cuanta más información tenga sobre cómo atiende partos su doctor y cuáles son las políticas del hospital, menos sorpresas desagradables se llevará el día del parto. Haga todas las preguntas posibles antes de decidirse por un doctor y recuerde que si hay algo que no le gusta, es muy posible que pueda cambiar de hospital o de obstetra/ginecólogo(a), incluso en el último momento.

MONITORIZACIÓN DE LAS CONTRACCIONES
Y DEL RITMO CARDIACO DEL BEBÉ

La forma en la que los doctores y parteras determinan cómo le está yendo al bebé durante el parto es midiendo el ritmo de los latidos de su corazón y la duración e intensidad de las contracciones. El corazón del bebé se puede escuchar mediante un doppler (el aparatito con el que escuchan los latidos en sus citas prenatales) o con los monitores que se explican abajo. Los monitores externos o internos marcan los latidos en una tira de papel. Los doctores comprueban en esta tira si el ritmo del corazón aumenta (aceleración) o disminuye (deceleración). Cuando el ritmo aumenta un poco es una buena señal. Eso quiere decir que el corazón del bebé está reaccionando a un movimiento (como cuando usted hace ejercicio) o a otra circunstancia. A lo largo del parto, el ritmo cardiaco del bebé aumenta y disminuye y esto es normal, pero cuando baja a menos de 90 latidos por minuto y permanece así durante un tiempo, los doctores empiezan a preocuparse, porque esto puede indicar que algo no va bien.

Los monitores fetales funcionan muy bien para detectar cuando el ritmo cardiaco es el de un bebé sano, pero no son tan buenos para determinar si un bebé está realmente teniendo problemas. Hay veces en las que el ritmo cardiaco baja o se decelera, se hace una cesárea de emergencia, pero el bebé está perfectamente. Hable con su doctor sobre qué es lo que hace cuando observa algo anormal en el monitor de su bebé.

Hay otros monitores que vigilan la duración y la intensidad de sus contracciones para saber qué tan efectivas están siendo para dilatar su cuello uterino.

Monitor fetal externo

El monitor fetal externo tiene dos bandas o cinturones que se ponen alrededor de su vientre (ver la página 140). Una de ellas mide sus contracciones y la otra, los latidos del corazón del bebé. Es muy importante que esté bien colocado porque registra los latidos del corazón por ultrasonido y a veces puede recoger el de la madre, no el del bebé, o registrar sólo parte de los latidos.

Si desea moverse o caminar durante las contracciones puede pedir que le pongan el monitor sólo durante 20 ó 30 minutos cada dos horas, para asegurarse de que todo está bien.

Monitor fetal interno

Mide sólo los latidos del corazón del bebé. El monitor interno consiste en un filamento muy fino en forma de espiral que se inserta en la piel de la cabeza del bebé y que está conectada a un cable que registra el ritmo cardiaco. Sólo se puede usar cuando se ha roto el saco amniótico y hay varios centímetros de dilatación, porque hay que llegar hasta la cabeza del bebé. Estos aparatos dan datos muy precisos sobre cómo está respondiendo el bebé a las contracciones ya que registran su ritmo cardiaco directamente. Hay un pequeño riesgo de que el bebé desarrolle una infección en el lugar donde se insertó el filamento.

Algunos obstetras/ginecólogos utilizan estos monitores de forma rutinaria y otros solamente con los bebés que pueden presentar problemas. Pregúntele a su doctor cuándo y cómo los utiliza.

Catéter uterino interno

Es un catéter que se sitúa dentro del útero, entre la espalda del bebé y la pared uterina. Sirve para medir con precisión la fuerza de las contracciones sobre el bebé. Hay ocasiones en las que a pesar de que las contracciones ocurren de forma regular, no son lo suficientemente fuertes para dilatar el útero. El cinturón del monitor fetal externo no es tan preciso para determinar la fuerza.

Cuando las contracciones están comprimiendo el cordón umbilical y quitándole oxígeno al bebé, se puede introducir un líquido salino por medio de este catéter para crear una especie de almohadilla de agua, reducir la presión y permitir que el parto continúe.

PARTO INDUCIDO O PROVOCADO

Las contracciones del útero se producen por la acción de una hormona que se llama oxitocina. El equivalente artificial de esta hormona es una sustancia denominada pitocina que se puede dar a la madre de forma intravenosa para acelerar el parto. Hay varias razones para inducir el parto, pero las más comunes son:

- Preeclampsia, diabetes, signos de que el ritmo cardiaco del bebé no es el adecuado u otras complicaciones que puedan poner en peligro su salud o la de su bebé.

- Retraso en la fecha del parto. A partir de las 42 semanas aumenta el riesgo de complicaciones para el bebé, pero es común que se induzca a las 41 porque a medida que pasan los días, pueden aumentar los riesgos.

- Por decisión de la madre, para que el parto coincida con el turno de un determinado obstetra/ginecólogo(a), con la estancia de familiares o por otras causas.

Las inducciones, especialmente las que son por decisión de la madre, se han duplicado en los últimos años. Hay estudios que indican que cuando se induce el parto, especialmente en el primer embarazo, existen muchas más posibilidades de que haya una cesárea; otros estudios afirman que no hay diferencia. En cualquier caso, es importante que hable con su obstetra/ginecólogo(a) sobre cuándo recomienda la inducción y de las ventajas e inconvenientes que puede tener para usted y para su bebé.

Cómo se induce el parto

La forma más efectiva de inducir es asegurarse primero que el cuello del útero se ha afinado lo suficiente. Antes de poder empezar a dilatarse, el cuello uterino tiene que adelgazar o afinarse (ver la página 289). Los métodos más comunes para conseguirlo son:

- *Barrido de las membranas.* El obstetra/ginecólogo(a) separa manualmente con los dedos el saco amniótico del útero a través del cuello uterino. Esto estimula que se inicie el afinamiento y el parto.

- *Gel o supositorios vaginales.* Contienen prostaglandinas, una sustancia que ayudará a que el cuello uterino se ablande.

El grado de adelgazamiento o afinamiento del cuello del útero se mide en porcentajes. Le dirán que se le ha afinado un 50% o un 75%. El máximo es 100%. El cuello uterino puede ir dilatándose al mismo tiempo que se adelgaza. Por ejemplo, le pueden decir que ha dilatado un centímetro y que tiene el cuello uterino afinado un 50%.

Una vez que se haya producido el afinamiento, le pondrán un catéter intravenoso para empezar a darle la pitocina. Junto con el gotero, le pondrán un monitor fetal (ver la página 140) para medir las contracciones que está produciendo la pitocina, y cómo está respondiendo su bebé a ellas. El monitor mide las contracciones y el ritmo del corazón de su bebé.

Qué se siente durante la inducción

Cuando se induce el parto las contracciones pueden ser más difíciles de tolerar que las naturales. Como se producen de forma artificial, el ritmo y la intensidad pueden ser más fuertes de lo normal. Debido a los aparatos a los que hay que estar conectada, cuando se induce de forma artificial generalmente no es posible caminar o utilizar otras posturas que aliviarían el dolor. La epidural se usa cuando el cuello uterino se ha dilatado unos 4 centímetros, por miedo a que reduzca la eficacia de las contracciones pero nuevos estudios muestran que esto no es así necesariamente.

Rotura artificial del saco amniótico o amniotomía

Un método que se utiliza tanto en partos inducidos como naturales, para acelerar el alumbramiento, es romper la bolsa de líquido amniótico en la que se encuentra el bebé. Este procedimiento se denomina "amniotomía". No es dolorosa ni para usted ni para el bebé. El obstetra/ginecólogo(a) introduce un ganchito por el cuello uterino y rompe la bolsa. Este procedimiento suele acelerar las cosas porque la cabeza del bebé empuja ahora más eficientemente contra su cuello uterino. También se puede realizar este procedimiento para ver si hay meconio en el líquido amniótico o para poner un monitor fetal interno en el bebé, porque presente signos de estrés fetal.

Aunque es raro, cuando se hace una amniotomía a veces el cordón umbilical puede salir y quedar comprimido privando al bebé de oxígeno (cordón prolapsado). Existe también un riesgo de infección ya que cuando se rompe la bolsa, el bebé ya no está protegido.

CESÁREA

La cesárea es una operación quirúrgica para extraer al bebé de su vientre a través de un corte en el útero. Hace unas décadas, la cesárea era una operación reservada para casos de emergencia, pero hoy en día es la intervención quirúrgica que más se realiza en Estados Unidos. Hay muchos casos en los que se recomienda la cesárea, pero los más comunes son:

- Dilatación insuficiente del cuello del útero o que avanza demasiado despacio
- Problemas del bebé durante el parto
- Cesáreas anteriores

- Bebé demasiado grande, bebé de nalgas o en otra posición
- Otras razones (placenta previa, más de un bebé, etc.)

Las latinas, especialmente las que desarrollamos diabetes en el embarazo, tenemos más posibilidades de que el bebé aumente mucho de peso. Un bebé muy grande se puede quedar atascado al salir, y por eso, muchas veces se recomienda una cesárea. Aunque varía según cada obstetra/ginecólogo(a), sus posibilidades de cesárea, dependiendo del peso de su bebé, son las siguientes:

- 9 libras (un poco más de 4 kilos): seguramente la dejarán probar primero el parto natural.
- 10 libras (4 kilos y medio): le ofrecerán una cesárea.
- 11 libras (casi 5 kilos): el doctor recomendará una cesárea.

El peso del bebé se determina antes del parto por medio de un ultrasonido, pero recuerde que no es exacto y puede estar una libra por encima o por debajo de lo que le hayan dicho. A no ser que su bebé tenga claramente un peso desproporcionado, es posible que le permitan intentar primero un parto vaginal.

Cómo se realiza una cesárea

El procedimiento es el mismo para las cesáreas planeadas que para las de emergencia, pero en una operación de emergencia pueden utilizar anestesia general en vez de usar una epidural, para ir más rápido. En las cesáreas planeadas deberá estar sin comer durante las ocho horas anteriores.

- *Preparación:* cuando llegue al hospital, le pondrán un catéter intravenoso y le sacarán sangre para analizarla. La conectarán a varios aparatos para tomar su presión arterial, pulso y saturación de oxígeno y para monitorear al bebé. Después, le administrarán anestesia epidural para la operación. También le pondrán una sonda en la uretra para que pueda vaciar la vejiga. Esta sonda se la dejaran después de la operación durante 24 horas o más. Seguramente, le afeitarán parte del vello púbico donde van a realizar el corte.
- *Acompañante:* en la mayoría de los hospitales permiten que el esposo o un acompañante esté con usted durante la operación. Su compañero o acompañante se separará de usted unos momentos para ves-

tirse con la ropa apropiada para estar en el quirófano y después se sentará a su lado en la camilla. Habrá una cortina separando el lado donde ustedes están del lugar donde el doctor está operando.

- *Operación*: antes de hacer el corte, el doctor pellizcará el área para ver si siente algo. Si es así, le darán más anestesia. Puede que sienta presión al salir el bebé, pero nada más. El corte es horizontal y se realiza a la altura donde empieza su vello púbico. Después de extraer al bebé, el doctor saca manualmente la placenta, cose el útero con puntos que se reabsorben y cierra la herida con grapas.

- *Su bebé*: seguramente oirá a su bebé antes de verlo. Si todo está bien, una enfermera dejará que lo vea por un momento y después se lo llevarán para evaluarlo y bañarlo. De regreso a su habitación, podrá empezar a amamantarlo si lo desea.

- *Después de la operación*: todavía tendrá que llevar el catéter en su mano un poco más hasta que empiece a comer por sí sola. El medicamento para el dolor se lo darán por el catéter primero y después en píldoras. No se olvide de pedir medicamento si siente dolor, porque a veces este sólo se da si lo pide el paciente. La estancia en el hospital suele ser de 3 a 4 días si no hay complicaciones. Antes de salir le quitarán las grapas.

Recuperación

La recuperación de una cesárea es más larga que la de un parto vaginal porque hay una herida en su abdomen que tiene que sanar, aunque esto varía con cada mujer. Los primeros días puede sentirse muy molesta, especialmente cuando tenga que pararse. Si, además, va a amamantar a su bebé, necesitará toda la ayuda que pueda obtener en estas primeras semanas. El bebé probablemente necesitará lactar cada dos o tres horas y esto no le va a permitir descansar mucho, precisamente cuando lo que su cuerpo más necesita ahora es todo el descanso que pueda obtener. A pesar de ello, haga todo lo posible para descansar porque cuanto mejor se sienta, mejor podrá atender a su bebé. Al cabo de unas seis semanas estará casi como antes de la operación, pero puede tardar todavía varios meses antes de recuperar la sensibilidad en el área de la cicatriz.

Debe hablar con su doctor si observa cualquiera de los síntomas que se explican en la página 336 "Cuándo hablar con su doctor".

Sentimientos después de una cesárea

Si usted tenía planeado un parto vaginal lo más natural posible, una cesárea puede hacerla sentirse muy mal. Hay mujeres que tienen sentimientos de fracaso por no haber podido tener un hijo de forma natural, otras sienten que la cesárea ha sido culpa suya porque han hecho esto o aquello durante el embarazo, y otras le agarran mucha antipatía al obstetra/ginecólogo(a) que las atendió porque consideran que la cesárea no era necesaria, o al revés: porque le hicieron pasar por todo el sufrimiento del parto, para hacerle una cesárea al final de todas formas, en vez de haberla hecho al principio.

Muy a menudo, quienes nos rodean consideran estos sentimientos irrelevantes porque parece que si tenemos un bebé sano, eso es todo lo que importa. Hay hombres a los que se les hace muy difícil comprender que sus esposas tengan todos esos sentimientos si el bebé está bien.

Por supuesto que la salud de nuestro bebé es lo primero y que nos sentimos agradecidas de que todo haya salido bien, pero eso no quita para que podamos estar experimentando todo tipo de sentimientos por lo que ocurrió. Hay muchas otras mujeres que pasan por lo mismo y sienten lo mismo que usted. No se culpe si tuvo una cesárea porque no hay mucho que hubiera podido hacer para evitarlo. Se dieron una serie de circunstancias sobre las que usted no tenía control. Escriba una carta con todo lo que sienta a su doctor, a su esposo o al universo, si lo necesita. No tiene que enviarla, pero poner sus sentimientos en un papel le hará sentir mejor.

PARTO VAGINAL DESPUÉS DE UNA CESÁREA

Antes existía la creencia que después de una cesárea, los demás partos sólo podían ser cesáreas por la posibilidad de que el útero reventara con las contracciones del parto. Sin embargo, aunque todavía hay polémica sobre si es mejor otra cesárea o un parto vaginal, muchos doctores permiten que se intente un parto normal porque la recuperación es más rápida y hay menos posibilidad de infecciones. Mi primer parto fue una cesárea y el resto fueron vaginales. La diferencia en la recuperación fue como del día a la noche. Después de la cesárea tardé varias semanas en sentirme bien. Con los partos vaginales a los cuatro días me encontraba como una rosa.

El parto vaginal después de una cesárea no es ni para todas las mujeres ni tampoco para todos los obstetras/ginecólogos. En general, es muy posible que lo pueda intentar si cumple las siguientes características:

- No tiene la misma condición física por la que se realizó la cesárea anterior (pelvis demasiado pequeña, bebé de nalgas, placenta previa, etc.).

- El corte que se hizo en su cesárea anterior no es vertical, sino horizontal.

- El parto será en un hospital donde se le pueda hacer una cesárea de emergencia, en caso de que haya ruptura del útero.

El riesgo de que se produzca una ruptura del útero en un parto vaginal después de una cesárea es bastante pequeño (entre el 0.5 y el 1%). Incluso en el caso de que se produjera esta ruptura, si está en un hospital, es muy posible que todo salga bien.

EPISIOTOMÍA

La episiotomía es un corte que se hace en el tejido que está alrededor de la vagina (perineo).

Hace unos años, la episiotomía se realizaba de forma rutinaria, pero en los últimos años se están haciendo mucho menos. Generalmente la episiotomía se usa:

- Para facilitar el nacimiento de bebés que están sufriendo una falta de oxígeno.

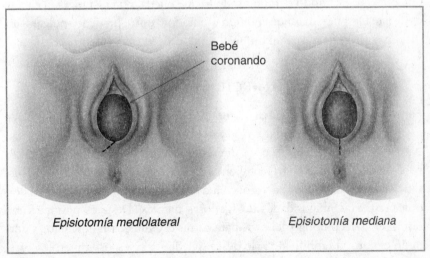

Bebé coronando

Episiotomía mediolateral

Episiotomía mediana

Episiotomía

- Cuando se usan fórceps.
- Cuando el bebé viene de nalgas.

Algunos doctores creen que es mejor hacer una episiotomía, porque es más fácil reparar un corte limpio que la herida irregular que se produce cuando el perineo se rasga por sí solo. Hay varios estudios que afirman que, en la mayoría de los casos, las episiotomías presentan más inconvenientes que ventajas. Algunas de estas desventajas son:

- Produce más sangrado que el desgarro natural.
- Aumenta el riesgo de infección.
- Produce dolor después del parto.
- Puede producir dolor durante las relaciones sexuales, una vez que haya sanado.
- A veces, causa incontinencia fecal porque debilita el tejido del perineo.
- Puede hacer que la herida se desgarre más al salir el bebé.

Hay ciertas medidas que usted puede tomar antes del parto para fortalecer el área del perineo y evitar un desgarro. El masaje es muy efectivo para acostumbrar a ese tejido a la presión que sufrirá durante el nacimiento de su bebé. Para hacerlo, primero lávese bien las manos. Utilizando un poco de aceite mineral, introduzca sus dedos pulgares en la vagina y aplique presión, estirando el tejido todo lo que pueda, como si fuera la cabeza del bebé. Después, masajee el tejido tomándolo entre los dedos pulgar e índice. No estire demasiado porque el tejido es delicado y podría lastimarse.

El recién nacido

Tanto si su parto ha sido fácil, como difícil, en el momento en el que vea a su bebé, se le va a olvidar todo lo demás. Si se lo dan en cuanto nazca, quizás tenga un aspecto un poco diferente del que se había imaginado. Los bebés recién nacidos están recubiertos de mucosidad y, a veces, de una sustancia blanca que se llama vernix. El doctor o comadrona succionará con una perilla las mucosidades de sus fosas nasales. Después pondrán una pinza cerca del ombligo del bebé para cerrar la circulación de sangre, y cortarán el cordón umbilical. Si lo desea, puede ser su esposo quien lo corte. Para que el bebé tome su primera bocanada de aire, masajearán su espalda.

Afortunadamente, ya se ha abandonado la tradición de poner al bebé boca abajo y darle un azote para que empiece a respirar. A continuación es cuando se corta el cordón umbilical.

En los primeros momentos después de nacer, si el parto ha sido normal, el bebé suele estar muy alerta. No ve a mucha distancia todavía, pero verá su rostro cuando lo tenga en sus brazos. Pida que le dejen pasar unos minutos contemplando a su bebé antes de que lo bañen. Ese primer encuentro es inolvidable para muchos padres.

Prueba de Apgar

Momentos después de nacer, las enfermeras o comadronas le harán a su bebé la prueba de Apgar, que determina lo alerta que está su bebé, el color que tiene, su pulso y si está respirando bien. En esta prueba, que se repite a los cinco minutos, se dan 0, 1 ó 2 puntos dependiendo de lo bien que esté respondiendo el bebé en cada una de estas categorías: respiración, ritmo del corazón, color, tono muscular y movimiento. Si el resultado está por encima de 7, todo es normal. Por debajo de este número puede que tomen una muestra de la sangre del cordón umbilical de su bebé para ver cuánto oxígeno está procesando, y que lo tengan en observación por si surge algún problema.

Pruebas de diagnóstico del bebé

Poco después del nacimiento, una enfermera tomará una muestra de sangre del cordón umbilical para determinar cuál es su tipo de sangre y factor Rh. También extraerán un poco de sangre con una lanceta del talón de su bebé para comprobar que no padece ninguna enfermedad hereditaria ni de su metabolismo. Estas pruebas varían según el estado, pero las más comunes son:

- *PKU:* detecta la falta de una enzima (fenilquetonuria) que puede producir retraso en el desarrollo cerebral. Se trata mediante una dieta adecuada.
- *Hipotiroidismo congénito:* los bebés que no tienen suficiente hormona de la tiroides sufren retraso en el desarrollo, pero gracias a esta prueba, se les puede tratar a tiempo.
- *Galactosemia:* no pueden tolerar productos lácteos y otros alimentos y pueden tener retraso mental y problemas en el desarrollo si no se trata.

- *Anemia falciforme:* es una enfermedad hereditaria que afecta a las células rojas. Es común entre latinos de origen caribeño.

- *Fibrosis quística:* hay algunos estados en los que esta prueba se realiza de forma rutinaria. La fibrosis quística es una enfermedad hereditaria que produce densas flemas en el pulmón.

Gotas antibióticas e inyección de vitamina K

Un procedimiento rutinario en los hospitales es poner unas gotas o crema antibióticas en los ojos del bebé. Esto se hace para evitar que el bebé desarrolle una infección grave en los ojos, en caso de que la madre tuviera una enfermedad venérea como clamidia o gonorrea (ver página 109). En muchos casos, las enfermedades venéreas no producen síntomas en la madre, pero el bebé puede contagiarse al pasar por el canal vaginal. Las infecciones de este tipo en los ojos del bebé son serias y pueden causar ceguera.

La vitamina K es necesaria para la coagulación de la sangre. Los recién nacidos tienen niveles muy bajos de vitamina K al nacer, que van aumentando poco a poco. Esto es peligroso porque en caso de que el bebé tuviera algún tipo de hemorragia después de nacer, no podría coagular la sangre. Por eso es una práctica rutinaria en los hospitales (en algunos estados es una ley) dar una inyección de vitamina K al recién nacido.

Vacuna de la hepatitis B

La hepatitis B es una de las infecciones que se transmiten con más facilidad de la madre al bebé durante el nacimiento. Es común darle esta vacuna nada más al nacer, a no ser que se haya comprobado mediante un análisis de sangre reciente que la madre no tiene esta enfermedad.

El primer amamantamiento

Después del primer encuentro con su bebé, una enfermera o la comadrona le dará un baño y lo pesará. Como su bebé no regula todavía muy bien su temperatura, tendrá que llevar un gorrito durante las primeras 24 horas. En el hospital tienen ropita y pañales para vestirlos. Podrá vestirlo con la ropita que le trajo el día que salgan del hospital.

Este es un buen momento para amamantar a su bebé por primera vez. Aunque todavía no tenga leche, su bebé estará tomando el calostro, una sustancia amarillenta que es lo mejor que le puede dar nada más nacer. El calostro contiene proteínas, minerales y aminoácidos hechos a la medida de su bebé, así como anticuerpos que ayudarán a desarrollar su sistema inmunológico.

Puede que le parezca que no está saliendo nada de sus pechos, pero aunque no lo vea, su bebé esta lactando cantidades muy pequeñas de calostro. Por el momento, esto es todo lo que necesita, porque sus órganos se están adaptando a la digestión. En los siguientes dos o tres días el calostro se hará más abundante y después empezará a aparecer leche mezclada con él.

Además de ser bueno para su bebé, amamantar es muy beneficioso para usted en estos primeros días. La lactancia hará que su útero se contraiga y regrese a su tamaño normal. En el próximo capítulo encontrará más consejos sobre la lactancia.

11

Después del parto

Recuerdo que después de que nació mi hijita Adriana se me iban las horas viéndole los deditos, la forma de los labios, las pestañas, las orejitas ... se me hacía increíble que así, de la nada, hubiera podido crecer dentro de mí un bebito. Pero lo que más me maravillaba era saber que esa era mi hijita.

Por mucho que haya oído o leído, no hay palabras que puedan describir lo que se siente al saber que ese bebito es suyo y que depende totalmente de usted. Es un cambio tan grande de estar embarazada a tenerlo en sus brazos, que puede que necesite un tiempo para hacerse completamente a la idea de que ya es mamá.

Nuestras abuelas y madres sabían esto y, por eso, durante generaciones cuando una mujer daba a luz, pasaba por un periodo llamado *la cuarentena,* donde durante casi seis semanas la mamá sólo se ocupaba del nuevo bebé y de sí misma, mientras otros miembros de la familia atendían el resto de las tareas de la casa. Durante ese tiempo, la madre se recuperaba del parto, aprendía a amamantar (si era el primer hijo) y establecía una relación muy cercana con el bebé. A las seis semanas, estaba como nueva y el bebé formaba ya parte de las rutinas familiares.

Hoy en día, en Estados Unidos, pocas son las afortunadas latinas que pueden disfrutar de una cuarentena como Dios manda. Vivir lejos de la familia, no tener baja por maternidad y otros problemas dificultan este periodo de descanso tan necesario después de dar a luz. Pero a pesar de ello, es posible recuperarse de forma adecuada y darle a su bebé lo mejor en estas primeras semanas.

ESTANCIA EN EL HOSPITAL O CENTRO DE ALUMBRAMIENTO

El periodo de estancia en el hospital es de uno a dos días, si ha sido un parto sin complicaciones y tres o más en el caso de una cesárea. Hay algunos seguros médicos que sólo cubren 24 horas de estancia, si es un parto normal, y 48 si es una cesárea. Asegúrese de preguntar cuáles son las normas de su seguro antes de dar a luz. En los centros de alumbramiento las normas son diferentes. Hay algunos en los que sólo puede estar unas horas después del nacimiento y otros en los que podrá quedarse una noche.

A pesar de las intensas sensaciones físicas y emociones del parto, es posible que no se sienta totalmente agotada después. Muchas mujeres tienen un periodo con bastante energía después de dar a luz, aunque sólo sea por el alivio de que todo ha pasado ya. Dependiendo de si ha sido un parto natural o una cesárea, tendrá molestias diferentes y recibirá cuidados diferentes.

- *Parto natural* (con o sin anestesia epidural): cuando la emoción del parto haya terminado, probablemente se sentirá toda adolorida. Esto se debe al gran esfuerzo que ha realizado con sus músculos para trabajar las contracciones y pujar. Si le han tenido que dar puntos en la vagina, se sentirá también adolorida en esa área. En el hospital le darán bolsas de hielo que puede aplicar para reducir la inflamación, un recipiente para que pueda sentarse en agua templada o un calmante si le está molestando mucho el dolor. También puede que le sea difícil orinar porque los músculos de la zona hayan sufrido durante el parto y porque la vejiga ya no tiene la presión del peso del bebé y puede retener más líquido.

- *Cesárea*: todavía tendrá que llevar el catéter intravenoso durante 24 horas más, al igual que la sonda. Cuando empiecen a pasar los efectos de la epidural, posiblemente sentirá dolor en el vientre, pero a través del gotero le pueden dar algún calmante. Además, sus intestinos no estarán funcionando completamente todavía y el gas puede molestarle. Una de las cosas que le recomendarán es que comience a caminar cuanto antes. Aunque le cueste, haga un esfuerzo porque esta es la mejor forma de acelerar su recuperación. Poco antes de salir del hospital le quitarán las grapas metálicas en su herida. No se preocupe, no duele.

Descanso

Antiguamente, los recién nacidos iban a parar a una sala con el resto de los bebés, de donde sólo salían para que sus mamás los alimentaran a determinadas horas del día. Los papás y familiares los veían a través de un cristal. Afortunadamente, la mayoría de los hospitales han abandonado esta práctica y, hoy en día, lo normal es que los bebés estén en la habitación con su mamá durante todo el tiempo. Esto se conoce como *rooming-in* en inglés. En la visita que realizó a la mitad de su embarazo, le habrán explicado cuál es la política del hospital a este respecto. Dependiendo del hospital, es posible que su esposo, su mamá o algún familiar, tenga una pequeña cama en la que quedarse por la noche (o un sillón al menos), o quizás en el hospital no se permitan visitantes por la noche. Cualquiera que sea el caso, le recomiendo que aproveche su estancia en el hospital e intente descansar lo más que pueda, porque en la casa no va a tener tanta ayuda.

Si en su hospital ofrecen una consultora de lactancia, pida una cita con ella porque le ayudará mucho a comenzar la lactancia lo mejor posible.

Con respecto a las visitas, depende de cómo se encuentre usted, pero es casi más fácil recibirlas en el hospital que en la casa, donde hay que atenderlas mejor. Pero si no está para visitas ni para hablar por teléfono, dígale a su esposo o a su mamá que la disculpen.

Salida del hospital

No podrá abandonar el hospital con su recién nacido a no ser que tenga un asiento de bebé para el automóvil. Cuando llegue el momento de salir, generalmente la sentarán en una silla de ruedas con su bebé (aunque se encuentre bien) y una enfermera los acompañará hasta su automóvil, para asegurarse de que tienen un asiento para el bebé.

Aunque le parezca un poco exagerado, esta es una política que ha salvado muchas vidas. El único lugar en el que un bebé viaja seguro en un automóvil es sujeto en un asiento especial. Si quiere estar más cerca de él o ella, por si llora durante el camino a la casa, siéntese a su lado en la parte trasera, pero no lo tome en sus brazos aunque esté llorando; consuélelo en el asiento. En un accidente, por pequeño que sea el impacto, el bebé saldrá despedido de sus brazos. Un golpe en una criatura recién nacida puede ser fatal. Así que, aunque vaya a ir solamente a la esquina en su automóvil, asegúrese siempre de que su bebé está bien asegurado en su propio asiento.

DE REGRESO A LA CASA

Si todo le fue bien, es posible que en 24 horas, o menos si tuvo al bebé en un centro de alumbramientos, esté de regreso a su casa. Atrás quedaron esos tiempos en los que una mujer permanecía en el hospital hasta una semana después de dar a luz. Felizmente, una tradición muy latina es que su mamá u otro familiar se instale a vivir con usted durante unas semanas para ayudarle con el bebé y darle tiempo a que se recupere.

Si en algún momento se le pasó por la cabeza que quizás usted lo puede hacer sola, o que sólo necesita que venga unos días, hágame caso, ¡cómprele a su mamá el pasaje por el tiempo más largo posible! Su esposo podrá ayudarla si no trabaja, pero si usted necesita levantarse cada dos o tres horas día y noche para alimentar a su bebé, va a necesitar todos los momentos posibles en el día para descansar.

❧

Tener ayuda en las primeras semanas después de dar a luz puede ser la diferencia entre un periodo de ajuste feliz al nuevo miembro de la familia, y una batalla contra el cansancio y la depresión.

Si su suegra u otros familiares también quieren ir a ayudarla, organícelo para que se vayan relevando unos a otros y así alargar lo más posible la ayuda. Y si no es posible que ningún familiar viaje para estar con usted, busque otras opciones como:

- *Amigas:* pregunte a sus amistades si podrán venir a ayudarla al menos un par de días por semana, para que usted pueda descansar unas horas seguidas. Aquellas que han sido madres la comprenderán muy bien.

- *Doulas:* si contrató a una *doula* (ver página 244), la visitará después del parto para asegurarse de que todo está bien. Hay doulas que incluso pueden estar unas horas en la casa en las primeras semanas para ayudarla con alguna tarea, o para cuidar del bebé mientras usted recupera un poco de sueño.

- *Ayuda doméstica:* es posible que la ayuda doméstica sea un lujo que no se puede permitir, pero si está sola, quizás pueda considerarlo tan sólo por unas semanas. En circunstancias así no es lujo, sino necesidad. Aunque no sea alguien a quien le pueda dejar el bebé para que lo cuide, le ayudará con las tareas de la casa.

La falta de sueño

Para muchos nuevos padres, la parte más difícil del cuidado del recién nacido es el cansancio acumulado por la falta de horas de sueño. Los primeros días, incluso las primeras semanas, es posible sobrevivir con unas pocas horas cada noche, pero después de uno o dos meses de dormir cuatro, cinco o seis horas como mucho cada noche, y no seguidas, el cansancio puede impedirle funcionar normalmente. La falta de sueño produce efectos en el organismo como:

- Fatiga
- Disminución de la actividad cerebral
- Reducción de rendimiento en el trabajo
- Irritabilidad
- Impaciencia
- Ansiedad
- Depresión

Estos síntomas influyen en su recuperación y también en sus relaciones familiares y con su bebé. Por eso, tener ayuda para poder descansar lo suficiente es muy importante.

"Una está tan cansada por lo que acaba de pasar. No duermes y encima tienes la angustia de lo desconocido, de tener un bebé nuevo, de 'a ver si va a dejar de respirar'..."

—*Ana María Caldas*

"A mí la falta de sueño me perjudicó. Yo creo que se me secaron los senos gracias a que no dormía mucho. No dormía de noche porque se me juntaba una toma con la otra. Me decían, duerme cuando ella duerma. Yo no podía dormir".

—*Ana Miriam La Salle*

Generalmente, a los tres meses su bebé empezará a dormir algunas horas más por la noche, y a partir de los seis, es posible que duerma toda la noche seguida. Pero hasta que eso ocurra, aquí tiene algunas de ideas para poder obtener esas horas de sueño tan necesarias.

- Si está amamantando, compre una bomba de leche para que alguien alimente a su bebé con un biberón de su leche, al menos una vez durante el día o la noche, para que usted pueda así juntar unas horas de sueño.

- Haga turnos con su esposo o con otro miembro de la familia para tener al menos una buena noche de descanso cada dos o tres días.

- Aproveche para tomar siestas cuando su bebé duerma durante el día. Si tiene otros niños, haga que las siestas coincidan o duerma mientras están en la escuela.

- Desconecte el teléfono y bájele el volumen al contestador automático.

- Establezca una rutina. Alimente a su bebé antes de acostarse para que no se despierte con hambre media hora después.

Convertir sus horas de sueño diarias en su prioridad le permitirá ser más eficiente en las tareas de la casa y estar de mucho mejor humor.

Sentirse desbordada

La atención que demanda un bebé, junto con el cansancio del parto y de noches sin dormir, además de las tareas de la casa, pueden abrumar a cualquiera. ¿Cómo es posible lavar la ropa, cocinar y arreglar la casa, cuando son las dos de la tarde y todavía no se ha podido ni quitar el pijama para vestirse? La sensación de no saber ni cómo abarcar el cuidado del bebé y de la casa es muy común entre las mamás de un recién nacido.

"En cuanto se me fue la ayuda, me sentí bastante agobiada. Tenía que dar para todo y realmente no podía hacerlo como antes. Tuve que balancear prioridades: o arreglo la casa y tengo el almuerzo, o cuido a este bebé".

—*Gloria Villalobos*

"Cuando se fue mi mamá pensé: ¿y ahora qué voy a hacer? Mi esposo es increíble, se turna con los horarios y con todo y, sin embargo, yo sentí mucho vacío. Mi mamá era quien lo bañaba, le daba la comida...".

—*María Teresa Díaz-Blanco*

No es sólo la falta de tiempo, sino el hecho de ser totalmente responsable por la alimentación, cuidado y bienestar de un bebé lo que la puede hacer sentir de esta forma. Si está lejos de su familia o si su bebé nació con poco peso o con algún problema, este sentimiento de no poder con todo puede ser mayor.

Lo primero que debe recordar es que es normal sentirse así y que no es una mamá incompetente por sentirse desbordada. Este es uno de los cambios más grandes que experimentará durante su vida y es natural que tarde un tiempo en adaptarse a la nueva situación. En unos meses verá que todo cambia. Pero mientras tanto, en este periodo de ajuste hay algunas cosas que puede hacer para que la vida se le haga más fácil.

Lista de prioridades

El secreto del éxito para sobrevivir esas primeras semanas es aceptar que, al menos durante un tiempo, no va a poder tener la casa como le gustaría, ni atender a su esposo como lo hacía antes o cocinar esos platillos tan deliciosos. Las dos prioridades fundamentales en ese periodo son atender a su bebé y tener el descanso y la alimentación adecuada. Todo lo demás puede esperar.

Escriba en un papel una lista de sus prioridades y péguelo en el refrigerador o donde lo pueda ver bien. Parece tonto esto de escribirlo, pero poner las ideas en papel las vuelve más reales. Por ejemplo, además de atender a su bebé y descansar, puede escribir: lavar la ropa, cocinar, ir al mercado, limpiar los baños, etc. Cada día, intente hacer sólo una cosa además de cuidar de su bebé y de usted. Cuando lave ropa, puede ordenar comida por teléfono o usar comida descongelada y platos de papel. Cuando cocine, olvídese de la ropa y del mercado. Poco a poco, podrá ir haciendo más actividades sin sentirse desbordada. Si se siente descansada y en control de la situación, se le hará más fácil pasar por las emociones que producen los cambios hormonales después del embarazo.

Las visitas

Las visitas, esperadas e inesperadas, son una tradición muy latina, y cuando recién ha nacido un bebé, mucho más. Familiares, amigos y vecinos se presentan en la casa para conocer y admirar al bebé y desearles lo mejor a los papás. Pero también, según nuestra tradición, a las visitas hay que atenderlas y hay que atenderlas bien. A nadie le gusta que vean la casa patas para arriba o no tener nada que ofrecer de tomar o comer a una visita.

En circunstancias normales, la visita de un amigo o familiar es una ocasión para relajarse y pasar un buen rato, pero en días cuando apenas si ha tenido tiempo para bañarse o ir al mercado, atender a una visita puede ser un problema. Además, si su bebé necesita lactar, quizás no se sienta cómoda haciéndolo delante de otras personas o no quiera dejarlas solas mientras le atiende.

Una forma de evitar el goteo constante de visitas es organizar un bautizo o una reunión poco después del nacimiento, para así dar a conocer a su bebé. Cuando le hablen para venir a verla, dígales que tienen una reunión prevista en unos días. Su esposo puede encargarse de los preparativos y, así, en un sólo día podrá complacer a todos y además tener su casa y a su bebé como a usted le guste. Otra solución es reservar un día de la semana para las visitas para poder prepararlo todo con antelación.

Si no se encuentra bien, o se siente demasiado cansada, dígalo con sinceridad. Cualquiera que haya tenido un bebé puede entender fácilmente que no es cuestión de educación, sino que usted necesita descansar y recuperarse.

RECUPERACIÓN FÍSICA

Tanto si tuvo una cesárea como si fue un parto natural, cada día que pase se va a encontrar mejor. Hay algunas cosas que puede hacer que le ayudarán a volver a estar como antes más rápido:

- Camine y muévase. Si ha tenido una cesárea puede que le cueste un poco de trabajo, pero lo mejor que puede hacer para recuperarse más rápidamente es poner su organismo en marcha cuanto antes. Evitará la posibilidad de que aparezcan coágulos en su sangre.

- Aliméntese bien, especialmente si está amamantando a su bebé. Debe añadir 200 calorías más a la dieta, comer vegetales, frutas y granos y beber muchos líquidos.

- Vigile los síntomas de dolor, sangrado excesivo o fiebre que se explican más abajo.

Sangrado

Después del parto puede estar sangrando entre tres y seis semanas para ir eliminando poco a poco lo que acumuló en las paredes del útero durante su embarazo.

En los primeros días tras el parto, el sangrado puede ser tan intenso o más que el de la menstruación, y de color rojo. Después, la cantidad se va reduciendo cada día y el color cambia a rosado, marrón y al final amarillento. Estas secreciones se denominan loquios y pueden durar hasta seis semanas después de que haya dado a luz. A menudo aparecen coágulos en este sangrado.

A veces, a la semana o así de haber empezado a sangrar menos, aumenta de nuevo el sangrado. Esto se debe a que está expulsando la capa que se forma después del parto en el lugar donde estaba adherida la placenta. Aunque en este caso el sangrado puede ser más fuerte, no debe ser más de una compresa o toalla sanitaria por hora. Debe hablar con su obstetra/ginecólogo(a) siempre que vea que está aumentando su sangrado. No es recomendable usar tampones, durante al menos seis semanas, para evitar infecciones.

Un indicio de si está descansando lo que debe, es el color del sangrado en estos días. Si después de haber pasado a un color más ligero, vuelve a aparecer el color rojo, es posible que se esté esforzando demasiado. Recuerde que todavía tiene una herida dentro del útero, donde la placenta estaba pegada.

Tamaño del útero

Inmediatamente después del parto, su útero pesa más de 2 libras (1 kilogramo) y llega hasta la altura de su ombligo. Seis semanas después se ha reducido hasta casi su tamaño de antes del embarazo, dentro de la cavidad pélvica.

Amamantar a su bebé es una de las mejores cosas que puede hacer para reducir el riesgo de hemorragia y hacer que su útero regrese a su tamaño normal cuanto antes. Cuando usted le da el pecho a su recién nacido, produce una hormona llamada oxitocina (la misma que le ocasiona contracciones durante el parto), que hace que su útero se contraiga. Pero no se preocupe, aunque puede que sienta estas contracciones, no tienen nada que ver con las que experimentó durante el parto.

Si le molesta la cicatriz de la cesárea puede usar una faja ligera para sujetar el área, pero no debe estar demasiado apretada.

Hinchazón

Es posible que después de dar a luz, sus pies, tobillos y piernas estén muy hinchados. En los próximos días eliminará todo el líquido que acumuló durante el embarazo, pero mientras tanto, debido a la ley de la gravedad, ese líquido se va a los pies. Durante los días siguientes al parto irá al baño con frecuencia y orinará mucho cada vez. Verá que sus piernas poco a poco se empiezan a ver como antes del embarazo. En caso de que le moleste la hinchazón, puede poner los pies en alto, igual que cuando estaba embarazada. Pero si ve que la hinchazón no empieza a bajar, o que le está costando trabajo orinar, debe hablar a su doctor cuanto antes.

Dolores abdominales o entuertos

A veces, las contracciones del útero para regresar a su tamaño normal pueden ser fuertes. Generalmente, afectan más a las mujeres que han dado a luz por medio de una cesárea y a aquellas que ya han tenido un parto. Una de las funciones de los entuertos o contracciones después del parto es cerrar las venas que han quedado abiertas en la pared del útero, donde estaba pegada la placenta, para evitar el sangrado. Al cerrarse el tejido por la reducción del tamaño del útero, se detiene la hemorragia.

Orinar antes de dar el pecho a su bebé le ayudará a aliviar las molestias, ya que el útero se contrae durante la lactancia, y la vejiga llena impide este movimiento. Si estas contracciones o entuertos le están resultando muy molestas, utilice las técnicas de respiración y relajación durante el parto. No suelen durar más que un par de semanas después del parto.

Por otra parte, los intestinos y otros órganos en su abdomen están reorganizándose después de haber pasado nueve meses acomodándose al crecimiento del útero. En ocasiones, este reajuste produce dolores como retortijones o torzones, pero al igual que los entuertos, es sólo un problema temporal.

Desgarros y episiotomías

Puede que usted no reconozca su propia anatomía cuando se bañe por primera vez después del parto, especialmente si tuvo una episiotomía. El tejido del perineo, el que se encuentra entre su vagina y el recto, estará hinchado por el esfuerzo que ha realizado y por los puntos.

En caso de que le hicieran una episiotomía, quizás no tenga muchos puntos, pero si ocurrió un desgarro puede tener bastantes. Hay cuatro tipos de desgarros que se pueden producir dependiendo de la longitud y profundidad de la herida.

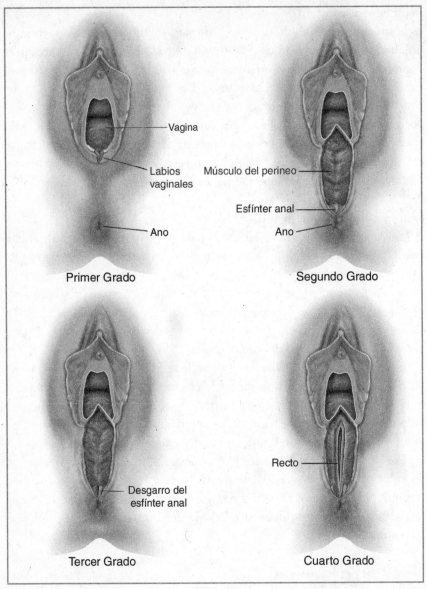

Tipos de desgarros del perineo

El desgarro de primer grado es superficial y sana por sí solo, o bien, requiere sólo un par de puntadas. Los demás afectan capas profundas de tejido y requieren más puntos para cerrarlos. Los desgarros de tercer y cuarto grado afectan los músculos del recto y la recuperación es más lenta y dolorosa.

Algunas de las cosas que puede hacer para calmar la inflamación son:

- Aplicar en el área hielo envuelto en una bolsa de plástico o en un guante de hule durante los tres o cuatro primeros días.

- Regar el área por medio de una botella plástica. En el hospital seguramente le proporcionarán una. Para lavar la herida puede usar agua, o bien una mezcla de una parte de desinfectante de yodo, como el Betadine, y tres partes de agua templada. Esto le ayudará a que se sequen los puntos antes.

- Echarse agua templada después de ir al baño y antes de secarse. Puede tener unos vasos de papel en su cuarto de baño para llenar con agua tibia. Échese varios vasos de agua en el área y después séquese a golpecitos suaves con una toalla limpia.

- Sentarse sobre agua templada en un recipiente portátil. Si no se lo dan en el hospital, puede encontrarlos en cualquier farmacia. Se llaman *Sitz bath* en inglés y se colocan encima del inodoro. También puede darse el baño con un té de hojas de romero, que es cicatrizante. Vierta agua hirviendo sobre dos o tres cucharaditas de romero seco en el recipiente y dése un baño de asiento cuando el té esté templado.

- Anillo para sentarse. Es un asiento inflable en forma de dona para que no ponga tanta presión sobre las puntadas cuando esté sentada.

- Cremas o esprays anestésicos. Si siente mucho dolor en el área quizás su doctor le pueda recetar algún anestésico local.

Las molestias empiezan a disminuir al cabo de cinco o seis días y a los diez puede sentir mucha mejoría. Durante el proceso de cicatrización es normal sentir picazón en el área.

Hemorroides

Debido al esfuerzo que se realiza durante el parto, es posible que le hayan aparecido hemorroides si no las tenía, o que le hayan empeorado las que ya tenía.

En las farmacias, hay cremas que se venden sin receta que le pueden aliviar. También puede tomar un laxante suave, como leche de magnesio, para que ir al baño le sea más fácil, o usar supositorios de glicerina. Pero tenga cuidado con los laxantes porque si está amamantando puede darle diarrea a su bebé.

Las hemorroides son venas que se distienden por la presión (ver página 253). A menudo, vuelven a su tamaño normal después de unos días. Pero si después de varias semanas las cremas y otros remedios suaves no le funcionan, consulte con su doctor. Hay intervenciones muy sencillas y efectivas.

Estreñimiento y gases

Es posible que le cueste mucho ir al baño después de dar a luz, especialmente si ha tenido una cesárea. El intestino no recupera sus movimientos normales hasta unos días después de la operación y a veces queda gas atrapado que puede producir dolor. Si además tiene hemorroides inflamadas a consecuencia del parto, ir al baño puede ser toda una odisea. Beber mucha agua, tomar alimentos con fibra, hacer comidas pequeñas y fáciles de digerir y caminar le ayudarán a que todo vuelva a ponerse en marcha.

Incontinencia urinaria

Una de las cosas que puede haber notado después del parto, es que no es capaz de controlar la orina como antes. Esto se debe a que los músculos de esa área están muy distendidos después de todo el embarazo y del esfuerzo de pujar al bebé por el canal vaginal. Los ejercicios Kegel (ver página 61) son excelentes para recuperar el tono muscular, especialmente si tuvo una episiotomía. Aunque generalmente se suele recuperar gran parte de la fortaleza de esos músculos, cuando se tienen varios hijos es normal que queden más sueltos, por eso es común que se escapen unas gotitas de orina al hacer algún esfuerzo, toser, estornudar o incluso reír.

Baños

En la cultura tradicional latina no se recomienda bañarse en la tina en las primeras semanas después del parto. Antes se creía que el agua sucia podía entrar dentro de la mujer y causar una infección. En los últimos años se ha comprobado que esto no es así y que no hay peligro en darse un baño relajante nada más llegar a la casa. Consulte a su doctor y, si lo aprueba, disfrute de los baños porque el agua caliente es perfecta para relajar músculos adoloridos.

Sin embargo, es mejor que use la regadera por unos días si le han dado puntadas en la vagina o si ha tenido una cesárea, porque en estas heridas podrían entrar bacterias. Cuando se lave el cabello, asegúrese de que el agua sucia no le caiga sobre la herida y aclárela bien con agua templada antes de salir.

Peso y alimentación

Nada más dar a luz eliminará el peso del bebé, la placenta y el líquido amniótico, que pueden ser hasta diez libras, pero todavía no eliminará todo el líquido que acumuló durante el embarazo. En los próximos días verá como la báscula marca menos cada vez que se sube en ella. Sin embargo, hay una parte del peso que ganó que todavía tardará unos meses en perder. De hecho, si va a amamantar a su bebé, tendrá que añadir a su dieta de embarazada unas 200 calorías más. Necesita comer lo mejor posible y tomar muchos líquidos para darle a su bebé leche de la mejor calidad (ver Capítulo 3).

Sexo

Seguramente su doctor le recomendará que espere de cuatro a seis semanas para iniciar de nuevo las relaciones sexuales con su esposo, pero a excepción de la penetración, todo lo demás está permitido.

Si tuvo una episiotomía o sufrió desgarros, puede que le preocupe cómo serán sus relaciones sexuales. El tejido del perineo sana bastante rápido y seguramente, para cuando hayan pasado cuatro o seis semanas, se sentirá casi totalmente recuperada, pero en cualquier caso, es usted quien debe decidir si se siente bien o no.

Experimentar con diferentes posturas puede ayudarle a encontrar una posición que no le moleste. Si está amamantado, también puede necesitar encontrar nuevas posturas porque los pechos llenos de leche pueden dolerle al ser presionados por el peso de su pareja. Por otra parte, los nuevos cambios hormonales por los que estará pasando quizás hagan que usted no tenga tanta lubricación como antes. Las cremas lubricantes que venden en las farmacias le ayudarán.

Además de la recuperación física, encontrar tiempo para mantener vivo el romance con su pareja es uno de los retos de los nuevos padres. Un bebé demanda mucho tiempo y mucha atención tanto de día como de noche. Sin embargo, sentirse conectada a su compañero o esposo en estos momentos de ajuste familiar es muy importante. Entre el horario de atención al bebé y el horario de trabajo de su esposo, puede que pasen semanas sin que tengan un minuto para ustedes dos. Intente hacer una cita romántica con su pareja cada semana. No es necesario salir a ningún lado, puede crear un ambiente romántico y especial con unas velas y un poco de música para platicar y reconectar, aunque sólo sea durante unas horas.

Anticonceptivos

Una creencia muy popular es que cuando una mujer está amamantando, no puede quedar embarazada. Es cierto que a muchas mujeres que están dando pecho a su bebé les desaparece el periodo, pero precisamente por eso es un método muy poco fiable. Una mujer que está amamantando puede ovular en cualquier momento, sin necesidad de haber tenido el periodo antes, y no hay forma de saber cuándo tendrá la ovulación.

Quedar embarazada justo cuando acaba de tener un bebé no es muy buena idea. Su cuerpo necesita recuperarse del gran esfuerzo que ha hecho durante el embarazo. Lo ideal es espaciar los hijos entre dos y cinco años.

Consulte con su doctor sobre qué método puede usar para evitar el embarazo. Con la píldora anticonceptiva, ciertas pequeñas cantidades de hormonas pueden pasar a través de la leche materna, especialmente aquellas que contienen un nivel más alto de estrógenos. Sin embargo, esto depende del tipo de píldora y de cuantas veces amamante a su bebé.

ESTADO EMOCIONAL

Dos o tres días después del parto, puede empezar a sentirse triste y con ganas de llorar por cualquier motivo. También es posible que tenga repentinos cambios de humor, y que después de sentirse llena de alegría y de energía, se eche a llorar sin saber por qué. El gran cambio hormonal que está experimentando, junto con el cansancio acumulado, son probablemente las razones. Muchas madres pasan por este periodo que en inglés se conoce como los *baby blues* (tristeza del bebé).

Son cambios naturales y lo mejor que puede hacer es abrirse a ellos. Llore cuando tenga que llorar. En un par de semanas como mucho, todo esto habrá desaparecido.

Pero a pesar de que es un estado pasajero, es muy importante que descanse lo más posible y se alimente de la forma adecuada porque la falta de sueño y la debilidad contribuyen a que los problemas emocionales del posparto se agraven.

"Con el segundo bebé tuve depresión. Con los dos niños se hacía difícil; lloraba por nada y la falta de sueño era peor. No tenía a nadie de mi familia conmigo ni a nadie a quien le pudiera dejar a los niños, así que tuve que llevar yo toda la carga. Lo bueno es que supe reconocer lo que era y conseguí ayuda. Cuando no lo reconoces, es cuando te pones mal".

—*Leticia Gómez*

Si observa que la tristeza no pasa al cabo de dos semanas, se hace más profunda o comienza a tener ideas acerca de dañar a su bebé o a usted misma, debe ponerse en contacto inmediatamente con su doctor porque puede ser el comienzo de una depresión posparto (ver página 352).

CONSEJOS Y TRADICIONES

Una de las mejores tradiciones latinas en el periodo del posparto es la cuarentena. En los tiempos antiguos la mamá se dedicaba por cuarenta días a reposar y cuidar exclusivamente de su bebé, mientras otros miembros de la familia atendían las necesidades de la casa y de los otros niños, si los había. Si tiene familiares cerca, le recomiendo que intente seguir la versión más parecida posible a la cuarentena tradicional, porque al cabo de ese periodo se va a sentir como nueva.

Durante la cuarentena, hay una serie de prácticas que se realizaban a menudo. Dependiendo de lo tradicional que sea su familia, puede que haya familiares que insistan en que tome purgantes o que evite una serie de comidas frías o frutas. Aunque el periodo de descanso de la cuarentena es lo más saludable que puede hacer después del parto, hay otras prácticas con las que debe tener cierta precaución.

- *Purgantes.* Tradicionalmente se toman para ayudar a limpiar el útero después del parto, pero la verdad es que los purgantes no van a ayudarle mucho en este aspecto, porque no influyen en lo que ocurre en las paredes de su útero. Como mucho, pueden darle una diarrea desagradable y si está amamantando, pueden ser bien peligrosas para su bebé porque pasan a través de la leche.

- *Alimentos y bebidas frías.* Es una tradición que se remonta a las creencias médicas del siglo XVI donde las enfermedades y síntomas se trataban dependiendo de si eran "frías" o "calientes". El posparto es un periodo caliente y, según la tradición, hay que evitar las cosas frías para no crear un desequilibrio. El único problema con esta tradición es dejar de comer frutas, vegetales u otros alimentos que se consideren fríos, pero que son muy necesarios para su salud, especialmente después del parto.

- *Frío en la matriz.* La creencia es que entra frío en la matriz si no se descansa de forma adecuada. Para tratarla se usa el té de damiana. Hay que tener precaución con este té porque estimula el sangrado.

Si usted lleva tiempo viviendo en Estados Unidos y tiene familiares que conservan estas tradiciones, puede que le sea difícil balancear todos los consejos y opiniones referentes a cómo cuidarse y cómo cuidar de su bebé, con lo que usted y su pareja consideran la forma adecuada de hacerlo. Realmente no se trata de una decisión radical entre lo tradicional y lo moderno. El éxito está en escoger lo mejor de cada mundo. No les diga a sus familiares que son anticuados, escúchelos y dele gracias a la persona por sus conocimientos y su preocupación por usted. A veces, las abuelitas, tías, mamás y otras personas que no están muy integradas a la forma de vida estadounidense, se toman este rechazo como una ofensa personal, como que estamos rechazando quiénes son y lo que tienen que ofrecer. Al fin y al cabo, a ellas les fue bien durante generaciones. Hágales preguntas sobre cómo se hacían las cosas en sus tiempos: las historias familiares siempre son fascinantes. Comparta con ellas la información que usted tiene y establezca sus límites con amor.

Cuándo llamar al doctor

No hace mucho tiempo, una hemorragia o una infección después del parto eran situaciones muy serias que podían acabar con la vida de la madre. Gracias a los avances médicos de hoy en día, tragedias de este tipo ya no son tan comunes, siempre y cuando se reciba atención inmediata. Las hemorragias después del parto pueden pasar de leves a graves en cuestión de minutos. Por eso, aunque no tenga seguro médico, es muy importante que acuda a una clínica o centro de urgencias en caso de que experimente cualquiera de los síntomas siguientes:

- *Hemorragia*. En los primeros días después del parto el sangrado puede ser abundante, pero debe hablar con su doctor inmediatamente, o acudir al hospital o centro de emergencia más próximo, si está empapando una compresa o toalla sanitaria cada hora, durante varias horas. También debe ponerse en contacto con su doctor si el sangrado tiene un color rojo intenso.

- *Coágulos*. Es normal expulsar coágulos en las primeras semanas después del parto, pero son motivo de preocupación cuando su tamaño es mayor que el de una nuez con cáscara.

- *Mal olor*. Si percibe que el sangrado tiene mal olor, esto puede ser síntoma de una infección posiblemente por algún resto de placenta que no se ha expulsado.

- *Fiebre*. La fiebre y los escalofríos indican que algo no marcha bien. Es normal que su temperatura esté un poco más elevada de lo normal después de dar a luz, pero si está por encima de los 100.4 grados Fahrenheit (38º centígrados) debe hablarle al médico.

- *Infección en los puntos*. Si ve que el área donde le dieron los puntos de la cesárea o del desgarro o episiotomía está enrojecida, hay una descarga de líquido que puede oler mal o un dolor que no mejora, puede ser que algún punto se le haya infectado. Observe si las heridas están encarnando o no han cerrado bien.

- *Dificultad al orinar*. Es común que le cueste trabajo orinar en las horas siguientes al parto, pero si esta condición continúa y, además, siente dolor cuando va al baño, debe hablar con su médico porque puede deberse a una infección en la vejiga o los riñones.

- *Dolor o inflamación en el abdomen*. Los entuertos o contracciones después del parto duran de dos a cinco días y los sentirá más cuando esté amamantando. Sin embargo, un dolor que no mejora o que empeora si se toca el abdomen puede deberse a otras razones.

- *Dolor en los pechos*. A veces, uno de los conductos por los que sale la leche se tapona. La leche no puede salir y se produce una infección. Puede sentirlo como un bultito que está caliente, de color rosado y que le duele al tocarlo. Las infecciones en el pecho se conocen como mastitis y pueden producir fiebre.

- *Dolor agudo en el pecho*. Este tipo de dolor puede deberse a un coágulo en sus pulmones. Es una emergencia grave y debe ponerse en contacto con su doctor enseguida o acudir a un centro de emergencias. Aunque al final no se trate de nada serio, no debe esperar "a ver si pasa" cuando sienta un dolor así.

- *Dolor en un punto del muslo o pantorrilla*. Puede deberse también a un coágulo. Se siente como un punto sensible que le duele al tacto y está enrojecido o caliente. Ponga las piernas en alto y hable con su doctor o con el servicio de emergencias.

- *Depresión profunda, miedo de dañar al bebé*. Es normal sentirse triste y llorosa en las primeras semanas después del parto, pero si se siente muy deprimida e ideas extrañas empiezan a pasarle por la cabeza, debe hablar con el doctor cuanto antes. Vea la sección dedicada a la depresión posparto más adelante (ver página 352).

Aunque pueda parecerle que algunos de estos síntomas "no son nada", debido a que algunas de estas condiciones pueden empeorar en cuestión de horas, es importante que no espere hasta el último momento. Más vale una llamada o un viaje en balde al hospital, que una emergencia sin atender. Recuerde que ahora tiene una personita que depende de usted.

A las seis semanas de haber dado a luz, su obstetra/ginecólogo(a) querrá verla de nuevo. En esta cita le harán un examen interno para asegurarse de que su útero ha regresado a su tamaño normal. También le examinarán la incisión de la cesárea o los puntos de la episiotomía si los tuvo. Asimismo, le medirán la presión sanguínea y comprobarán su peso. Este es un buen momento para saber si sus niveles de azúcar están en un rango normal, en caso de que tuviera diabetes del embarazo.

El bebé

Aspecto

Aunque para la mayoría de las mamás no hay nada más hermoso que su bebé, es posible que cuando lo tenga en sus brazos por primera vez no le vea mucho parecido con los que salen en los comerciales de pañales o de fórmula. No se preocupe, porque el aspecto cambiará bastante en los próximos días o semanas.

- *Cabeza:* la forma puede ser puntiaguda o "moldeada" por el paso por el canal vaginal. La naturaleza es muy sabia y los huesos de la cabeza de los bebés se montan ligeramente entre ellos para permitir el nacimiento. Otras veces hay un poco de hinchazón en la parte de atrás o a los lados. La cabeza del bebé tiene dos puntos blandos llamados "fontanelas" en las que estos huesos todavía no se han cerrado.

- *Rostro:* los párpados pueden estar hinchados y a veces hay un pliegue de piel por debajo de los ojos porque la nariz todavía no tiene forma y el exceso de piel se acumula ahí. En ocasiones hay unas marcas rosadas en la piel que van desapareciendo gradualmente o unas pequeñas espinillas blancas que también se reabsorben después. Los ojos de los recién nacidos son de color azul grisáceo y cambian de color en los meses siguientes.

- *Piel:* hay bebés que nacen con un ligero vello en los hombros, espalda y brazos. Son restos del lanugo que les recubrió durante su estancia en el útero y desaparece al cabo de unos días. También pueden tener áreas en las que la piel se están descamando. Esta es la piel que estaba en contacto con el líquido amniótico, que ahora se está adaptando al aire. Las uñas son muy finas, casi como si fueran de papel, y pueden estar largas.

- *Genitales:* suelen estar hinchados debido a las hormonas maternas antes de nacer. A veces, las niñas tienen un flujo vaginal blanquecino con poco de sangre durante unos días y los pechos, tanto en los niños como en las niñas, pueden estar inflamados.

Su pediatra, o el pediatra del hospital, verá a su bebé poco después de nacer y hará otra visita a las 24 horas. Consulte con él/ella cualquier cosa que le preocupe.

Peso

El peso promedio de un bebé nacido al término del embarazo está alrededor de las 7 libras. Las latinas tenemos tendencia a tener bebés grandes, alrededor de las 8 libras. En los primeros días, la mayoría de los bebés pierden un poco de peso. Esto es muy normal y no debe sentirse culpable pensando que no tiene suficiente leche o que no le está dando a su bebé la nutrición que necesita. Su pediatra le confirmará que todo está bien.

¿Qué hace un recién nacido?

Generalmente por este orden: dormir, comer o llorar. En las primeras horas después de haber nacido suelen estar muy alertas y miran con atención la cara de su mamá y de su papá. Los recién nacidos pueden dormir hasta 16 horas diarias, pero no seguidas. Después de tomar pecho duermen tres o cuatro horas, o incluso más, hasta la siguiente toma.

Los recién nacidos no tienen el sueño ajustado todavía al patrón normal y duermen en periodos cortos. Su bebé está ajustándose a muchas nuevas sensaciones durante los primeros días. Al principio no sabrá distinguir bien cuándo es de día y cuándo es de noche. Es posible que duerma siestas muy largas durante el día y luego no quiera dormir de noche. Para ayudarle a que se vaya ajustando a un horario normal, amamántelo de noche casi a oscuras y sin ruidos, cántele suavemente, pero no hable con él ni le mire a los ojos u otras actividades que puedan excitarlo.

También es posible que su bebé no esté durmiendo tanto y se muestre inquieto o llore a pesar de estar limpio y alimentado. El llanto de un bebé es un sonido creado para hacer reaccionar a los humanos. No hay muchas personas que puedan ignorarlo. Tiene sentido, porque esta es la única forma en la que su bebito le puede decir que necesita atención. Un bebé llora por muchos motivos, pero los más comunes son: tiene hambre, tiene el pañal sucio o se siente incómodo. Piense que para ellos es un gran cambio abandonar el lugar oscuro, calientito y apretado en el que ha estado en los últimos meses, donde no tenía que preocuparse de pedir su comida ni de pañales molestos, ruidos o cambios de temperatura.

¿Se ha fijado que las mujeres casi siempre cargan la cabeza del bebé en el brazo izquierdo? El corazón se oye más en el lado izquierdo y su bebé ha tenido este ritmo de fondo durante muchos meses. Si se siente inquieto, trate de tenerlo en sus brazos lo más posible. No lo está malcriando, sino atendiendo las necesidades de su bebé. Ya habrá tiempo más adelante para establecer límites.

Posiciones para dormir y SIDS

SIDS son las siglas en inglés de Síndrome de Muerte Súbita del Bebé. Es la muerte súbita y sin explicación de un bebé sano. El bebé muere mientras está durmiendo, sin que sus padres o cuidadores noten nada. El Síndrome de Muerte Súbita del Bebé sigue siendo un misterio médico, pero en los últimos diez años, desde que los doctores están recomendando que el bebé duerma sobre su espalda, el número de muertes se ha reducido en un 40%. Además de poner a su bebé a dormir sobre la espalda, hay otras medidas que puede tomar para reducir el riesgo de muerte súbita:

- No deje en la cuna animales de peluche, mantas o colchas, almohadas o cualquier otro objeto que pueda cubrir el rostro del bebé, y utilice un colchón firme.
- Asegúrese de que el bebé no tenga demasiado calor.
- No permita que nadie fume delante de su bebé.

Meconio

El meconio son las primeras heces fecales del bebé. Son de color verde muy oscuro o casi negro y de una textura muy pastosa, casi como brea. El meconio aparece entre las primeras 12 y 48 horas. Cuando su bebé estaba en su vientre, tragaba líquido amniótico constantemente. Flotando en el líquido hay restos de células de la piel, vello y mucosidades que se van acumulando en el intestino del bebé y crean el meconio.

La consistencia y color de las heces del bebé cambiarán en los próximos días a un color verdoso amarillento parecido a la mostaza, si está tomando pecho, y más verdoso, si lo está alimentando con fórmula.

Ombligo

El cordón umbilical de su bebé se irá secando poco a poco hasta que se caiga alrededor de una semana o dos después del nacimiento. Lo mejor para que se cure más rápido es mantener el área seca y al aire, y limpiarla un par de veces al día con un palito de algodón con alcohol. Doble la parte de la cintura del pañal durante algunos días para que no cubra el cordón. Los fajeros o bandas para "meter el ombligo" pueden causar infecciones (ver página 342).

Si observa que el área alrededor del ombligo está enrojecida o tiene mal olor, consulte con su pediatra porque es muy posible que se haya infectado.

Consejos y tradiciones

Nuestras madres y abuelas nos criaron con mucha menos información científica de la que nosotras tenemos acceso hoy en día. Algunas de las costumbres que se vienen repitiendo durante generaciones se remontan a tradiciones de hace miles de años. Es posible que su mamá, su suegra u otros familiares, o incluso usted, sigan practicando algunas. Pero si a usted esto le parecen historias anticuadas, puede haber choques con sus familiares sobre qué es lo que se debe o no se debe hacer con un recién nacido.

La mejor arma contra estos conflictos es la información. Si se trata de una tradición espiritual que no representa ningún peligro para el bebé y que le va a dar gusto a su mamá o a su suegra, ¿por qué no? Muchos latinos en Estados Unidos utilizan una combinación de medicina actual con tradiciones espirituales. Una buena limpieza o barrida de la casa antes de llevar al bebé o un ritual para espantar el mal de ojo pueden ser experiencias beneficiosas, aunque sólo sea para no crear conflictos en la familia. Sin embargo, hay otras costumbres e interpretaciones de lo que le puede estar ocurriendo al bebé con las que debe tener cuidado.

Caída de mollera o caída de varillas. Se refiere al hundimiento que se produce en las fontanelas del bebé (el punto que todavía no se ha cerrado en la cabeza). Cuando hay caída de mollera, el bebé se muestra irritable o sin alegría, tiene problemas digestivos o llora con frecuencia. Según la tradición popular, esto puede ocurrir a consecuencia de un susto o caída o de retirar el pezón de la boca del bebé demasiado rápido (el bebé chupa demasiado fuerte y se hunde la fontanela). O también porque alguien tenga la vista fuerte y le dé ojo al bebé. La caída de mollera tiene poco que ver con esto y los remedios tradicionales, como agarrar al bebé por los pies, ponerlo cabeza abajo y golpear las plantas de los pies para que la mollera "salga hacia fuera de nuevo", o empujarle el paladar, son bastante peligrosos.

En realidad, lo que ocurre cuando hay una caída de mollera es que el bebé se ha deshidratado y necesita atención médica lo antes posible. Al disminuir la presión de los fluidos en el tejido cerebral, la fontanela se hunde. No se debe agarrar a un bebé por los pies y darle la vuelta o apretarle el paladar porque puede causar otros problemas, pero el verdadero riesgo está en no tratar la deshidratación. Un bebé deshidratado puede enfermarse muy gravemente. No basta con darle más líquidos: necesita atención especial. Hable con su pediatra cuanto antes si ve que su bebé tiene la fontanela hundida, y siempre que observe un comportamiento diferente al habitual.

Hernia en el ombligo. Una costumbre muy común en la cultura latina es ponerle un fajero al bebé o una cinta adhesiva para evitar la hernia en el ombligo, o que el ombligo quede salido. El ombligo es la cicatriz que deja el cordón umbilical, el conducto por el que se ha estado alimentando el bebé dentro del útero durante el embarazo. En los músculos del abdomen del bebé había un huequito para que el cordón pudiera pasar hasta adentro del bebé. Después de nacer, los músculos crecen y recubren este espacio interno. Hay ocasiones en que este proceso es más lento, y parte del contenido del abdomen puede salir por esa abertura, creando como un globo que sale por el ombligo.

La presión de un fajero o banda en esa área no influye sobre si se cierra el agujerito o no. De hecho, puede causar más problemas que beneficios. Por un lado, la presión en el abdomen puede provocar dificultades para digerir en el bebé o incluso vómitos. Por otro, si se aplica una moneda, canica u otro objeto, la herida se puede infectar. Lo mejor es tratar esa zona como se trata cualquier otra herida, desinfectándola periódicamente y dejándola al aire para que sane. Los músculos del abdomen harán su trabajo y cerrarán ese orificio interno. Las hernias se suelen cerrar solas a cabo de unos meses y, si no lo hacen, se reparan con una cirugía.

CORRIENTES DE AIRE. No hay teoría científica ni libro sobre pediatría que haya conseguido hacer cambiar a mi mamá de opinión sobre los peligros de las corrientes de aire y el frío para un bebé. Es cierto que los bebés no regulan la temperatura igual que un adulto, pero esto sólo ocurre durante las primeras 24 a 48 horas. Estas creencias son una mezcla entre tradiciones aztecas y la teoría del equilibrio de temperaturas de los médicos europeos del siglo XVI. El bebé se puede sentir muy incómodo y sudar en exceso si está demasiado abrigado.

SUSTO O ESPANTO. En teoría puede afectar igualmente a bebés o a adultos después de haber presenciado algo que les asustó o después de una caída o accidente. Cuando un bebé ha sufrido un susto puede llorar con frecuencia, mostrarse ansioso, no querer comer u otros síntomas. El curandero, además de ejercer una influencia espiritual para reparar el susto, puede dar un té de hierbas al bebé. Todo lo que tenga que ver con el espíritu es magnífico, pero tenga cuidado con las hierbas, porque en los bebés, pueden ocasionar desde diarreas hasta trastornos graves. Hable con su pediatra sobre los síntomas de su bebé porque pueden deberse a otro problema.

MAL DE OJO. De acuerdo con está creencia, una persona con la vista fuerte puede causar ojo en otras, especialmente en bebés y mujeres. Los síntomas del mal de ojo incluyen llanto continuo, fiebre, mostrarse asustado y otros síntomas. Para proteger a los bebés del ojo se usa un brazalete rojo o rosado o un ojo de venado, una semilla que se vende en muchos mercados latinos para colgar alrededor del cuello o en la muñeca. Este tratamiento es inofensivo, pero tenga cuidado de no colgar cosas alrededor del cuello de su bebé para evitar accidentes. Si ve que el bebé actúa diferente, hable con el pediatra porque puede haber una enfermedad que hay que tratar.

ENVOLVER AL BEBÉ. Esta práctica tiene bastante sentido y de hecho se usa con frecuencia en hospitales. Consiste en envolver al bebé como tamal en una mantita o tela ligera. En ciertas culturas latinas es importante no dejar que mueva las manos, sobre todo cuando llora, porque se puede asustar al verlas delante de la cara. Aunque esto no está comprobado, lo que sí se sabe es que cuando el bebé está envuelto como tamalito, tiene la misma sensación que cuando estaba en el útero; se siente recogido y seguro y esto le puede ayudar a calmarse, sobre todo en los primeros días.

REMEDIOS Y HIERBAS. Hay muchos remedios en las culturas latinas para tratar a bebés que tienen cólico o que no duermen o se alimentan bien, desde baños de hojas de lechuga hasta té de orégano. Las hierbas no son inofensivas y menos en una criatura que no tiene su sistema digestivo adaptado a otra cosa que no sea leche materna. Pueden provocar diarreas, vómitos o deshidratación, incluso si le llegan a través de su leche materna. No permita que nadie le dé ningún remedio casero a su bebé sin antes haber consultado con su pediatra.

Cuándo llamar al médico

Los pediatras están acostumbrados a recibir numerosas llamadas de madres primerizas en las primeras semanas de vida del bebé. Es normal; no nacen con un manual de instrucciones y al principio se ven tan frágiles, que cualquier cosa nos asusta. Más valen preguntas, por simples que estas parezcan, que emergencias. Pero hay una serie de síntomas a los que tiene que prestar atención y ponerse en contacto con su pediatra de inmediato:

- *Fiebre:* la temperatura normal de un bebé está entre los 96 y 98 grados Fahrenheit (35.5 a 36.6 centígrados), tomando la temperatura debajo del brazo.

- *Dificultad para respirar:* el bebé hace esfuerzos para respirar, abriendo las ventanillas de la nariz.

- *Pañales:* menos de seis pañales húmedos y tres con heces después de las primeras 48 horas.

- *Pérdida de apetito:* el bebé no muestra interés por la comida. Los recién nacidos lactan alrededor de 8 ó 12 veces al día.

- *Color amarillento:* se conoce como ictericia (*jaundice* en inglés). La piel o el blanco de los ojos del bebé adquieren este color por el exceso de una sustancia llamada bilirrubina.

- *Sueño:* falta o exceso de horas de sueño. Más de seis horas seguidas después del primer día o periodos de más de seis horas sin dormir.

Amamantar

Estudio tras estudio, los científicos han estado confirmando durante las últimas décadas lo que la madre naturaleza ya sabía desde hace millones de años: el mejor alimento para un bebé es la leche materna. Amamantar es también muy beneficioso para usted. Cuando le da el pecho a su bebé durante seis meses o más, está reduciendo sus posibilidades de tener cáncer de pecho y de ovario, al igual que osteoporosis. Para su bebé, las ventajas son innumerables y han sido comprobadas en diferentes estudios en todo el mundo. Entre otras cosas los bebés amamantados:

• Tienen menos probabilidades de desarrollar cáncer que los que no lo fueron, si tomaron pecho durante al menos seis meses.

• Los bebés amamantados tienen tres veces menos probabilidades de morir por el Síndrome de Muerte Súbita del Bebé.

• Los niños alimentados con leche materna tienen menos infecciones respiratorias y menos problemas de presión arterial y acumulación de peso que los alimentados con fórmula.

• Los bebés amamantados tienen mejor visión en los primeros meses de vida y coeficientes intelectuales más altos después.

❦

La fórmula es un alimento de calidad inferior comparado con la leche materna. No es posible reproducir en una fórmula lo que usted le está dando a su bebé en su leche.

A través del calostro, la sustancia amarillenta que sale de sus pechos en los primeros días después del parto, le está dando a su bebé inmunidad a muchas enfermedades que usted ya pasó. Por medio de su leche, su bebé tiene la cantidad exacta de grasas, proteínas y aminoácidos necesarios para desarrollarse lo mejor posible y, además, está a la temperatura correcta. Los beneficios de amamantar son tan grandes que la Academia de Pediatría Americana recomienda que le dé el pecho a su bebé al menos un año.

Esto no es nuevo en la cultura latina, donde lo normal ha sido siempre amamantar al bebé. Sin embargo, a medida que las latinas nos vamos adaptando a la vida en Estados Unidos, le damos el pecho menos a nuestros bebés, o se lo damos sólo por unos pocos meses. Sólo tres de cada diez mujeres continúan amamantando a sus bebés seis meses después de haber dado a luz.

Horarios

Hay varias teorías sobre si es mejor amamantar cuando el bebé lo pide, o en un horario más o menos fijo. Al menos en los primeros días los doctores recomiendan que se amamante al bebé cada dos o tres horas, tanto de día como de noche. Más adelante, el bebé empezará a lactar cada tres o cuatro horas. Aunque el bebé esté dormido debe despertarlo para alimentarlo.

Un bebé que duerme horas y horas seguidas y no pide alimento, no es un bebé bueno, sino un bebé enfermo.

Una de las ventajas de establecer un horario de comidas con el bebé es que seguramente empezará a dormir también a horas regulares y usted podrá planificar su vida y su descanso más fácilmente. Pero si su bebé tiene hambre antes de las dos horas, no aguante hasta entonces. Si quiere comer es porque lo necesita.

En los primeros días después de nacer, los bebés son muy frágiles todavía y pueden deshidratarse fácilmente. Si vive en un clima caluroso, pregunte a su pediatra si debe darle agua, además de amamantarlo. La mejor forma de saber si su bebé está tomando el líquido adecuado es contar los pañales húmedos que le cambia.

Cada 24 horas, su bebé debe tener al menos seis pañales húmedos con orina y tres con deposiciones de color mostaza, si está amamantando, o verdoso, si le está dando fórmula.

Los nuevos pañales son de lo más eficiente y a veces es difícil saber si están siquiera húmedos, pero fíjese bien porque es importante para saber si está hidratado.

Dificultades de la lactancia

A pesar de lo bueno y lo natural que es amantar al bebé, al principio puede serle difícil. La idea de amamantar puede gustarle mucho antes de dar a luz, pero si después los pezones le duelen, o el bebé sólo quiere estar en su pecho y no hay forma de dormir por la noche, la idea de darle fórmula puede empezar a parecerle mucho más práctica.

"La bebé me agarraba sólo un seno nada más, el otro no. Se me empezó a lastimar porque no había descanso. Daba igual que me pusiera así o asá, no agarraba el otro. Tenía que sacarme leche con una pompa porque se me engordaba".

—*Ana Miriam La Salle*

"Rompí dos sillas de los brincos que pegaba cada vez que me ponía la niña al pecho. El primer mes fue horrible porque a las dos semanas se me agrietó el pezón y me dolía mucho, tanto que pensé en dejarlo. Pero poco a poco se mejoró. Ella misma me lo curó".

—*Victoria Long*

No se desanime porque la mayoría de las mamás hoy en día pasan por esto. Para empezar, muchas de nosotras no tenemos la red de apoyo con la que contaron nuestras madres o abuelas.

Amamantar no es algo automático. Es una actividad que usted y su bebé tienen que aprender juntos.

El hecho de que sea la forma natural de alimentarse de su bebé, no quiere decir que usted tenga que saber instintivamente cómo hacerlo ni tampoco él o ella. Las dificultades más comunes son:

- *La leche no baja.* La leche no aparece inmediatamente después de que usted tenga a su bebé. Suele tardar unos tres días después de un parto natural y hasta cinco luego de una cesárea. Lo primero que producen sus pechos es calostro, una sustancia amarillenta que es como oro para su bebé. Esa sustancia no sólo tiene alimento, sino muchos anticuerpos que le protegerán de enfermedades. El calostro aparece en cantidades tan pequeñas al principio que le puede parecer que sus pechos no están produciendo nada. Pero aunque no lo vea, el calostro está ahí. Quizás todo lo que tenga al cabo de un día sean un par de cucharaditas, pero eso es todo lo que su bebé puede digerir por el momento. A veces puede llorar o parecer incómodo y es posible confundir esto con hambre. El bebé se está adaptando a su nuevo medio ambiente pero esté tranquila, porque lo que están produciendo sus pechos, aunque no lo vea, es suficiente para alimentarlo. La mejor forma de que llegue la leche cuanto antes es amamantar con frecuencia. Verá como dentro de poco empieza a ver el calostro y en unos días empezará a cambiar de color para convertirse en leche. Por cierto, el tamaño de los pechos no tiene nada que ver con la cantidad de leche que usted puede tener.

- *Engordamiento de los pechos.* Cuando la leche finalmente aparece, se puede producir un molesto engordamiento de los pechos. Amamantar lo más posible es la mejor forma de aliviarlo, pero aun así puede que le molesten mucho. Una bomba de leche le puede ayudar a vaciar sus pechos más rápidamente. La leche se puede guardar en el refrigerador o incluso congelarla. Pero si sigue con molestias, este es un remedio natural bastante efectivo: compre una col morada, lave bien y seque las hojas, cubra sus pechos con ellas y póngase encima un brasier o sostén para sujetarlas. Déjelas unas cuantas horas y verá como la inflamación se rebaja. Use sólo este remedio si vaciarse los pechos no le funciona.

- *El bebé no toma el pezón correctamente.* Lactar es un proceso de aprendizaje también para el bebé y necesita paciencia y constancia. La mejor posición para empezar es acunándolo en sus brazos, con una almohada debajo, para elevarlo a la altura de su pecho. Lo más importante es que el bebé abra la boca lo suficiente para que tome todo el pezón. Para que abra bien la boca puede tocarle los labios con el pezón, rozarle el dedo con la mejilla, o empujar un poco la barbilla hacia abajo con el dedo. En cuanto abra bien la boca, llévelo rápidamente al pezón, no estire de su pecho para llevarlo a su boca. Todo el pezón debe quedar en su boca, porque si sólo toma la punta le dolerá y le irritará los pezones. Si esto ocurre, introduzca un dedo limpio con cuidado entre el pezón y la boca del bebé para romper la succión. Es muy posible que su bebé no tome bien el pezón a la primera y tenga que intentarlo de nuevo hasta seis y ocho veces, o más, para que abra más la boca de forma adecuada. No se desespere. Tómese su tiempo, su bebé y usted aprenderán con la práctica.

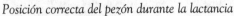

Posición correcta del pezón durante la lactancia

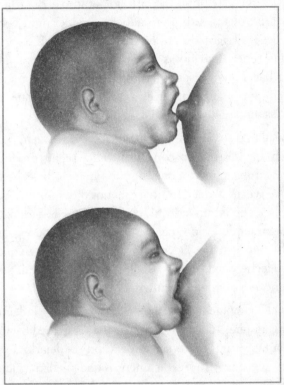

- *Pezones adoloridos*. En ocasiones, poco después de haber empezado a amamantar los pezones pueden están adoloridos o agrietados. Tener un bebé succionando con fuerza es un trabajo duro. Generalmente, cuando más duele es cuando toman el pezón al principio, pero una vez que se acomodan y empiezan a lactar, es menos molesto. A menudo, los pezones se irritan porque el bebé no lo ha tomado correctamente. Para aliviar la irritación lo mejor es ponerse unas gotas de leche en todo el pezón y dejar que se seque al aire. No use cremas, porque le taparán los poros del pezón y, además, el bebé puede tragarlas. Tenga un poco de paciencia, porque esto también mejorará. Si le resulta tan molesto que no puede dar de mamar a su bebé, debe usar una bomba de pecho para vaciar la leche. Usted puede controlar la intensidad de la bomba.

- *Cansancio.* Los bebés comen al principio cada hora y media a tres horas. Pero las horas hay que contarlas desde el principio de cada toma. Es decir que si su bebé se amamanta cada dos horas y tarda media hora en hacerlo, eso significa que entre toma y toma tendrá hora y media. Este horario continuo durante el día y la noche puede agotar a un regimiento. Pero aunque atender a un bebé recién nacido puede ser agotador, es posible amamantar a su bebé y sobrevivir. Para tener unas horas de descanso, puede usar una bomba de leche y hacer que su esposo u otro miembro de la familia lo alimente. También puede amamantar en la cama. Créame que a medida que pasan las semanas, todo se va haciendo más fácil.

- *Regreso al trabajo.* No es fácil amamantar y trabajar, pero a pesar de ello hay madres que lo consiguen. Para seguir produciendo leche mientras trabaja, tendrá que usar una bomba de leche en el trabajo dos o tres veces al día durante al menos diez minutos y después conservar la leche en un sitio fresco. Hay bombas de leche que le permiten extraer de los dos pechos al mismo tiempo y guardar la leche en bolsas refrigeradas. Debe planear de antemano en qué lugar podrá sacar su leche y cada cuánto tiempo. Hay bombas que se pueden usar en el encendedor del automóvil.

- *Medicinas.* Hay medicinas que pasan a través de la leche materna y muchas mujeres, cuando tienen que tomar medicación, dejan de amamantar. Antes de tomar la decisión de dejarlo, explore con su doctor si existen otros medicamentos que puedan ayudarla y que no afecten al bebé. En muchas ocasiones, hay otras alternativas.

Apoyo

Una de las claves para amamantar con éxito durante meses es el apoyo que usted reciba. Si además del cansancio y las dificultades que pueda encontrar amamantando, no tiene un ambiente de apoyo a su alrededor, es mucho más fácil que opte por la fórmula. Prepararse con antelación para amamantar le facilitará mucho las cosas.

- *Hable con su esposo y sus familiares.* Explore qué tan importante es para ellos que usted amamante a su bebé y cómo piensan ayudarla. Amamantar requiere tiempo y dedicación y eso significa que, al menos hasta que sus rutinas estén establecidas, le dará menos atención a su compañero y a otros miembros de la familia.

- *Rente o compre una bomba de leche*. Esto le permitirá vaciar sus pechos si engordan con leche y también que otras personas la puedan ayudar en la alimentación del bebé.

- *Busque un grupo de apoyo de amamantamiento*. No hay nada como compartir con otras madres las dificultades de amamantar. Además de no sentirse sola, podrá escuchar otras ideas para superar las dificultades y se sentirá más estimulada a continuar. Hay una organización que se llama La Leche League, dedicada a promover el amamantamiento. Aquí le informarán sobre dónde encontrar apoyo en su comunidad (ver lista de contactos).

- *Haga una cita con la consultora de amamantamiento del hospital*. Ella le dirá cómo puede prepararse, qué medidas tomar si tienen los pezones invertidos y dónde encontrar una bomba de leche o un grupo de apoyo.

Fórmula

Hay ocasiones en las que a pesar de tener las mejores intenciones, amamantar no es posible, o no es posible hacerlo durante el tiempo suficiente. Otras veces una madre, por los motivos que sean, prefiere no hacerlo. Afortunadamente, hoy en día existen fórmulas que permiten alimentar a un bebé sin problemas.

En cualquier supermercado encontrará fórmulas para todas las ocasiones y situaciones: de soya, con hierro, sin hierro, sin lactosa, para los primeros meses o para después, en paquetes de viaje o en tamaño económico, en polvo o ya preparadas, etc. Las leches en polvo son más baratas que las ya preparadas como líquido, pero al principio quizás se le haga más fácil usar las preparadas por unas semanas. Tenga cuidado al calentar la leche en el microondas porque hay puntos que pueden quedar demasiado calientes y quemar a su bebé.

Con los biberones para el bebé tiene también botellas y mamilas de todo tipo. Las que se llaman ortodónticas (*orthodontic*) en teoría promueven la buena formación de los dientes, imitando la forma del pezón de la madre en la boca del bebé, y se han vuelto muy populares en los últimos años. Pero si se siente confusa con tanta opción, hable con una consultora de lactancia para que la oriente.

Depresión posparto

Es bastante común sentirse triste o con muchas ganas de llorar de vez en cuando. Esta etapa suele pasar en un par de semanas como máximo, y lo único que necesita es un buen pañuelo para llorar a gusto y alguien que esté dispuesta a escucharla y apoyarla con cariño.

Sin embargo, a veces esos cambios hormonales, junto con el estrés y el cansancio que supone la adaptación a la nueva situación, pueden producir alteraciones químicas en el cerebro que acaben en una depresión posparto.

La depresión posparto es una enfermedad muy seria que necesita tratamiento y que no desaparece por sí sola.

La depresión posparto suele presentarse unas seis semanas después del parto y se prolonga durante meses o incluso años y empeora si no se busca ayuda. Más abajo encontrará una prueba psicológica que le ayudará a determinar si está sufriendo de depresión posparto, pero algunos de los síntomas más comunes de esta enfermedad son:

- Tristeza o falta de alegría durante la mayor parte del día, casi todos los días, durante al menos dos semanas
- Dificultad para concentrarse o tomar decisiones
- Ansiedad o apatía
- Cansancio
- Cambios extremos en el apetito o sueño
- Sensación de culpa o de ser una mala madre
- Pensamientos acerca de la muerte o suicidio
- Pensamientos acerca de dañar al bebé

Las latinas que padecen de depresión posparto se enfrentan con varios problemas, además de la depresión en sí. Por un lado, nuestra cultura pone un alto valor en la maternidad y no se entiende cómo una mujer que acaba de ser madre puede estar triste, sentir rechazo por el bebé o no tener ganas de hacer nada.

Por otra parte, las ideas o sentimientos que aparecen con la depresión posparto pueden ser muy penosos para la mujer y darle la sensación de que se está volviendo loca. A veces, aparecen ideas o fantasías sobre cómo dañar al bebé o a sí misma u otros pensamientos que se meten en la cabeza sin que la madre pueda hacer nada para controlarlos. La madre puede empezar a alejarse del bebé por miedo a llevar a cabo estos pensamientos. Otras veces puede empezar a sufrir ataques de ansiedad o de pánico.

En muchas culturas latinas, las enfermedades mentales no cuentan con demasiada simpatía. Se consideran algo penoso y un tabú que hay que ocultar. Es más aceptado tener una enfermedad física que mental. Parece como que la depresión es un problema de la voluntad: si uno quiere estar alegre y no deprimido, sólo tiene que esforzarse más en sentirse alegre.

Por todo lo anterior, aunque una madre esté experimentando síntomas claros de una depresión, puede preferir no mostrarlos o ignorarlos para ver si pasan. Otras veces, cuando una mujer tiene síntomas de depresión o ansiedad se dice que sufre de los *nervios*. Los nervios se entienden como el resultado normal de una situación que causa estrés o ansiedad y la forma tradicional de tratarla es tomando tes o infusiones o haciendo una cura espiritual.

La depresión posparto no responde a estos tratamientos porque es más que una reacción a ciertas circunstancias de la vida: es un desequilibrio químico en el cerebro que hay que reparar. Además, es una situación de lo más común. Cuatro de cada diez mujeres que dan a luz en Estados Unidos experimentan algún tipo de depresión posparto. Es una enfermedad mucho más común que la diabetes del embarazo o la hipertensión.

Hay ciertas situaciones que favorecen la aparición de la depresión posparto, como haber tenido una depresión, una depresión posparto anterior, haber estado deprimida durante el embarazo, estar en una relación abusiva o no tener el apoyo familiar o social adecuado.

Consecuencias de la depresión posparto

Los efectos de una depresión posparto pueden ser muy graves dependiendo del estado en el que se encuentre la enfermedad. En todos los casos, la salud de la madre se ve afectada y en muchos casos, también la del bebé. Las consecuencias más comunes son:

- Enfermedad física de la madre. Debido a que las enfermedades mentales no son bien aceptadas en la comunidad latina, es normal que una madre busque otra forma de expresar los efectos de una depresión y empiece a tener problemas físicos (dolores de cabeza, de espalda, etc.) Se acepta más que alguien esté deprimido, por cómo se siente físicamente, que por problemas mentales.

- Trastornos de la depresión como insomnio, falta de apetito, ansiedad, cansancio, irritabilidad y otros. El cansancio de cuidar de un bebé puede agravar estos síntomas.

- Las madres con depresión posparto tienen una actitud más negativa hacia sus bebés, que puede tener consecuencias emocionales para sus hijos.

- Todas las relaciones familiares se ven afectadas por el estado de una madre deprimida.

- En casos severos, una madre puede perder el contacto con la realidad a causa de la enfermedad y dañar a su bebé o dañarse a sí misma.

La experiencia de una depresión posparto suele ser tan devastadora, que hay muchas mujeres que deciden no tener más hijos para evitar la posibilidad de sufrirla de nuevo.

Tratamiento

La depresión posparto se puede tratar con buenos resultados. Cuanto antes comience el tratamiento, mejor suele ser la respuesta. El tratamiento más común es una combinación de medicación y terapia, como con la depresión regular. Unos medicamentos llamados inhibidores de la retoma de serotonina (SSRI por sus siglas en inglés: *Selective Serotonin Reuptake Inhibitors*) suelen ser bastante efectivos, aunque en las madres que están amamantando a veces se usa otro tipo de medicamentos. Un tratamiento que se está investigando con resultados muy positivos es la mezcla de un medicamento antidepresivo con estrógenos y progesterona.

El primer paso para obtener tratamiento es conseguir ayuda. Hable honestamente con su doctor sobre su estado. En la lista de contactos tiene lugares donde puede obtener ayuda. A pesar de que se sienta mal por los pensamientos que pueda estar teniendo, o por no poder ser la madre que usted se imaginaba que iba a ser, recuerde que hay y ha habido muchas otras mujeres en su misma situación que, con el tratamiento adecuado, vuelven a disfrutar de la vida, de sus bebés y de su nuevo papel como madres.

Prueba para determinar si sufre de depresión posparto

Hay una prueba psicológica que se viene usando desde hace años para saber si una mujer puede estar sufriendo depresión posparto. Haga la prueba sola. Marque la respuesta que indique cómo se ha sentido en los últimos siete días, y sume la puntuación que aparece, entre paréntesis, al final de cada respuesta.

1. He podido reír y ver la parte divertida de las cosas.
    a) Tanto como siempre (0)
    b) No tanto como siempre (1)
    c) Definitivamente no tanto como siempre (2)
    d) En absoluto (3)

2. Miro hacia delante con anticipación para disfrutar las cosas.
    a) Tanto como siempre (0)
    b) Menos que antes (1)
    c) Definitivamente menos que antes (2)
    d) Apenas (3)

3. Me he culpado a mí misma de forma innecesaria cuando las cosas han salido mal.
    a) Sí, la mayoría del tiempo (3)
    b) Sí, algunas veces (2)
    c) No muy a menudo (1)
    d) No, nunca (0)

4. Me he sentido ansiosa o preocupada sin motivo.
    a) No, en absoluto (0)
    b) Casi nunca (1)
    c) Sí, algunas veces (2)
    d) Sí, a menudo (3)

5. Me he sentido asustada, o con pánico, sin motivo.
    a) Sí, mucho (3)
    b) Sí, algunas veces (2)
    c) No, no mucho (1)
    d) No, en absoluto (0)

6. Me siento desbordada.
    a) Sí, la mayoría del tiempo siento que no puedo con las cosas (3)
    b) Sí, algunas veces siento que no llevo las cosas tan bien como antes (2)
    c) No, la mayoría de las veces me manejo bastante bien (1)
    d) No, no puedo con las cosas tan bien como antes (0)

7. Me he sentido tan triste que he tenido dificultades para dormir.
    a) Sí, la mayoría del tiempo (3)
    b) Sí, a veces (2)
    c) No, no muy a menudo (1)
    d) No, en absoluto (0)

8. Me he sentido triste o desgraciada.
    a) Sí, la mayoría del tiempo (3)
    b) Sí, a menudo (2)
    c) No muy a menudo (1)
    d) No, en absoluto (0)

9. Me he sentido tan triste que he estado llorando.
    a) Sí, la mayoría del tiempo (3)
    b) Sí, bastante a menudo (2)
    c) Sólo ocasionalmente (1)
    d) No, nunca (0)

10. Se me ha pasado por la cabeza hacerme daño a mí misma.
    a) Sí, muy a menudo (3)
    b) Algunas veces (2)
    c) Casi nunca (1)
    d) Nunca (0)

Si su puntuación es más de **12**, es posible que esté sufriendo de depresión posparto y debe ponerse en contacto con su doctor lo antes posible.

DE REGRESO AL TRABAJO

Quizás no le quede más remedio que volver a trabajar después de unas semanas, o puede que no quiera abandonar su vida profesional. En cualquiera de los dos casos, tendrá que dejar a su bebé al cuidado de otra persona. Hay algunas latinas que cuentan con la bendición de que su mamá, su suegra u otro familiar, se pueda ir a vivir por un tiempo a la casa y cuidar del bebé en esos primeros meses. No hay nada como poder ir a trabajar sabiendo que deja a su bebé en manos de confianza, eso sin contar el dinero que se ahorrará. Un punto a tener en cuenta es cómo se llevará su pareja con el familiar que va a venir. Es posible que él no esté tan entusiasmado con la idea de tener a su mamá en la casa durante un año.

A pesar de que sea un familiar quien vaya a cuidarlo, es normal que le preocupe alejarse de su bebé:

> "Me siento preocupada y triste por tener que volver al trabajo. Mi hermana se queda en la casa con sus dos hijos y va a cuidar de mi bebé hasta que mi mamá llegue en unos meses. Pero me preocupa si recibirá la suficiente atención y si va a estar bien. Mi hermana tiene dos hijos, ella sabe cómo cuidar de un bebé y además es mi hermana. Pero aun así, me sigo preocupando".
>
> —*Leticia Gutiérrez*

Cuando no hay familiares cerca, hay parejas que deciden que les compensa más económicamente que uno de ellos se quede en la casa cuidando de los niños hasta que puedan ir a la escuela. La otra opción es llevar al bebé a una guardería, dejarlo en la casa de una persona con autorización para cuidar niños o contratar a alguien para que vaya a la casa a cuidar al bebé. Es importante informarse muy bien de las condiciones de seguridad y limpieza de la guardería, así como de los antecedentes de la persona que vaya a cuidar a su bebé.

Si alguien va a ir a la casa, bien sea un familiar u otra persona, le recomiendo que lo lleve a tomar un curso de la Cruz Roja sobre qué hacer en emergencias para bebés y niños. Los hay en español y en inglés, y se sentirá más tranquila dejando a su bebé con alguien que sabe cómo reaccionar en un momento de emergencia. Hable a su número local de la Cruz Roja y pregunte dónde los imparten y tómelo usted también si puede.

En caso de que haya contratado a alguien para que le vaya a cuidar al bebé, debe establecer sus reglas sobre qué hacer y qué no hacer desde el primer día, pero si es su mamá, su suegra o algún otro familiar, puede que no le gusten algunos de los métodos que usan para cuidar de su bebé. Es más fácil explicar desde el principio, con cariño, qué cosas le gustan y cuáles no, que criticar cómo cuida del bebé su familiar. Por ejemplo, puede explicarle cómo quiere que se duerma al bebé (en brazos o en la cuna), si el bebé come en un horario o cuando tenga hambre, y qué cosas no hay que darle. Si es su mamá o su suegra quien estará con usted, llévela a las visitas al pediatra para incluirla en el cuidado del bebé y pídale que le cuente cómo cuidaba de usted o de su esposo. Habrá más armonía si se sienten respetadas.

Si no tiene baja por maternidad, consulte la página 30. Es posible que su doctor pueda darle una incapacidad temporal y alargársela unas semanas si quiere estar más tiempo con su bebé.

PARA EL PAPÁ

¡Felicidades! No solamente es usted padre, sino que además ha sobrevivido el embarazo y el parto de su esposa. Pero todavía tiene por delante unos meses intensos, aunque llenos de satisfacciones. Ahora es cuando su esposa más necesita su ayuda física y su cariño. Este es un periodo de transición y de ajustes a su nueva situación familiar. Sea paciente porque a medida que pasen los días todo irá siendo más fácil y tenga en cuenta los siguientes factores:

Cansancio

Su pareja se sentirá muy cansada en las primeras semanas, especialmente si el parto fue largo y difícil o si tuvo una cesárea. Es muy importante que planeen cómo puede ella obtener el mayor descanso posible. El bebé la necesita para alimentarse cada dos o tres horas. Créame que cuanto más descanso tenga su esposa, mejor les irá a todos. Eso significa que otro miembro de la familia debe hacerse cargo por el momento de la mayoría de las tareas de cocinar, lavar o limpiar. Haga turnos con ella para que pueda dormir algunas horas seguidas o tener una buena noche de descanso cada dos o tres días. Ella puede extraer su leche con una bomba para que usted le dé un biberón al bebé. Por otra parte, alimentar usted mismo a su hijito o hijita le hará sentirse mucho más cerca de su bebé.

Tristeza o llanto

Muchas mujeres lloran o se sienten tristes entre dos y tres días después de haber dado a luz, pero esto suele pasar en un par de semanas. Si después de dos semanas estos síntomas siguen igual, o si observa que su esposa está irritable, tiene insomnio, cambios en la forma de comer, o se está distanciando del bebé, debe ponerse en contacto con el doctor porque es posible que tenga depresión posparto. Esta es una enfermedad tan seria como la diabetes o la hipertensión, sobre la que su compañera no tiene control. Empeora si no se trata y acaba afectando a toda la familia. Es un desequilibrio químico en el cerebro que, afortunadamente, tiene tratamiento.

Esta enfermedad hace que algunas mujeres tengan ataques de ansiedad o pensamientos extraños. Si su esposa le explica que se imagina que va a dañar al bebé o si usted observa algún comportamiento extraño, llévela al doctor a pesar de que ella le asegure que está bien.

Problemas para amamantar

Aunque dar el pecho es algo natural, las madres y los bebés tienen que aprender cómo hacerlo. Hay veces que puede haber problemas, como irritación en los pezones, o bien el bebé puede tardar más en aprender cómo lactar correctamente. Estos problemas pueden ser muy frustrantes para la madre y quizás quiera empezar a usar fórmula para asegurarse de que su bebé se está alimentando bien. Sin embargo, la leche materna es lo mejor que le puede dar a su bebé para que crezca lo más sano e inteligente posible (ver página 347). La actitud que usted tenga con respecto a amamantar va a influir mucho en lo que su esposa haga. Si usted la apoya, la anima a que siga adelante y le da el tiempo necesario para hacerlo, es mucho más probable que su compañera continúe amamantando. Hay estudios que muestran que el apoyo del padre y de la familia latina es el factor más determinante sobre si el bebé será amamantado o no. Una de las mejores cosas que puede hacer por su bebé en sus primeros meses de vida es animar a su esposa a que le dé el pecho.

Sentimientos de celos y exclusión

Muchos padres experimentan estos sentimientos cuando ven la relación tan estrecha que tiene la mujer con el bebé, y el tiempo y la atención que le dedican. Es normal sentirse excluido o sentir ciertos celos. Pero aunque estos sentimientos sean normales, si toma una actitud de distanciamiento o le echa en cara a su esposa que no le presta atención, va a empeorar las cosas.

Su bebé necesita a su compañera totalmente para sobrevivir. No hay una criatura en la tierra que nazca tan indefensa como un bebé humano. Hable con su esposa de cómo se siente, pero sin culparla, y participe en el cuidado del bebé alimentándolo con leche de su esposa en un biberón o mamila, cambiándole el pañal o jugando con él. Su bebé le reconocerá porque ha estado escuchando su voz durante meses a través del vientre de su esposa.

Parientes y visitas

Probablemente algún familiar vaya a venir a ayudarle con el bebé en las primeras semanas después del parto, o incluso a quedarse con ustedes durante un tiempo para que su esposa y usted puedan volver al trabajo. Hable con su compañera sobre qué cosas son importantes para ustedes en la crianza del bebé y háganselo saber a su pariente.

Si es su mamá quien va a venir a ayudarles, deje que su esposa tome sus propias decisiones. Su pareja está aprendiendo a ser madre y necesita ganar confianza.

Con respecto a los visitantes, nadie como usted para proteger a su esposa de visitas largas y cansadas. Póngase de acuerdo en una señal con su compañera para saber cuándo ella se empieza a sentir incómoda y discúlpela ante las visitas. Retrase estos compromisos lo más posible hasta que su pareja o usted se sientan mejor o menos cansados. En las primeras semanas es difícil atenderlas como es debido. Todo el mundo está agotado y la casa no está en condiciones de recibir.

Sexo

Reestablecer una vida sexual normal con su pareja puede tomar algo de tiempo. El doctor probablemente le recomendará a su esposa que espere al menos seis semanas. En caso de que el parto fuera por cesárea, es posible que para esa fecha su esposa se encuentre bien. Pero si fue un parto vaginal y hubo desgarros o episiotomía, puede que su compañera no esté recuperada todavía. Además, en caso de que esté amamantando al bebé, la vagina tendrá una lubricación menor de lo normal, sin contar con el cansancio y la falta de tiempo con un nuevo bebé en la casa.

Pero el hecho de que no puedan tener todavía relaciones sexuales con penetración, no significa que deban olvidarse del sexo hasta que el bebé cumpla un año. De hecho, ahora es más importante que nunca reestablecer una conexión romántica entre ustedes dos. Al menos una vez en semana, planee una cita con su esposa, aunque sea en su propia casa. Un par de horas o tres para hablar y acariciarse es la mejor medicina para poner las cosas en perspectiva.

Por encima de todo, disfrute lo más posible de su bebé. A pesar del cansancio, los pañales y las noches sin dormir, estos momentos son únicos e irrepetibles. El periodo de ajuste de ser dos, a ser tres, es a veces un poco difícil, pero una vez que haya pasado esta etapa, no se imaginará que las cosas pudieran ser de otra manera.

12

Creencias populares

"¡María, no te metas al agua que la mar se pone brava!" Esta es la advertencia que le hacía a María Maíz su madre cada vez que iban a la playa cuando ella estaba embarazada. Según la creencia, la mar, que es un ser femenino, se enoja cuando una mujer embarazada entra en el agua, y crea olas fuertes para golpear el vientre de la madre y "sacar" al niño.

La cultura latina está llena de estas creencias populares sobre lo que le puede ocurrir a una embarazada si hace esto o aquello, si no satisface un antojo o si come algo determinado. Son historias que han ido pasando de abuelas a madres y de madres a hijas durante generaciones. En el pasado, cuando las familias vivían más cerca y no existía toda la información científica que hay ahora, estas creencias eran tradiciones respetadas.

María, una mujer latina moderna que vive en Estados Unidos recuerda que le respondía a su madre: "Ay, mamá, esas son historias de viejas", pero también se acuerda de que, "por si acaso", intentaba pasar menos tiempo en el agua, aunque la teoría de su madre no tuviera ni pies ni cabeza. Algo parecido le pasó a Ana Miriam La Salle:

"Tenía una vecina que me decía que no comiera papaya porque era abortiva. Nunca lo creí, e incluso le pregunté a mi hermano, que es doctor. Me dijo que eso eran historias. A pesar de eso, nunca la comí durante mis embarazos . . . por si acaso".

361

La mayor parte de estas creencias no ponen en peligro ni a la madre ni al bebé, pero pueden ser una molestia para la mamá y para las personas que la rodean. Los esposos buscando nieve de cajeta a las 4 de la mañana para evitar que el bebé nazca con la boca abierta me darán la razón.

En este capítulo encontrará algunas de las creencias populares más comunes sobre el embarazo en nuestra cultura. Algunos de estos mitos son los mismos en varias culturas, especialmente los que se refieren a cómo adivinar el sexo del futuro bebé. Otros son particulares de ciertos países latinoamericanos. Parte de estas creencias están relacionadas con acciones o alimentos que afectan el desarrollo del bebé; otras advierten acerca de actividades específicas que no se deben realizar debido a las posibles consecuencias.

Las creencias populares y los mitos sobre el embarazo, aunque nos puedan preocupar, no influyen en lo que ocurrirá en el embarazo. Aún así, son de lo más divertido y un tema de conversación muy bueno en los *baby showers* o fiestas para futuras mamás.

¿VARÓN O HEMBRA?

Antes de la aparición de la tecnología prenatal, adivinar el sexo del bebé era toda una ciencia. Hoy en día, las ecografías y las amniocentesis han robado el encanto a todas esas técnicas para adivinar el sexo del bebé. Eso no impide que muchas personas, nada más ver a una embarazada, anuncien: "Por la forma del vientre, va a ser un niño", o "Te ha engordado la cara: seguro que es una niña".

No hay base científica para estas predicciones y la experiencia demuestra que las probabilidades de acertar son las mismas que tirar una moneda al aire, es decir: 50-50. De lo que no cabe duda es que son un buen juego, especialmente si los padres ya saben el sexo del bebé, gracias a un sonograma o una amniocentesis. Estas son diez de las teorías más populares en Latinoamérica para saber si el bebé será hembra o varón.

1. *Se ata un pelo de la madre al anillo de casada y se sujeta encima del vientre. Si el anillo gira en círculos es una hembra, si va de un lado a otro es varón.*

2. *Se pone una cuchara bajo un almohadón de un cojín y un tenedor bajo otro. La embarazada entra en la habitación. Si se sienta sobre el cojín del tenedor es varón, si lo hace sobre la de la cuchara, es una hembra.*

3. *Si el vientre está alto será un varón, si está bajo será una hembra.*

4. *Si el vientre es puntiagudo será varón, si es más redondo será una hembra.*

5. *Si el corazón del feto late deprisa será una hembra, si late más despacio será varón.*

6. *Si la madre ha engordado en las caderas será una hembra, pero si ha engordado en el vientre es un varón.*

7. *Si la mujer gana peso en la cara es una niña, si gana peso en el trasero es un niño.*

8. *Si la madre tiene vello en el vientre, el bebé será varón.*

9. *Si los pezones están oscuros será un varón.*

10. *Si se tienen náuseas durante el embarazo será una niña.*

EL EFECTO DE LOS ALIMENTOS

Este grupo de creencias relacionan lo que la madre come o no come con la aparición de ciertas características en el bebé. Para saber los alimentos y productos con los que tiene que tener cuidado durante el embarazo, vea la página 4.

Comer carne durante el embarazo hace que los niños salgan cabezones. La carne tiene proteínas y estas son necesarias en la dieta de una mujer embarazada. De hecho, durante el embarazo se recomienda aumentar ligeramente la dosis de proteínas. Siempre que la carne esté bien cocinada y no haya ninguna parte cruda, puede comer toda la quiera.

Tener muchas agruras o acidez durante el embarazo significa que el niño será muy velludo. Las agruras durante el embarazo se producen porque la digestión va más lenta y porque, cuando el bebé crece, puja el estómago hacia arriba y sale el ácido. La cantidad de vello del bebé tiene que ver con lo velludos que son sus padres. Además, hay bebés que nacen con mucho vello y lo pierden en unos pocos meses.

Si la madre no toma todos los antojos, el niño nace con la boca abierta. Los bebés abren la boca nada más nacer para tomar su primera bocanada de oxígeno. También abren y cierran la boca cuando están dentro del saco amniótico e incluso, según han revelado recientes estudios, se chupan el dedo. El que el niño nazca con la boca abierta es normal y que la madre no consiga todos los antojos que se le presentan durante el embarazo es también bastante normal.

Si come demasiado queso o productos lácteos, al niño le sale costra de sebo en la cabeza. La costra de sebo es un exceso de grasa en la cabeza muy común entre los recién nacidos, y desaparece en pocas semanas. El queso tiene poco que ver con este problema, que es sólo cosmético.

Si la madre toma alimentos amarillos, el niño nacerá amarillo. El color amarillento que algunos bebés adquieren después de nacer se debe a problemas para procesar una sustancia que se llama bilirrubina. Aunque hay que vigilar a estos bebés, se trata de un trastorno bastante normal que se resuelve con rapidez. El maíz, la calabaza o cualquier otro alimento de color amarillo anaranjado o rojo, como las zanahorias o los tomates, contienen mucha vitamina A y son muy beneficiosos durante el embarazo.

Si se comen cangrejos durante el embarazo, el niño será muy activo. El cangrejo, al igual que la carne, el pescado, los huevos o los productos lácteos, es una buena fuente de proteínas. La personalidad del niño la determinan sus genes y el ambiente en el que crece, no lo que la madre coma durante el embarazo.

No se puede comer betabel (remolacha) en los últimos meses de embarazo porque el parto se adelanta. Aunque hay muchas mujeres en sus últimos meses de embarazo a las que les gustaría que esto fuera verdad, el momento del nacimiento lo decide el bebé, no el betabel. Sin embargo hay que reconocer que esta creencia ha sido muy útil durante años en lugares tradicionales de Latinoamérica para aquellas parejas que tuvieron que casarse con prisas. Siempre se puede echar la culpa al betabel de que el bebé nació antes de tiempo.

Si la madre come hielo, el niño nacerá con bronquitis. La bronquitis es una infección o inflamación de los bronquios. El bebé se encuentra dentro de la madre bien abrigado y a una temperatura constante. El hielo que la madre tome no produce un "enfriamiento" del bebé, ni causa una infección o inflamación de los bronquios.

Si se bebe mucho líquido aumentará demasiado el líquido amniótico del bebé. Si hay algo que los doctores recomiendan es beber mucha agua durante el embarazo: al menos dos litros diarios. Hay una complicación del embarazo en la que el líquido amniótico aumenta, pero no está causada por lo que bebe la madre.

Hay que tomar mucha fruta durante el embarazo para que el niño no salga sucio. Las frutas son muy sanas antes, durante y después del embarazo, pero aunque la futura mamá comiera todos los días un cesto de frutas, su bebé seguiría saliendo "sucio". Al nacer, la piel del bebé está cubierta con mucosidad y con una sustancia blanquecina que se llama vernix. Por si fuera poco, junto con el bebé sale la placenta, un órgano rico en sangre que lo ha estado alimentando durante todo el embarazo. Un baño tibio le da al bebé su aspecto rosado en cuestión de minutos.

ACTIVIDADES DE LA MADRE QUE SUPUESTAMENTE PUEDEN DAÑAR AL BEBÉ

Estas creencias están relacionadas con las tradiciones mágicas de Latinoamérica. Explican que ciertas características físicas o defectos del bebé son causadas por cosas que la madre hizo o no hizo. Por ejemplo, si no se comen fresas cuando hay antojo de fresas, el niño nacerá con una marca en forma de fresa; si se pinta durante el embarazo, el niño nacerá con manchas, etc.

Si la futura madre ve un eclipse, el niño nacerá con una mancha o con el labio partido. La protección contra los eclipses de luna es llevar un imperdible en la pantaleta. Los eclipses, uno de los fenómenos más bellos de la naturaleza, inspiraron terror en muchas culturas cuando no se sabía qué eran. Los aztecas creían que un eclipse de luna era un mordisco en la luna y que el bebé de una mujer embarazada que viera el eclipse tendría un mordisco en su cara. Es una historia interesante, pero un imperdible en la pantaleta puede tener el mismo efecto que sostener un clavel rojo, un zapato con lunares o un paraguas verde; es decir . . . ninguno. El labio leporino o partido tiene que ver con defectos genéticos o factores ambientales.

Si se pinta durante el embarazo, el niño saldrá con marcas de nacimiento. La única precaución que hay que tomar a la hora de pintar, es que la pintura no sea tóxica ni contenga plomo y, aun en este caso, no dejaría marcas en el recién nacido.

Quien le niegue algo a una embarazada, tendrá manchas en su nariz. Aunque a algunas embarazadas les gustaría convencer a sus esposos de que esta creencia es cierta, hasta el momento no se ha establecido una relación directa entre no cumplir los deseos de una embarazada y la aparición de manchas en la piel o en otras partes del cuerpo. Si la creencia fuera cierta, habría muchos esposos con la nariz de colores.

Si la embarazada ve algo horrible, el niño será feo al nacer. Sobre esta creencia hay variaciones: si la madre se queda mucho tiempo mirando a un bizco, el niño saldrá bizco; si mira niños bellos, el niño será bello... La apariencia física del bebé tiene que ver con lo bellos que sean su papá y su mamá, pero además, como todo el mundo sabe, ¡no hay bebés feos!

Si la embarazada levanta las manos por encima de la cabeza, el bebé puede estrangularse con el cordón umbilical. El cordón umbilical es lo suficientemente largo como para que el bebé no se estrangule con él. El movimiento de los brazos de la madre no influye en la tensión del cordón. La madre, si lo desea, puede colgar la ropa o danzar ballet clásico, sin que haya peligro para la salud de su bebé.

La mujer embarazada no debe tejer porque el cordón umbilical se puede enrollar alrededor del cuello del bebé. Tejer ropita durante el embarazo es un entretenimiento práctico y relajante que la futura mamá puede practicar sin temor de estar tejiendo al mismo tiempo el cordón umbilical de su hijito.

Si se corta el cabello durante el embarazo, el bebé nacerá corto de vista. El cabello crece y se ve mejor durante el embarazo debido a los cambios producidos por las hormonas. Puede cortarse el cabello o dejárselo crecer. La longitud del cabello de la madre no tiene nada que ver con el desarrollo de los ojos del bebé.

Si se corta tela en la cama, el niño nacerá con labio y paladar abiertos. El labio abierto o leporino es un defecto en el que partes del labio y/o del paladar no se cierran. La herencia tiene mucho que ver con este defecto, así como ciertas medicaciones o falta de vitaminas durante el embarazo. Las futuras mamás pueden cortar todas las telas que quieran, encima de la cama, de una mesa o de cualquier otra superficie, sin temor a que su hijito nazca con esta condición.

Hay que ponerle música al bebé para que no se quede sordo. Los bebés escuchan muchas cosas durante su estancia en el vientre materno: el corazón de su mamá, el ruido de sus intestinos, su voz, la voz de las personas que rodean a su madre y también otros sonidos en el entorno, si están cerca. El feto desarrollará su oído con o sin Beethoven. Lo que sí han demostrado algunos estudios es que a los bebés les gusta más la música clásica que el rock duro. Con la salsa todavía no se ha experimentado...

La tristeza o depresión emocional intensa en la embarazada causa malformaciones en el corazón del feto. La tranquilidad de la madre durante el embarazo es importante para darle un ambiente relajado al bebé, pero las malformaciones en el corazón del feto no tienen mucho que ver con cómo se encuentre emocionalmente la futura madre. Las malformaciones en el corazón del feto se deben a problemas en el desarrollo, problemas genéticos o de otro tipo.

Si se carga a un niño pequeño a menudo cuando se está embarazada, el bebé saldrá herniado. Levantar pesos durante el embarazo no es recomendable. Una mujer embarazada no debe levantar nada que pese más de 25 libras (más de 11 kilogramos). Sin embargo, el esfuerzo muscular que pueda hacer la madre no tiene nada que ver con las hernias del bebé.

Si se camina durante los últimos tres meses de embarazo, el estómago descenderá y hará que el niño nazca. En circunstancias normales, caminar es uno de los ejercicios más recomendados durante el embarazo, especialmente durante los últimos meses, cuando las piernas se hinchan por la falta de circulación debida al peso del bebé. El parto comienza cuando el bebé está listo (por mucho que la madre esté lista, especialmente al final del embarazo).

En los últimos meses del embarazo, la madre no se puede inclinar sobre la pila para lavar trastes, porque el niño sale con defectos en la cabeza. El bebé se encuentra protegido dentro de la madre por el líquido amniótico, que actúa como un colchón. Es una excusa tentadora, porque en los últimos meses del embarazo, el cansancio es un compañero habitual de la futura mamá. Pero lo cierto es que por muchos trastes que lave la futura mamá apoyándose en la pila, la cabeza de su bebé seguirá estando bien.

Tener sexo en los últimos meses del embarazo puede crear una hendidura en la cabeza del bebé. El miedo a que el sexo durante el embarazo pueda ocasionar daños al bebé es un temor bastante común, sobre todo entre los futuros papás. En circunstancias normales, y si está de humor, no hay ninguna razón para no disfrutar durante esos últimos meses del embarazo.

Si se toman baños en la tina durante el embarazo, el agua sucia le entrará al bebé. La única precaución a tomar con los baños es que no estén muy calientes (ver página 14) porque se pueden producir malformaciones en la columna y el sistema nervioso. El bebé está bien sellado dentro del vientre de la mamá y del saco amniótico. El cuello del útero tiene un espeso tapón de mucosidad que impide la entrada de agua u otras sustancias.

La mujer pierde un diente con cada embarazo. Consumir alimentos con mucho calcio es importante durante el embarazo para proteger los huesos de la madre y ayudar al desarrollo del bebé. A pesar de ello, no existe una ley que garantice que un embarazo equivale a un diente menos, y hay numerosas mujeres que conservan su dentadura intacta a pesar de haber tenido varios hijos.

El parto

El parto y el nacimiento también tienen presagios en el folclore Latinoamericano. No son tan numerosos como los relativos al embarazo, pero también son muy interesantes.

Si los dolores de parto son en el vientre, será varón; si son en la espalda, será hembra. Las molestias en la espalda o en el vientre las produce la posición en la que el bebé está descendiendo por el canal vaginal y no el hecho de que sea una hembra o un varón. A menos que se haga un sonograma, no hay forma de predecir por el tipo de dolor si tendrá una hembra o un varón.

El parto se produce cuando hay luna llena. Algunas parteras aseguran que con la luna llena llegan las parturientas, pero no hay datos estadísticos que lo prueben. Se sabe que el proceso del parto lo inicia el bebé, pero todavía no se conoce el mecanismo exacto de estos complicados mensajes hormonales.

Los niños que nacen con el saco amniótico sobre la cara, tienen suerte toda la vida. Cuando un bebé no ha salido totalmente del saco amniótico, bien porque no se haya roto o por otras causas, este puede aparecer sobre la cara. Esto, según la creencia, es buena estrella garantizada para toda la vida. Es una bella historia que tiene mucho que ver con la magia y muy poco con la realidad.

Si el niño nace de noche, estará despierto de noche. En el vientre materno, los niños tienen poca idea de cuando es de día o de noche y duermen en su propio horario. Los bebés necesitan unos días para ajustarse al ritmo del día y la noche después de nacer, pero el momento en el que han nacido no influye en esto.

Si la embarazada duerme de día, el bebé tendrá los párpados abultados. Los párpados se abultan en el recién nacido por un exceso de agua que desaparece pocos días después del nacimiento. El bebé puede saber dentro del vientre si su mamá está despierta o dormida, pero esto no afecta sus párpados.

Los bebés que nacen de forma natural, y no por cesárea, son más sanos. Los bebés que nacen por cesárea tienen un poco más de agua acumulada en los pulmones en los primeros días. Una de las ventajas de nacer por el canal vaginal es que al ser tan estrecho el bebé "escurre" el líquido sobrante. Los bebés que nacen por cesárea eliminan este líquido más tarde, pero no hay estudios que confirmen que los bebés nacidos por cesárea tienen más problemas que los nacidos de forma natural.

Cuando nace el bebé, hay que quitar todas las flores y plantas de la sala porque le roban el oxígeno al niño. Las plantas consumen oxígeno por la noche y expulsan CO_2 o anhídrido carbónico. A no ser que la sala parezca el jardín botánico de Miami y las ventanas estén selladas, no tiene por qué preocuparse. En cualquier caso, una buena ventilación en la sala del niño siempre es aconsejable.

LACTANCIA

Unos días después del parto, aparece la leche materna. El hecho de ser una sustancia que procede de la madre y alimenta al bebé la ha convertido en objeto de numerosas creencias populares.

Si se está amamantando, no es posible quedar de nuevo embarazada. Son muchos los niños que han venido al mundo gracias a esta creencia popular. En teoría, la hormona que se segrega cuando la madre está amamantando impide la ovulación, pero esto no es una regla infalible. Lo mejor para evitar un posible embarazo durante el amamantamiento es tomar otras precauciones.

Los niños no deben tomar pecho los primeros días después de nacer porque el líquido amarillo está sucio. Ese líquido amarillo se denomina calostro y es una de las maravillas de la naturaleza. El calostro contiene sustancias altamente nutritivas y, además, anticuerpos que protegen al bebé de enfermedades. El calostro sale antes que la leche y es uno de los mejores alimentos que se pueden dar al bebé hasta que aparezca la leche materna.

Las mujeres con pechos pequeños producen menos leche que las que tienen pechos grandes. La regla de "cuanto más grande, mejor" no se aplica en este caso. La cantidad de leche que se segrega la determina la cantidad de veces y el tiempo que lacta el bebé. Cuanto más leche demande el bebé, más leche producirá la madre.

Si la madre está resfriada, le pasará el resfrío al niño a través de la leche. Los gérmenes que producen el resfriado no viven en la leche materna. Si la madre está resfriada, puede seguir amamantando sin problemas, sólo tiene que lavarse las manos a menudo y no estornudar cerca del bebé para evitar el contagio.

Si se toman cosas frías cuando se está amamantando, la leche se corta. La leche materna puede dejar de fluir por varias circunstancias, incluyendo condiciones médicas y, a veces, por el estrés de la madre. La temperatura de una bebida no influye en la secreción de la leche.

Hay que tomar leche para tener leche. La leche es una buena fuente de calcio para las mujeres que estén amamantando, pero tomar más leche no hace que se produzca más. Cuando se está amamantando, es necesario beber suficientes líquidos, que pueden ser agua, jugos o leche si lo desea. Si esta creencia fuera cierta, las madres que tomaran muchas naranjas, producirían jugo de naranja en vez de leche.

EL BEBÉ

El folclore latinoamericano tiene también consejos y advertencias para los primeros días, meses y años del bebé. Como todo lo relativo a la salud, la mejor fuente de información es el médico, en este caso el pediatra: un profesional de la salud que ha estudiado durante años cómo se desarrollan los niños. Esta es una pequeña muestra de esas creencias.

El cordón umbilical del niño debe taparse después de nacido porque puede entrarle aire y causarle dolor en el abdomen. El cordón umbilical se seca unas horas después de ser cortado y se cae al cabo de una semana o diez días. Aunque hay una pequeña abertura en la pared del abdomen donde entraba el cordón, esta se cierra en unas pocas semanas y no hay forma de que el aire entre. Si el bebé tiene dolor en el abdomen, hay que llevarlo al médico.

Si al bebé se le corta el cabello antes de un año, tardará más en hablar. Cualquier conexión entre la longitud del cabello y la capacidad de hablar existe sólo en el reino de la magia. El habla es algo que se aprende durante los primeros años de vida y cada niño lo hace a su debido tiempo. Aunque cortáramos el cabello del niño cada mes durante el primer año, esto no influiría en su capacidad para hablar.

No hay que cortarles las uñas a los bebés con tijeras o cortauñas, sino con los dientes, porque si no se quedan ciegos. No existe relación entre el crecimiento de las uñas y el funcionamiento del ojo humano. La única precaución que debe tomar cuando le corte las uñas a su bebé es usar unas tijeras redondeadas porque si se mueve podría lastimarlo.

Si se pone de pie a un bebé demasiado pronto, se le torcerán las piernas. Es normal que las piernas de los bebés estén algo arqueadas, pero esto cambia a medida que se desarrollan. Los bebés no son tontos y no se paran si no están listos para ello, por mucho que queramos que se paren. Si se paran a los pocos meses de nacer, es porque saben que pueden hacerlo. Eso no influirá en la forma de sus piernas en el futuro.

LISTA DE CONTACTOS

Capítulo 1

CENTRO NACIONAL DE INFORMACIÓN SOBRE EL PLOMO
National Lead Information Center
1-800-424-LEAD (1-800-424-5323)
http://www.epa.gov/lead/pubs/nlic.htm

Le darán información en español y en inglés sobre cómo comprobar el nivel de plomo en su sangre y qué puede hacer si en su casa o en su trabajo hay contaminación con plomo.

ORGANIZACIÓN DE SERVICIOS DE INFORMACIÓN DE TERATOLOGÍA
Organization of Teratology Information Services
1-866-626-OTIS (1-866-626-6847)
http://www.otispregnancy.org

Podrá preguntar acerca de medicinas que haya tomado, o sustancias con las que haya estado en contacto, que crea pueden haber dañado a su bebé. Deje un mensaje en el contestador para que un consejero la llame. En la página de Internet encontrará el teléfono al que puede llamar en su área.

Capítulo 2

En la siguiente lista encontrará números de teléfono donde le darán información sobre dónde y cómo conseguir un seguro médico o atención prenatal gratuita o a bajo costo. La mayoría de estos teléfonos son atendidos por personas que hablan español, pero si hablan inglés, no se retire de la línea porque le atenderán a través de un intérprete.

Además de los teléfonos, encontrará las direcciones de páginas de Internet que ofrecen buena información. En caso de que usted no tenga una computadora en casa, puede hacer consultas en Internet, de forma gratuita, en una biblioteca pública. La gran mayoría de las bibliotecas en Estados Unidos tienen computadoras para hacer consultas en Internet. El personal de la biblioteca le ayudará.

Organizaciones que le ayudarán a encontrar seguro médico antes de quedarse embarazada

Su Familia
1-866-Su-Familia (1-866-783-2645)
Lunes a viernes de 9 a.m. a 6 p.m. hora del Este

Su Familia le ofrece información sobre las opciones para conseguir un seguro médico en su comunidad. También le pueden contestar a preguntas que tenga sobre su salud. La información es confidencial y se ofrece tanto en español como en inglés. Reciben bastantes llamadas, por lo que es posible que encuentre un contestador automático. Si deja un mensaje con su número de teléfono, le devolverán la llamada.

Alianza Nacional para la Salud Hispana
National Alliance for Hispanic Health
1501 Sixteenth Street, NW
Washington, DC 20036
(202) 387-5000
http://www.hispanichealth.org

La Alianza Nacional para la Salud Hispana es la organización que promueve el programa de información Su Familia. Aquí también encontrará información sobre salud.

Comité Nacional de Control de Calidad
National Committee for Quality Assurance
2000 L Street NW, Suite 500
Washington D.C., 20036
1-888-275-7585 (8:30 a.m.–5:30 p.m. lunes a viernes hora del Este)
http://www.healthchoices.org (solo en inglés)

Esta es una organización privada sin fines de lucro, que analiza las compañías de seguros para dar los resultados al público. A través su página de Internet, usted puede ver cómo está calificado su seguro médico y/o cuáles son los seguros médicos que están disponibles en su área. En la página de Internet puede buscar seguros médicos por estado, por código de área o por el nombre de la compañía.

AGENCIA PARA LA INVESTIGACIÓN Y CALIDAD DEL CUIDADO DE LA SALUD
Agency for Healthcare Research and Quality
2101 East Jefferson Street
Suite 501
Rockville, MD 20852
(301) 594-1364
http://www.ahcpr.gov/consumer/spchoos1.htm (español)
http://www.ahcpr.gov/consumer/insuranc.htm (inglés)

Es una agencia del gobierno que proporciona información sobre la calidad de los servicios médicos de un seguro. Puede llamar a su número de teléfono para que le den una guía sobre los tipos de seguros médicos en el mercado.

En su página de Internet tienen mucha información, tanto en inglés como en español, sobre cómo escoger un plan de salud o seguro médico.

ASOCIACIÓN NACIONAL DE COMISIONADOS DE SEGUROS
National Association of Insurance Commissioners
NAIC Executive Headquarters
2301 McGee Street, Suite 800
Kansas City, MO 64108-2662
(816) 842-3600 (lunes a viernes de 8 a.m. a 5 p.m. hora del centro)
http://www.naic.org/state_web_map.htm

Cada estado tiene reglas diferentes con respecto a las normas que deben cumplir los seguros médicos. En la página de Internet de esta asociación hay un mapa de Estados Unidos. Aquí puede encontrar gran cantidad de información sobre la regulación de los seguros médicos en su estado.

Cómo conseguir cuidado prenatal cuando no tiene seguro médico

LA LÍNEA NACIONAL PRENATAL HISPANA
National Hispanic Prenatal Helpline
1-800-504-7081 (lunes a viernes de 9 a.m. a 6 p.m. hora del Este)

Este es uno de los mejores recursos que existen para ayudar a las mujeres latinas a encontrar cuidado prenatal. Están bastante ocupados así que es probable que cuando marque escuche un contestador automático. No cuelgue, deje su nombre y número de teléfono y con seguridad le devolverán la llamada en 24 ó 48 horas. Si no es así, insista porque vale la pena.

Aquí le proporcionarán información sobre:

1) Qué servicios prenatales hay en su área que atiendan a mujeres latinas.
2) Le enviarán por correo información prenatal gratuita, tanto en inglés como en español.
3) Responderán a las preguntas que usted tenga acerca de cuidados prenatales.

Las consultas telefónicas son confidenciales y sólo tiene que dar el área donde vive y sus ingresos.

Centros de Salud Comunitarios
Community Health Centers
1-888-ASK-HRSA (1-800-275-4772)
http://www.ask.hrsa.gov/pc/

Hablan español. Dan atención médica y prenatal a mujeres sin seguro médico que tienen ingresos anuales demasiado altos para ser admitidas en programas federales como Medicaid. Hay unos 3.000 centros de salud comunitarios en los 50 estados y en Puerto Rico.

Para que la atiendan, tan sólo tiene que proporcionar el tamaño de su familia y sus ingresos. Según lo que gane, la consulta prenatal puede ser gratuita o tendrá que pagar una pequeña cantidad. Estos centros proporcionan "paquetes de atención prenatal" en los que se incluyen los cuidados prenatales y el parto por un precio asequible. En el caso de que sus servicios no se ajusten a lo que usted necesita, le podrán ayudar a encontrar alternativas. Para saber a qué centro puede ir en su área, hable al teléfono que aparece arriba.

También puede utilizar la página de Internet de HRSA (*Health Resources and Service Administration*, el organismo federal que proporciona este servicio), que aparece arriba. Aquí, usted introduce su estado y su código postal y aparecen los centros que tiene cerca de usted. Está en ingles, pero sólo tiene que rellenar *City* (Ciudad), *State* (Estado) y *Zip Code* (Código postal) para que le aparezca una lista de centros con sus direcciones. No necesita dar más datos porque casi todas las clínicas proporcionan servicios de maternidad y, en caso de que no lo hagan, la pueden dirigir a una que sí que los ofrezca.

CENTROS DE PLANIFICACIÓN FAMILIAR
Planned Parenthood
1-800- 230-PLAN (1-800-230-7526)
http://www.plannedparenthood.org/espanol/

Planned Parenthood es una de las redes de clínicas de planificación familiar más amplias del país. Proporcionan cuidados prenatales a precios razonables, dependiendo de sus ingresos anuales. Le darán la información en español. En la página de Internet encontrará un centro en el área en la que vive, simplemente introduciendo su código postal arriba a la derecha.

En la guía telefónica de páginas amarillas de su comunidad también encontrará información sobre clínicas de planificación familiar con servicios prenatales a bajo costo.

OFICINA DE RECURSOS Y SERVICIOS DE SALUD PARA MADRES Y NIÑOS
Maternal and Child Bureau of Health Resources and Services
1-800-311-BABY (1-800-311-2229)
http://mchb.hrsa.gov/programs/womeninfants/prenatalsp.htm

Es un programa del Departamento de Salud y Servicios Humanos que le ayuda a encontrar cuidados prenatales en su área. Cuando marque el teléfono, automáticamente le pondrá en contacto con el departamento en su estado. Hay estados en los que tiene la opción de escoger entre alguien que le atienda en inglés o en español y otros en los que utilizan a un intérprete. Sólo tiene que proporcionarles sus ingresos para que la puedan ayudar.

PROGRAMA DE COBERTURA MÉDICA ESTATAL PARA NIÑOS
State Children's Health Insurance Program (SCHIP)
1-877-KIDS-NOW (1-877-543-7669)
http://www.insurekidsnow.gov/espanol/index.htm (español)
http://www.insurekidsnow.gov (inglés)

Este teléfono le conecta con el estado desde el que está llamando. Es un programa que proporciona cobertura médica para bebés y niños de bajos recursos. Sin embargo, en algunos estados este programa se extiende a toda la familia y cubre cuidados prenatales. Es un programa que debe tener en cuenta cuando su bebé nazca, porque podrá inscribirlo, si no tiene seguro médico. Cubre las vacunas y todas las citas regulares y de emergencia para sus hijos.

En el teléfono la atenderán en español y también puede obtener información a través de las páginas de Internet.

Medicaid

http://www.cms.hhs.gov/medicaid/stateplans/map.asp (requerimientos por estado)

Puede encontrar el teléfono de Medicaid en su estado en las listas del gobierno local que se encuentran en las páginas blancas de la guía telefónica bajo: "County Social Service Office".

Medicaid es un programa conjunto del gobierno con los diferentes estados, por medio del cual puede encontrar cuidados prenatales gratuitos, si tiene el nivel de ingresos anuales que determina cada estado.

En la página de Internet encontrará los requerimientos de cada estado para ser aceptado en un programa de Medicaid. En la Línea Nacional Prenatal Hispana (1-800-564-7081), pueden explicarle cómo funciona este programa.

Mujeres, Bebés y Niños
Women, Infants and Children (WIC)
3101 Park Center Drive
Room 819
Alexandria, Virginia 22302
http://www.fns.usda.gov/wic (información general)
http://www.fns.usda.gov/wic/Contacts/tollfreenumbers.htm (teléfonos gratuitos por estado)

Este programa proporciona comida, consejos sobre nutrición y ayuda para encontrar atención prenatal para mujeres embarazadas, madres (tanto amamantando como no), bebés y niños de hasta cinco años que tengan falta de alimentos. WIC, que es como se conoce este programa, da cupones para obtener alimentos de forma gratuita en ciertos supermercados autorizados. Para poder ser aceptado en el programa, sus ingresos deben estar por debajo de un nivel determinado.

Derechos en el trabajo durante el embarazo

Puede obtener información sobre discriminación en el trabajo debido a su embarazo en los siguientes números de teléfono. La información es confidencial.

Departamento de Trabajo
Department of Labor
1-800-959-3652

OFICINA DE LA MUJER
Women's Bureau
U.S. Department of Labor
Washington DC, 20507
1-800-827-5335
1-400-326-2577 (TDD)

COMISIÓN PARA LA IGUALDAD DE OPORTUNIDADES EN EL EMPLEO
Local Equal Employment Opportunity Commission (EEOC)
1-800-669-4000
1-800-669-6820 (TDD)

Cómo encontrar un médico latino

ASOCIACIÓN MÉDICA AMERICANA
American Medical Association
515 N. State Street
Chicago, IL 60610
(312) 464-50005
http://webapps.ama-assn.org/doctorfinder/html/patient.html

Esta organización tiene una base de datos donde puede encontrar a un médico latino, o uno que hable español, en su área. También puede encontrarlo utilizando la dirección de Internet (está en inglés).

COLEGIO AMERICANO DE OBSTETRAS Y GINECÓLOGOS
American College of Obstetricians and Gynecologists
409 12th St., S.W.
P.O. Box 96920
Washington, D.C. 20090-6920
(202) 638-5577 extensión 2518
http://www.acog.org/member-lookup/disclaimer.cfm

Esta asociación agrupa a cerca de 40.000 ginecólogos y obstetras. Le pueden poner en contacto con doctores latinos en su área o con doctores que hablen español. También puede utilizar la página de Internet (en inglés) para localizar a un médico en su área.

Capítulo 3

ORACIÓN PARA MUJERES EMBARAZADAS

Dios, Padre de bondad, que me has dado el inmenso beneficio de engendrar un hijo, gracias por habernos hecho partícipes de tu paternidad, dando la existencia a un nuevo ser. Ante la espera de su alumbramiento vengo a pedir tu protección, por intermedio de mi abogado San Ramón Nonato, para que este fruto de mis entrañas llegue a feliz término. Así lo espero por los méritos infinitos de nuestro Señor Jesucristo tu Hijo y los de su Santísima Madre María. Amén. *Libro de oraciones de la familia del Papa.*

http://www.corazones.org/santos/ramon_nonato.htm (historia)
http://www.devocionario.com/santos/nonato_1.html (oración e imagen)

En la primera página de Internet encontrará la historia de San Ramón y en la segunda, otras oraciones.

Capítulo 4

Aparatos para medir la glucosa en sangre con menos piquetes o menos dolorosos

GLUCOWATCH: 1-866-459-2824 Web: http://www.glucowatch.com
FREESTYLE: 1-888-522-5226 Web http://www.abbottdiabetescare.com

Capítulo 5

LÍNEA NACIONAL PARA LAS ENFERMEDADES DE TRANSMISIÓN SEXUAL
CDC National STD Hotline
1-800-344-7432 (español/inglés) De 8 a.m. a 2 p.m. hora del Este, toda la semana
1-800-227-8922 ó 1-800-342-2437 (español/inglés) 24 horas, siete días a la semana.

Le darán información sobre dónde puede hacerse pruebas de VIH gratuitas o pruebas de otras enfermedades venéreas, y le explicarán qué hacer si una prueba resultó positiva.

SERVICIO DE INFORMACIÓN Y TRATAMIENTO DEL VIH/SIDA (ATIS)
1-800-HIV-0440 (1-800-448-0440) Lunes a viernes de 12 p.m. a 5 p.m. hora del Este
http://aidsinfo.nih.gov/

Información sobre cuáles son las opciones de tratamiento para el VIH/SIDA disponibles en su comunidad. La pueden atender tanto en español como en inglés. La información es personalizada y confidencial.

Capítulo 6

ASOCIACIÓN NACIONAL DE CONSEJEROS GENÉTICOS
National Association of Genetic Counselors
233 Canterbury Dr.
Wallingford, PA 19086-6617
1-312-321-6834
http://www.nsgc.org/resourcelink.asp (inglés)

El teléfono es un contestador automático en inglés donde puede dejar un mensaje para que le devuelvan la llamada. La forma más fácil de encontrar un consejero genético en su área es a través de la página de Internet, escribiendo el estado donde vive. Los consejeros genéticos le orientarán sobre enfermedades de transmisión genética, dónde hacer pruebas genéticas y qué opciones tiene si una prueba genética detectó una anormalidad en su bebé.

SOCIEDAD NACIONAL DEL SÍNDROME DE DOWN
National Down Syndrome Society
666 Broadway
New York, NY 10012
1-800-221-4602 Lunes a viernes de 9 a.m. a 5 p.m. hora del Este
http://www.ndss.org

Hablan español y le explicarán cómo es la vida con un niño con Síndrome de Down y qué tipo de ayuda y educación necesita. También le pondrán en contacto con padres en su área que tienen un hijo con Síndrome de Down.

Capítulo 7

INFORMACIÓN PARA VIAJEROS INTERNACIONALES DEL CDC
Centers for Disease Control and Prevention International Travelers Hotline
1-888-246-2857
http://www.cdc.gov/nip/webutil/menu-travelers.htm

Le dan información en español sobre las vacunas que necesita para viajar a ciertos países. La información de la página de Internet está en inglés.

Capítulo 8

LÍNEA NACIONAL SOBRE LA VIOLENCIA DOMÉSTICA
National Domestic Violence Hotline
1-800-799-SAFE (1-800-799-7233) 24 horas al día 7 a la semana
1-800-787-3224 (TDD)
http://www.ndvh.org/ (inglés y español)

Hablan español. Escucharán su situación y le proporcionarán información sobre la ayuda que necesita, desde un lugar adonde ir si tiene que salir de la casa hasta ayuda legal, consejeros matrimoniales o contacto con grupos de mujeres que han pasado por lo mismo que usted. Las llamadas son confidenciales.

LÍNEA NACIONAL *CHILDHELP USA* PARA EL ABUSO CONTRA NIÑOS
Childhelp USA National Child Abuse Hotline
15757 N. 78th Street
Scottsdale, Arizona 85260
http://www.childhelpusa.org
1-800-4-A-CHILD (1-800 422-4453)

Le ayudarán en caso de que usted, sus hijos u otros niños estén siendo objeto de abusos de cualquier tipo. Le contestará una persona en inglés. Dígale que habla español y espere a que la conecten con un intérprete. Un profesional escuchará cuál es su situación, le aconsejará sobre lo que puede hacer y le dará información, de forma anónima y confidencial, sobre dónde puede encontrar ayuda.

Capítulo 9

Clases Prenatales

Estas organizaciones le ayudarán a encontrar clases prenatales e instructores en su área.

LAMAZE INTERNACIONAL
Lamaze International
2025 M Street N.W., Suite 800
Washington, DC 20036-3309
1-800-368-4404
http://www.lamaze.org

MÉTODO BRADLEY
Bradley Method
P.O. Box 5224
Sherman Oaks, CA 91413-5224
1-800-4-A-BIRTH (1-818-788-6662)
http://www.bradleybirth.com

ASOCIACIÓN INTERNACIONAL DE EDUCACIÓN PARA EL PARTO
International Childbirth Education Association (ICEA)
P.O. Box 20048
Minneapolis, MN 55420
1-952-854-8660
http://www.icea.org

PADRES DE BEBÉS PREMATUROS
Parents of Premature Babies
http://www.preemie-l.org/newparents.html (inglés)

Información actualizada sobre el cuidado y problemas de los bebés prematuros.

MARCH OF DIMES
http://www.marchofdimes.com/prematurity/prematurity.asp (inglés)

La organización March of Dimes está llevando a cabo una campaña para reducir el número de bebés prematuros nacidos en Estados Unidos.

DOULAS DE NORTEAMÉRICA
Doulas of North America
P.O. Box 626 Jasper, IN 47547
1-888-788-dona (1-888-788-3662) 9 a.m. a 4 p.m. hora del Este
http://dona.org (inglés)

Le darán una lista de las *doulas* que puede encontrar en su área. Hay algunas que no le cobrarán por sus servicios. Además, si lo desea, le enviarán información a su casa sobre cómo le puede ayudar una *doula* y las preguntas que debe hacer antes de contratarla. También la pondrán en contacto con *doulas* que le pueden ayudar en el periodo del posparto.

Capítulo 11

LA LIGA DE LA LECHE
La Leche League
1400 North Meacham Road

Schaumburg, IL 60173-4808
1-800-LA-LECHE (1-800-525-3243)
1-(847) 519-7730
http://www.lalecheleague.org/LangEspanol.html

Aunque contesten el teléfono en inglés, si les dice que habla español le darán el nombre y el número de teléfono de una persona que habla español. Esta persona podrá responder a todas sus preguntas sobre la lactancia, le dará consejos sobre cómo superar las dificultades y la pondrá en contacto con grupos de madres en su área que también pueden ayudarle. En la página de Internet tienen mucha información sobre la lactancia, en español.

Apoyo Internacional para el Posparto
Postpartum Support International
927 North Kellogg Avenue
Santa Bárbara, CA 93111
1-805-967-7636 (inglés)
http://www.postpartum.net (inglés)

Le pondrán en contacto con personas y grupos que la pueden ayudar a tratar su depresión posparto.

Depresión Después del Parto
Depression After Delivery
91 East Somerset Street
Raritan, NJ 08869
http://www.depressionafterdelivery.com

Ofrece información sobre todos los aspectos de la depresión posparto.

http://1800therapist.com
1-800-THERAPIST (1-800-843-7274)

No es una línea de ayuda para crisis, sino una organización privada que le dará información sobre psicólogos y servicios de salud mental en su área. Este teléfono le pone directamente en contacto con un profesional en su área. Algunos hablan español y otros no.

Notas

1. Cómo prepararse para su bebé

3 *Desde que hace unos años los Centros para el Control:* Evans MI, et al. "Impact of folic acid fortification in the United States: Markedly diminished high maternal serum alpha-fetoprotein values". *Obstetrics and Gynecology* 103 (marzo 2004): 474–9.

3 *Además, hay varios estudios que muestran que:* George L., et al. "Plasma folate levels and risk of spontaneous abortion". *Journal of the American Medical Association* 16 (octubre 2002): 1867–73.

5 *recientemente a las mujeres embarazadas, y a las que:* U.S. Department of Health and Human Services and U.S. Environmental Protection Agency. "FDA and EPA Announce the Revised Consumer Advisory on Methylmercury in Fish". Nota de prensa; 19 de marzo, 2004.

6 *Tan sólo seis cigarrillos al día son:* Law KL et al. "Smoking during pregnancy and newborn neurobehavior". *Pediatrics* 111 (junio 2003): 1318–23.

7 *desarrollo mental de los niños de madres que tienen altos niveles de plomo en sus huesos:* Howard Hu, MD et al. "Lead Exposure Before Pregnancy May Threaten Infant Development". *Harvard School of Public Health Web Digest,* (abril 2002). *Ver también* Goma A, et al. "Maternal bone lead as an

independent risk factor for fetal neurotoxicity: a prospective study". *Pediatrics* 110 (julio 2002): 110–8.

14 *pueden causar defectos en fetos de animales de laboratorio:* K. Shiota. "Induction of Neural Tube Defects and Skeletal Malformations in Mice Following Brief Hyperthermia in Utero". *Biol Neonate* 53 (1998): 86-97.

15 *el factor más importante a considerar es el grado de recuperación de la madre:* E. Fuentes-Afflick, N. A. Hessol. "Interpregnancy Interval and the Risk of Premature Infants". *Obstetrics and Gynecology* 95 (2000): 383-390(8).

15 *en el 70% de los casos se rompe fuente prematuramente:* Agustín Conde-Agudelo, José M. Belizán. "Maternal Morbidity and Mortality Associated With Interpregnancy Interval: Cross Sectional Study". *British Medical Journal* 321 (2000): 1255-1259.

17 *Las estadísticas indican que cuanto antes recibe cuidados prenatales una mujer:* "Entry Into Prenatal Care—United States, 1989-1997". *Morbidity and Mortality Weekly Report* 49(18) (2000): 393-8.

3. Embarazo sano

39 *Recientes estudios indican que las mamás:* Tamini RM et al: "Average energy intake among pregnant women carrying a boy compared with a girl". *British Medical Journal* 326 (junio 2003): 1245–6.

56 *dos de cada cinco latinas no practican ejercicio físico de forma regular:* CJ Crespo, SJ Keteyian, GW Heath, et al. "Leisure-Time Physical Activity Among US Adults: Results From the Third National Health and Nutrition Examination Survey". *Arch Intern Med* 156(1) (1996): 93-98.

60 *este ejercicio mejora el dolor que causa el estiramiento de los ligamentos redondos:* "Pelvic Tilt for Ligament Pain Relief". *Journal of Nurse-Midwifery* 39 (1994): 370-374.

62 *utiliza remedios caseros para tratar problemas de salud:* B. Mikhail. "Hispanic Mothers' Beliefs and Practices Regarding Selected Children's Health Problems". *West J Nurs Res* 16 (1994): 623-38.

69 *El jengibre es un buen remedio contra las náuseas:* T. Vutyavanich, T. Kraisarin, R. Ruangsri. "Ginger for Nausea and Vomiting in Pregnancy: Randomized, Double-Masked, Placebo-Controlled Trial". Obstetrics and Gynecology 97(4) (abril 2001): 577-82.

4. Diabetes en el embarazo

75 *Cada vez hay más casos de diabetes:* "Self-Reported Prevalence of Diabetes Among Hispanics: United States, 1994-1997". MMWR (*Morbidity and Mortality Weekly Report*) 48 (1999): 8-12.

75 *si una madre diabética tiene controlado su nivel de azúcar:* "Coustan DR: Gestational Diabetes". En *Diabetes in America*, 2nd Edition. Harris MI Cowie CC, Stern MP, Boyko EJ, Reiber GE, Bennett PH, Eds. National Institutes of Health, National Institute of Diabetes and Digestive and Kidney Diseases (1995) 703-17.

78 *los hijos de madres diabéticas:* A. Plageman, et al. "Overweight and Obesity in Infants of Mothers With Long-Term Insulin-Dependent Diabetes or Gestational Diabetes". *International Journal of Obesity* 21 (1997): 451-56.

78 *tienen un desarrollo psicológico y de coordinación:* T. Rizzo, et al. "Prenatal and Perinatal Influences on Long Term Psychomotor Development in Offspring of Diabetic Mothers". *American Journal of Obstetrics and Gynecology* 173 (1995): 1753-58.

78 *la mitad de las mujeres que tienen diabetes durante el embarazo:* The National Women's Health Information Center. "Diabetes and Hispanic American Women". The Office on Women's Health. US Department of Health and Human Services (abril 2001).

79 *glyburide, una píldora que se usa para controlar la diabetes:* O. Langer, M.D. et al. "A Comparison of Glyburide and Insulin in Women with Ges-

tational Diabetes Melitus". *The New England Journal of Medicine* 343(16) (octubre 2000): 1134-1138.

83 *Este es un ejemplo de la dieta:* Donna L. Jornsay, et al. "Answers About Gestational Diabetes". *Boehringer Mannheim Corporation* (1993).

87 *tan sólo 20 minutos tres veces a la semana:* AS Lean, et al. "Effects of Partially Home Based Exercise Program for Women With Gestational Diabetes". *Obstetrics and Gynecology* 163 (1990): 93-98.

5. Enfermedades que vigilar

93 *Aunque la preeclampsia no es muy común:* Margaret T. Johnson, MD. "Hypertensive Diseases in Pregnancy". *Journal of Obstetrics and Gynecology* 25298(17) (marzo 2002): 4392-4655.

94 *muerte después del parto entre las mujeres hispanas:* Centers For Disease Control and Prevention. "Fact Sheet: Increased Risk of Dying from Pregnancy among Hispanic Women in the United States". *Surveillance and Research,* National Center for Chronic Disease Prevention and Health Promotion (marzo 28, 2000).

94 *Las mujeres obesas tienen el doble de probabilidades:* Karen Mahler. "Errors in Prenatal Risk Assessment More Likely Among Hispanic Women". *Family Planning Perspectives* 28(3) (1998): 128.

94 *quedó embarazada estando obesa:* Ibid.

94 *Las mujeres latinas obesas tienen tendencia:* Ibid.

95 *tan sólo tres padecían diabetes:* C. Fox, J. Esparza, et al. "Plasma Leptin Concentrations in Pima Indians Living in Drastically Different Environments". *Diabetes Care* 22 (1999): 413-7.

95 *investigaciones llevadas a cabo entre los indios manitoba:* R. Hegele, et al. "The Hepatic Nuclear Factor-1∂ G319S Variant Is Associated with Early-Onset Type 2 Diabetes in Canadian Oji-Cree". *Journal of Clinical Endocrinology and Metabolism* 84 (1999): 1077-82.

95 *un reciente estudio genético:* A. Guterson, et al. "G protein B3 subunit 825 TT genotype and post-pregnancy weight retention". *The Lancet* 355 (2000): 1240.

97 *Tres de cada diez mujeres embarazadas:* A. Maringhini, et al. "Biliary Sludge and Gallstones in Pregnancy: Incidence, Risk Factors and Natural History". *Ann Intern Med* 119 (1993): 116-20.

98 *en orden de peligro:* R. Hoffman. "Gallbladder Disease". *Conscious Choice*, January, 1999.

107 *estas medicinas no dañan al bebé:* Ruth E. Tuomala, M.D. et al. "Antiretroviral Therapy during Pregnancy and the Risk of and Adverse Outcome". *New England Journal of Medicine* 346(24) (junio 13, 2002): 1863-18970.

108 *las mujeres que tienen un nuevo compañero sexual:* "Bacterial Vaginosis". National Center for HIV, STD and TB Prevention, Centers for Disease Control and Prevention, septiembre, 2000.

108 *Según datos del año 2000:* IBID.

111 *Las mujeres nos deprimimos más que los hombres:* "Mental Health Among Women of Color". Women of Color Health Data Book, National Institutes of Health (1998): 83.

113 *Con respecto a la medicación, recientemente:* Chambers CD, et al. "Selective serotonin-reuptake inhibitors and risk of persistent pulmonary hypertension of the newborn". *New England Journal of Medicine* 354 (febrero 2006): 636–8. *Ver también* Racher LC, et al. "Neonatal Abstinence Syndrome After In Utero Exposure to Selective Serotonin Reuptake Inhibitors in Term Infants". *Archives of Pediatrics & Adolescent Medicine* 160 (febrero 2006).

113 *e incluso para el feto, según otro estudio:* Monk C, et al. "Effects of women's stress-elicited physiological activity and chronic anxiety on fetal heart rate". *Journal of Developmental and Behavioral Pediatrics* 24 (febrero 2003): 32–8.

114   *los bebés latinos nacen sanos:* R. Scribner. "Paradox as Paradigm—The Health Outcomes of Mexican Americans". *American Journal of Public Health* 86 (1996): 303.

114   *cómo contaban las mujeres mexicanas el retraso:* Natalia Deeb-Sossa, et al. "Measurement of Length of Gestation Among Mexican Immigrants". 129th Annual Meeting of APHA, octubre 2001, Board 1.

6. Pruebas durante el embarazo

127   *La tabla siguiente muestra:* EB Hook, PK Cross, DM Schreinemachers: "Chromosomal Abnormality Rates at Amniocentesis and in Live-Born Infants". *Journal of the American Medical Association* 249(15) (1993): 2034-2038.

130   *es efectivo para detectar otras anomalías:* DA Aitken, et al. "Dimeric Inhibin A as a Marker for Down's Syndrome in Early Pregnancy". *New England Journal of Medicine* 334(19) (1996): 1231-1236.

137   *Un estudio demostró que 18 gomitas dulces:* KL Boyd, et al. "Jelly Beans as an Alternative to a Cola Beverage Containing Fifty Grams of Glucose". *American Journal of Obstetrics and Gynecology* 176(6) (diciembre 1995): 1889-92.

7. El primer trimestre

160   *las náuseas aparecieron hace millones de años:* PW Sherman and SM Flaxman. "Nausea and vomiting of pregnancy in an evolutionary perspective". *American Journal of Obstetrics and Gynecology* 186 (mayo 2002): 190–7.

160   *las mujeres que experimentan náuseas:* DB Petitti. "Nausea and Pregnancy Outcome". *Birth*, 13 (1986): 4.

181   *evita que las mujeres desarrollen infecciones urinarias:* K. Duddeck. "Randomized trial of Cranberry-Lingonberry Juice and Lactobacillus GG Drink for the Prevention of Urinary Tract Infections in Women". *British Medical Journal* 332 (junio 29, 2001): 1571-1573.

8. El segundo trimestre

198 *las mujeres embarazadas que padecen esta enfermedad:* S. Offenbacher, et al. "Maternal Periodontitus and Prematurity". *Annals of Periodontology* 6(1) (2001): 164-82

218 *esta opción presenta más riesgos para la madre y para el bebé:* Jenny W. Y. Pang, et al. "Outcomes of Planned Home Births in Washington State: 1989-1996". *Obstetrics and Gynecology* 100(2) (agosto 2002): 253-259.

225 *estudios realizados con suplementos de calcio:* Gl Young, et al. "Interventions for Leg Cramps in Pregnancy", Cochrane review. En The Cochrane Library, 1, 2002. Oxford: Update Software.

9. El tercer trimestre

239 *problemas con la memoria a corto plazo:* C. Janes, et al. "Memory Loss During Pregnancy". *Journal of Psychosomatic Obstetrics and Gynecology* 20 (1999): 80-7.

240 *la falta de sueño, según demostró un estudio:* M. Brett, et al. "Motherhood and Memory: A Review". *Psychoneuroendocrinology* 26 (2001): 339-362.

244 *las mujeres embarazadas que cuentan con el apoyo de otra mujer:* KD Scott, et al. "The Obstetrical and Postpartum Benefits of Continuous Support During Childbirth". *Journal of Women's Health Gender Based Medicine* 10 (1999): 1257-64

271 *la alimentación y el número de embarazos anteriores:* R. Mittendorf, et al. "The Length of Uncomplicated Human Gestation". *Obstetrics & Gynecology* 75(6) (1990): 929-932.

10. El parto

286 *una práctica que ahora se está cuestionando:* SL Bloom, et al. "A randomized trial of coached versus uncoached maternal pushing during the

second stage of labor". *American Journal of Obstetrics and Gynecology* 194 (enero 2006): 10–3.

303 *aunque recientes estudios han mostrado que:* Wong CA, et al: "The risk of cesarean delivery with neurazial analgesia given early versus late in labor". *New England Medical Journal* 17 (febrero 2005): 655–65.

303 *no han encontrado un incremento en los dolores de espalda:* A. Macarthur, et al. "Epidural Anaesthesia and Low Back Pain after Delivery: A Prospective Cohort Study". *British Medical Journal* 311(7016) (1995): 1336-9.

303 *el uso de la epidural aumenta las posibilidades:* CJ Howell et al, "A Randomized Controlled Trial of Epidural Compared with Non-epidural Analgesia in Labor". *British Journal of Obstetrics and Gynecology* 108 (2001): 27-33.

305 *los futuros padres latinos hablan palabras dulces:* C.M. Khazoyan y N. Anderson. "Latinas' Expectations for Their Partners During Childbirth". *Maternal Child Nursing* 19 (1994): 226-229.

310 *cuando se induce el parto, especialmente en el primer embarazo:* JD Yeast, et al. "Induction of Labor and the Relationship to Cesarean Delivery: A Review of 7001 Consecutive Inductions". *American Journal of Obstetrics and Gynecology* 180 (3 pt 1) (1999): 628-33.

316 *Algunos doctores creen que es mejor:* CW Nager, et al. "Episiotomy Increases Perineal Laceration Length in Primiparous Women". *American Journal of Obstetrics and Gynecology* 185 (2001): 444-50.

11. Después del parto

345 *Tienen menos probabilidades de desarrollar cáncer:* Colaborative Group on Hormonal Factors in Breast Cancer. "Breast cancer and breastfeeding: Collaborative reanalysis of individual data from 47 epidemiological studies in 30 countries, including 50,302 women with breast cancer and 96,973 women without the disease". *Lancet* 20 (julio 2000): 187–95.

345 *menos probabilidades de morir por el Síndrome de Muerte Súbita del Bebé:* EA Mitchel, et al. "Results From the First Year of the New Zealand Cot Death Study". *New Zealand Medical Journal* 104 (1991): 71-76.

345 *menos infecciones respiratorias:* AC Wilson, et al. "Relation of Infant Diet to Childhood Health: Seven Year Follow up of Cohort of Children in Dundee Infant Study". *British Medical Journal* 316 (7124) (1998): 21-5.

345 *mejor visión en los primeros meses:* LJ Horwood LJ, et al. "Breastfeeding and Later Cognitive and Academic Outcome". *Pediatrics* 101(1) (1998): 01-07.

355 *Prueba para determinar si:* J.L. Cox, J.M. Holden, R. Sagovsky. "Edinburgh Postnatal Depression Scale (EPDS)". *British Journal of Psychiatry* 150 (1987).

359 *el apoyo del padre y de la familia:* M. Sweeney y C. Guilino. "The Health Belief Mode as an explanation for breastfeeding practices in a Hispanic Population". *Advanced Nursing Science,* 9 (4) (1987): 35-50.

ENVÍE SUS COMENTARIOS

Puede enviar sus comentarios a la autora a: **lourdes@esperandoamibebe.com** y visitar la página de Internet **http://www.esperandoamibebe.com** para compartir sus experiencias sobre el embarazo con otras madres latinas.

ÍNDICE